Dr. Bob Arnot
Prostatakrebs

Dr. Bob Arnot

Prostatakrebs

Vorbeugen und Heilen mit richtiger
Ernährung und Lebensweise

Aus dem Amerikanischen
von Helga Migura

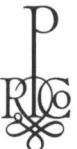

Piper
München Zürich

Die Originalausgabe erschien 2000 unter dem Titel
»The Prostate Cancer Prevention Plan« bei Little, Brown
and Company, Boston/New York/London.

Wissenschaftliche Beratung für die deutsche Ausgabe:
Dr. med. Klaus Bürger, München

Ein wichtiger Hinweis:

Das vorliegende Buch stellt keinen Ersatz für die Empfehlungen
eines Arztes oder anderer mit der medizinischen Versorgung
beauftragter Personen dar.

Die im Buch enthaltenen Informationen und Angaben wurden
sorgfältig überprüft. Dennoch übernehmen Autor und Verlag –
auch im Hinblick auf mögliche Druckfehler – keine Gewähr für
die Richtigkeit.

Der Verlag hat sich bemüht, die auf Verhältnisse in den USA bezo-
genen Informationen soweit als möglich auf deutsche Verhältnisse
zu übertragen.

In einigen Fällen ist die vom Autor beschriebene Situation in den
USA nicht ohne weiteres mit der in Deutschland vergleichbar. In
diesen Fällen erfolgt in Klammern ein Verweis auf Anhang Fünf,
wo entsprechende Hinweise zur deutschen Situation zu finden sind.

ISBN 3-492-04317-8
© 2000 by Robert Arnot, MD
Deutsche Ausgabe:
© Piper Verlag GmbH, München 2002
Satz: Dr. Ulrich Mihr GmbH, Tübingen
Druck und Bindung: GGP Media, Pößneck
Printed in Germany

www.piper.de

Für meinen Großvater,
Patrick »P. J.« Burns,
den alle, die ihn kannten,
geliebt haben.

Inhalt

Einleitung

Auf nichts freue ich mich mehr als auf den Start in einen neuen, jungen Tag. Dabei war das nicht immer so. Früher hievte ich mich mühsam aus dem Bett und schleppte mich durch den ersten Teil des Morgens, wobei ich mich fragte, weshalb ich eigentlich aufgestanden war. (Hoffentlich dachten sich die Leute, für die ich arbeitete, nicht dasselbe!) Doch jetzt kann ich, wenn ich schlafen gehe, meine Vorfreude auf den nächsten Morgen fast nicht im Zaum halten. Wie es dazu kam? Durch eine bemerkenswert andere Ernährung. Eine Ernährung, die mich schlank und energiegeladen macht, die mir zu Durchhaltevermögen und einer positiven Geisteshaltung verhilft. Sie hat buchstäblich mein Leben verändert. Zu Beginn eines jeden Morgens nehme ich einen speziellen Sojaeiweiß-Shake zu mir. Minuten, nachdem ich ihn getrunken habe, sind dank eines besonderen Bestandteils im Soja namens Tyrosin die letzten Spuren von Schläfrigkeit verschwunden. Ich werde putzmunter und fließe über vor geistiger und körperlicher Energie. So fühle ich mich ausreichend fit für eine Stunde am Fitneßgerät und dreißig Minuten Yoga. Anschließend esse ich ballaststoffreiche Vollwertgetreideflocken, Beeren und eine halbe Honigmelone, die mich den ganzen Vormittag über nachhaltig mit Energie versorgen, ohne daß es zu diesem Gefühl des Absackens und Ausgebranntseins kommt, wie es nach Kaffee mit Brötchen eintreten kann. Die schläfrig machende Pasta zum Mittagessen habe ich durch Burrito mit schwarzen Bohnen und Gemüse ersetzt. Sie gehören zu den Dutzenden von wunderbaren neuen

Nahrungsmitteln und Mahlzeiten, die ich inzwischen sehr schätze.

Wie aber kam es zu dieser Umstellung? Da kann ich nur meiner Frau danken. Alles begann mit einer einfachen Frage, die sie mir stellte: Ihre Mutter erkrankte in außerordentlich jungem Alter an Brustkrebs. Meine Frau, die sich natürlich Sorgen wegen ihres eigenen Brustkrebsrisikos machte, fragte mich, was sie tun könne, um zu verhindern, daß sie selbst Brustkrebs bekäme. Wie die meisten Ärzte erwiderte ich reflexartig: »Da kannst du gar nichts machen.« Doch da warf meine Frau mir den Fehdehandschuh hin und sagte: »Du bist Arzt, du bist Journalist – finde es heraus!«

Ich nahm ihre Herausforderung an und reiste viel und weit, um zu sehen, wie man ihr Risiko, an Brustkrebs zu erkranken, beeinflussen könnte. Es faszinierte mich, daß alles immer wieder auf die Überlegung hinauslief, die Ernährung könne die treibende Kraft sein, die vielfach dazu beiträgt, daß Krebs entsteht. Als meine Frau und ich uns nach wirksamen Nahrungs- und Nahrungsergänzungsmitteln umsahen, die Brustkrebs tatsächlich vorbeugen könnten, entstand bei mir die Idee, ein Buch für meine Frau Courtney und ihre Freundinnen zu schreiben. Es wurde 1998 [in Deutschland 2000] unter dem Titel *Das Anti-Brustkrebs-Buch* veröffentlicht und hatte einen sensationellen Erfolg. Es wurde die Nummer eins der Bestsellerlisten von Amazon.com, der *New York Times* und des *Wall Street Journal*. Noch immer halten Frauen mich auf der Straße an und danken mir dafür, daß ich es geschrieben habe. Ich bin diesen Frauen für ihre Freundlichkeit und Offenheit zugetan, doch ihre Dankbarkeit wäre besser gegenüber all jenen mutigen Frauen angebracht, die sich aus freien Stücken für Forschungsstudien zur Verfügung stellten, in denen getestet wurde, inwieweit die Ernährung eine Möglichkeit der Krebsvorbeugung sein kann.

Natürlich gibt es auch andere Wege zur Senkung des Brustkrebsrisikos. Es gibt wirksame neue Medikamente, die ihre Ef-

fizienz bereits in strengen klinischen Versuchen unter Beweis
gestellt haben. Nach Ansicht von Onkologen kämen diese für
achundzwanzig Millionen Frauen in Betracht. Doch immer,
wenn ich über Brustkrebs referiere, stelle ich dem Publikum
eine Frage:»Wer von Ihnen würde regelmäßig ein Medikament einnehmen, um Brustkrebs vorzubeugen?« Da heben
von fast dreihundert Zuhörerinnen bestenfalls vier oder fünf
Frauen die Hand. Wenn ich dann frage, welche von ihnen dagegen zu einer Umstellung ihrer Ernährung bereit wäre, geht
ein Meer von Händen in die Höhe. Ich dränge Frauen nach
wie vor, gründlich alle Optionen in Erwägung zu ziehen, die
auf ihr individuelles Risiko zugeschnitten sind, was auch Medikamente und selbst eine Operation mit einschließt. Aber das
Buch hat Tausende von Frauen überall auf der Welt überzeugt,
von Südafrika und Australien bis hin nach England, Irland und
Deutschland.

Das Buch hat auch noch jemand anderen bekehrt – mich. Es
mag albern klingen, aber ich ertappte mich bald selbst dabei,
daß ich mich nach der Brustkrebsvorbeugungsdiät ernährte.
Natürlich wollte ich meine Frau bei ihren Vorbeugungsbemü-
hungen unterstützen, doch hätte ich nicht überraschter über
die Resultate sein können. Innerhalb eines Monats war ich
um knapp fünf Kilo leichter geworden und brauchte nachts
sechzig Minuten weniger Schlaf. Ich konnte länger und inten-
siver Sport treiben. Ich war aufmerksamer und konzentrierter
bei der Arbeit. Meine Stimmung war deutlich besser.

Jetzt sagen Sie vielleicht:»Moment mal, Sie sind ein Mann.
Sie können keinen Brustkrebs bekommen.« Da haben Sie
recht – nur etwa ein Prozent aller Brustkrebsfälle wird bei
Männern diagnostiziert. Aber Männer können an einer anderen Krebsart erkranken … an Prostatakrebs. Und je mehr man
über Prostatakrebs erfährt, desto mehr fallen einem erstaunli-
che Ähnlichkeiten auf. Brust- und Prostatakrebs werden sogar
als Geschwister bezeichnet. So erkrankt beispielsweise jedes
Jahr eine vergleichbare Anzahl von Männern und Frauen an

Prostata- beziehungsweise an Brustkrebs und stirbt daran...
wobei die Diagnoseraten bei Prostatakrebs und die Sterbe-
raten bei Brustkrebs höher sind. 1996 starben zum Beispiel
24,3 von 100000 amerikanischen Frauen an Brustkrebs und
24,1 von 100000 amerikanischen Männern an Prostatakrebs;
bei 110,7 von 100000 Frauen wurde Brustkrebs diagnostiziert,
bei 135,7 von 100000 Männern Prostatakrebs.[1] Die Amerikanische Krebsgesellschaft schätzt, daß 1999 etwa 179300 neue
Prostatakrebsfälle diagnostiziert wurden und 37000 Männer
an der Krankheit starben, während 176300 neue Brustkrebsfälle diagnostiziert wurden und 43700 Frauen an der Krankheit starben. Bei beiden Krebsarten erhöht sich Ihr Risiko bei
familiärem Vorkommen der Krankheit. Beides sind Krebserkrankungen, die von den Sexualhormonen des Körpers gesteuert werden. Und bei beiden besteht ein starker Zusammenhang
mit der Ernährung. Tatsächlich beeinflussen die meisten Nahrungsmittel, bei denen Auswirkungen auf die Entstehung und
Entwicklung von Brustkrebs angenommen werden, auch die
Entstehung und Entwicklung von Prostatakrebs.

Ich fragte meinen Freund Dean Ornish, ob eine Brustkrebs-
vorbeugungsdiät mir dabei helfen könnte, mich vor Prostatakrebs zu schützen. Er lud mich ein, mit ihm und seiner Frau
Molly in San Francisco zu Abend zu essen. Wir dinierten phan-
tastisch in einem herrlichen Restaurant...das Essen enthielt
verschwindend wenig Fett, schmeckte jedoch großartig und
sorgte für ein stundenlanges Sättigungsgefühl. Dean meinte:

Ich glaube, wir befinden uns, was Prostata- und Brustkrebs betrifft, an einem ähnlichen Punkt wie vor dreiundzwanzig Jahren bei den Herzgefäßkrankheiten, als ich mit
meinen Forschungen begann. Damals deuteten Tierversu-
che, epidemiologische Forschungen und Berichte über
menschliche Fallstudien darauf hin, daß das Fortschreiten
von koronaren Herzkrankheiten durch eine umfassende
Änderung der Ernährungs- und Lebensweise beeinflußt

werden könnte, doch niemand hatte einen randomisierten
Kontrollversuch durchgeführt, um dies zu belegen. Im
Laufe der Zeit zeigten meine Kollegen und ich am Ge-
meinnützigen Forschungsinstitut für vorbeugende Medizin, daß Herzerkrankungen oft verlangsamt, gestoppt
oder sogar rückgängig gemacht werden können, wenn
die Menschen ihre Ernährung und Lebensweise noch stärker umstellen, als früher empfohlen wurde. Es könnte
möglich sein, daß wir jetzt an einem ähnlichen Punkt stehen, was Prostatakrebs im Frühstadium, Brustkrebs und
vielleicht auch Darmkrebs anbelangt.

Dean leitet derzeit den ersten randomisierten Kontrollversuch
in Zusammenarbeit mit Peter Carroll von der Universität von
Kalifornien in San Francisco und William Fair vom Memorial-
Sloan-Kettering-Krebszentrum, um herauszufinden, ob man
das Fortschreiten von Prostatakrebs im Frühstadium durch
eine programmatische Änderung der Lebensweise beeinflussen
kann, ähnlich wie durch das Programm, mit dem nach Ornishs
Befunden häufig Herzgefäßkrankheiten rückgängig gemacht
werden konnten. Dean meint:»Was auch immer wir heraus-
finden werden – es wird sehr interessant sein. Falls wir zeigen
können, daß es möglich ist, Einfluß auf Prostatakrebs zu nehmen, dann kann das vielen Menschen neue Optionen bieten.
Doch selbst wenn sich herausstellen sollte, daß das nicht der
Fall ist, müssen die Menschen das ebensosehr wissen.«

Für eine Fernsehsendung über Prostatakrebs interviewte ich einen Mann aus Ornishs Studie. Er hatte dessen Lebensstilkon-
zept zur Bekämpfung der Krankheit befolgt, das Ernährung,
körperliche Aktivität, gruppendynamische Unterstützung und
Streßabbau umfaßt. Er zeigte mir zwei mithilfe des MR-Spek-
troskopieverfahrens gemachte Aufnahmen von seinem Krebs,
eine, bevor er mit dem Programm begonnen hatte, und eine
etwa ein Jahr danach. Die zweite Aufnahme ließ eine reduzier-

te Tumoraktivität erkennen. Diese schien zusammen mit seinem PSA-Wert zurückgegangen zu sein. Ornish warnte mich allerdings, daß dies nur der Fall einer Einzelperson sei; die Aufnahme könne möglicherweise nicht treffsicher sein und sei kein endgültiger Beweis dafür, daß die geänderte Lebensweise allein als Methode zur Behandlung von Prostatakrebs wirkt.

Doch ich dachte mir, wenn das Ernährungs- und Lebensstilprogramm schon so große Möglichkeiten für Männer bot, die bereits Krebs hatten, was würde es dann bei Männern wie mir ausrichten, die diesem lediglich vorbeugen wollten? Würde die Wirkung nicht noch durchschlagender sein? Ich sprach mit Mike Milken, dem Begründer von CaP CURE, einer Organisation, die sich der Behandlung von Prostatakrebs verschrieben hat. Er war einer der ersten, der eine Ernährungsumstellung als Selbstschutzmittel gegen diesen Krebs propagiert hatte. Er finanzierte persönlich viele wichtige Forschungen auf diesem Gebiet. Er veröffentlichte sogar zwei ungeheuer erfolgreiche Bücher mit Rezepten, *The Taste for Living Cookbook* und *The Taste for Living WORLD Cookbook,* für Männer, die versuchen wollen, sich vor Prostatakrebs zu schützen, und für solche, die die gefürchtete Krankheit bereits haben. Die Rezepte demonstrieren, daß man seinen Gaumen befriedigen und gleichzeitig seine Gesundheit schützen kann. Mike und Chefkoch Beth Ginsberg haben sogar ausgeklügelt, wie man Sandwiches zubereiten kann, die gesund für die Prostata sind! Ich sah ein großes Geheimnis ans Licht kommen – die Ernährung als eine der wichtigsten Methoden, sich vor Prostatakrebs zu schützen.

Mein Abendessen mit Dean und mein Gespräch mit Mike gaben mir den Mut und die Überzeugung, mich ganz auf eine spezielle Ernährung einzulassen, um mich gegen Prostatakrebs zu schützen. Es ist eine der besten Entscheidungen, die ich je getroffen habe, und ich hoffe, sie mit Ihnen teilen zu können. Sicher ist noch nicht jedes letzte Stück Forschungsarbeit erbracht. Manche würden sogar sagen, es ist noch früh am Tag. Doch tatkräftige Männer sind es gewohnt, Entscheidungen zu

treffen, auch wenn noch keine vollständigen Daten vorliegen.
Männer kaufen Firmen, führen politische Kampagnen und
Kriege, erfinden neue Produkte, gründen neue Unternehmen,
erforschen neue Therapien, alles auf der Grundlage der besten
zur Verfügung stehenden – jedoch nicht vollständigen – Daten.
In der Medizin gibt es sogar eine Bezeichnung für die Methode,
anhand der verfügbaren Daten eine klare Entscheidung zu treffen. Man nennt das »Medizin auf Faktenbasis«, wie das *Journal of the American Medical Association* berichtet; diese »berücksichtigt alle aktuell vorliegenden Fakten«. Übertragen auf
das Gebiet der Ernährung nenne ich das dann »Ernährungstherapie auf Faktenbasis«. Dabei handelt es sich um eine Methode, bei der auf der Grundlage aller zur Verfügung stehenden
Fakten im Ernährungsbereich – aus Labor- und Tierversuchen,
Studien am Menschen; allem, was man sich nur vorstellen
kann – ein Handlungsprogramm entwickelt wird.

Natürlich könnte man auch zwanzig Jahre warten, bis die
Forschungsarbeiten abgeschlossen sind, doch weshalb sollte
man? Ich persönlich und auch viele Forscher glauben, daß Prostatakrebs nur eine von einer ganzen Gruppe von Krankheiten
ist, deren Risiko wir uns aussetzen, indem wir das essen, was
Ernährungswissenschaftler als »westliche Ernährung« bezeichnen. Diese ist charakterisiert durch große Mengen an tierischen Fetten, raffinierten Mehlen und Zucker und nur ganz
kleine Mengen an Ballaststoffen und Vollwertkost wie Obst,
Gemüse und Vollkorn. Zu besagten Krankheiten gehören Diabetes, Fettleibigkeit, Herzkrankheiten – und Krebs. Rund um
den Planeten übernehmen Gesellschaften den westlichen Ernährungsstil ... und dieser hinterläßt gleich einer großen, welt-
weiten Geißel Millionen von Opfern. Von Südostasien über
Ostafrika bis hin zu den Wüsten des amerikanischen Südwe-
stens schnellen in traditionellen Gesellschaften, die sich auf
westliche Lebensmittel umgestellt haben, Herzkrankheiten
und Diabetes auf Rekordhöhe. Erkennen Sie die Zeichen
selbst. Die seuchenartige Verbreitung der Fettleibigkeit in

Amerika beruht auf einem Zuviel an falscher Nahrung. Die
Zahl der übergewichtigen Amerikaner stieg in einem Jahrzehnt um unglaubliche fünfzig Prozent. In Amerika und auf
der ganzen Welt gibt es eine neue Diabetes-Epidemie: Seit den
fünfziger Jahren hat sich die Anzahl der Fälle verdreifacht.
Wir sind zwar noch weit davon entfernt, endgültige Antworten zum Thema Prostatakrebs zu haben, doch die in diesem
Buch vorgestellte Lebensweise hat große Bedeutung für die
Langlebigkeit allgemein und das Vermögen, sich selbst gegen
das Wüten der verbreitetsten Todesursachen in Amerika zu
schützen, von Herzkrankheiten und Diabetes bis hin zu mehreren Krebsarten. Das US-Gesundheitsministerium läßt verlauten, vier der zehn häufigsten Todesursachen stünden mit
ernährungsspezifischen Faktoren in Zusammenhang – Herzgefäßkrankheiten, einige Krebsarten, Schlaganfälle und Diabetes Typ II (etwa Altersdiabetes). Diese Krankheiten belasten
die amerikanische Gesellschaft mit geschätzten zweihundert
Milliarden Dollar jährlich für medizinische Kosten und Pro-
duktionsverluste. Das Nationale Krebsinstitut bringt ein Drittel aller Krebsarten mit den von uns verzehrten Nahrungsmitteln in Verbindung.

Sehen wir uns nun den Prostatakrebs selbst an. Hier kurz ein
paar Grundlagen: Die Prostata oder Vorsteherdrüse ist unge-
fähr kastaniengroß und umgibt den Anfangsteil der männlichen *Urethra*, der Harnröhre. Die Urethra verläuft als schmale
Röhre durch den Penis und transportiert den Urin von der Blase ab. Die Prostata besteht aus dreißig bis vierzig winzigen
Drüsen, die in ein Stroma aus Bindegewebe und glatter Mus-
kulatur eingelagert sind. Diese Drüsen sondern ein dünnflüssi-
ges, milchiges Sekret ab, das bei der Ejakulation dem Samen
beigemischt wird. Die Prostata ist in eine Kapsel eingebettet.
Theoretisch könnte man, wenn man bereits Kinder gezeugt
hat oder keine zeugen will, auch wunderbar ganz ohne Prostata auskommen, da diese weder für eine Erektion noch für einen Orgasmus benötigt wird.

Prostatakrebs ist die bösartige Transformation von Zellen in der Prostata und deren Wachstum. Gewöhnlich nimmt der Krebs seinen Ausgang von den hinteren oder seitlichen Teilen der Prostata. Er kann sich durch infiltrierendes Wachstum durch die Kapsel auch außerhalb der Prostata verbreiten. Ebenso kann es zu einer örtlichen Ausstreuung auf die Lymphknoten oder die Samenbläschen kommen, oder sogar über die Prostata hinaus, wobei die Metastasen am häufigsten die Knochen befallen.

Vor Jahren betrachtete man die latente, »nicht diagnostizierte« Form von Prostatakrebs häufig als zufälligen Nebenbefund bei der Autopsie sehr alter Männer. An der Hochschule für Medizin sagte man uns, dies sei eine Form von Krebs, *mit* der man oft stirbt, kein Krebs, *an* dem man stirbt. Doch nun hat eine bemerkenswerte neue Untersuchung von Wael Sakr, außerordentlicher Professor an der Staatlichen Universität Wayne in Detroit, und Gabriel Haas, Professor für Urologie an der Staatlichen Universität New York in Syracuse, gezeigt, daß die Anzahl wesentlich jüngerer Männer, bei denen man im Zuge einer Autopsie zufällig latenten Prostatakrebs fand, weit größer ist als vermutet.

Bis vor kurzem wurde allgemein angenommen, daß nur ein Drittel der Männer über fünfzig das hatte, was man als latenten Prostatakrebs bezeichnet – mit anderen Worten, einen Krebs, der zum Zeitpunkt der Untersuchung scheinbar keine Bedrohung für das Leben oder das Wohlbefinden desjenigen darstellt, der davon befallen ist. Im wesentlichen schlummert ein latenter Krebs also im verborgenen und könnte ein Leben lang so verbleiben. Doch die älteren Studien wiesen zwei Mängel auf: Erstens war nicht die gesamte Prostata untersucht worden. Zweitens rekrutierten sich die untersuchten Personen aus Krankenhauspatienten und waren daher älter und kranker; nur wenige US-Studien berücksichtigten jüngere Männer oder eine größere Zahl von Afroamerikanern.

Sakr und seine Kollegen arbeiteten mit dem Büro des amtli-

chen Leichenbeschauers von Wayne County zusammen und
integrierten die gründliche mikroskopische Untersuchung der
Prostata in das reguläre Autopsieverfahren bei Männern, die
im jugendlichen Alter von zwanzig an Unfällen und Traumata
verstorben waren. Sakr wertete über einen Zeitraum von vier
Jahren mehr als sechshundert Vorsteherdrüsen aus. Er untersuchte die Proben innerhalb einer kurzen Zeitspanne nach der
geschätzen Todeszeit. Alles, was die Forscher von den Toten
wußten, waren Alter und Rasse.

Der Prozentsatz der Männer mit latentem Prostatakrebs war
verblüffend:

- 25 % der Männer zwischen 30 und 40
- 30 % der Männer zwischen 40 und 50
- 40 % der Männer zwischen 50 und 60
- 50 bis 60 % der Männer zwischen 60 und 70
- 70 % der Männer zwischen 70 und 80 Jahren

Sollten diese latenten Krebsformen aus ihrem schlummernden
Zustand erwachen und zu klinischem Krebs werden, könnte
das verheerende Folgen haben. Im Endeffekt läuft es darauf
hinaus, daß beim Eintritt in das mittlere Lebensalter fast die
Hälfte von uns diese latenten Krebsformen hat und mit Beginn
des späten Lebensalters die Mehrzahl von uns. Diese latenten
Krebsformen sind eine Art Risikokarte. Bei manchen Männern
bleiben sie stumm. Bei anderen können sie sich zu einem klinisch signifikanten Tumor auswachsen. Bei wieder anderen
können sie sich schnell entwickeln, ja sogar wuchern. Die
größte Gefahr besteht dann, wenn ein klinischer Prostatakrebs
im jungen Lebensalter auftritt. Ein früher Ausbruch von klinischem Prostatakrebs ist eine sehr schwere Krankheit mit hoher
Sterblichkeitsziffer, da jüngere Patienten eher aggressivere Tumoren haben, welche die Prostatakapsel durchbrechen und in
anderen Körperteilen Metastasen bilden.

Klinischer Prostatakrebs unterscheidet sich, selbst wenn er

früh entdeckt und behandelt wird, auffallend von den meisten
anderen Krebsarten, da er sich potentiell verheerend auf die
Lebensqualität auswirken kann. So kann man beispielsweise
von Darmkrebs im Frühstadium oder von bestimmten Haut-
krebsarten genesen, ohne daß dies merkliche Auswirkungen
auf die Lebensweise hätte. Doch Prostatakrebs stellt eine Bedrohung für das Mannsein an sich dar, und zwar aus folgendem Grund: Die zur Heilung von Prostatakrebs am häufigsten
angewandte Methode ist die operative Entfernung der Prostata. Zwar ist die Prostata ein kleines Organ, doch kommt der
Chirurg nur schwer an sie heran. Der Eingriff ist langwierig
und mühsam. Die Rekonvaleszenz kann Monate dauern. Und
das Schlimme daran: Die Operation kann größere Nebenwirkungen nach sich ziehen, selbst bei kleinen Tumoren im Frühstadium. Man kann den Eingriff wunderbar überstehen – und
sogar geheilt werden –, nur um dann jahrzehntelang mit den
beiden Hauptkomplikationen leben zu müssen: Inkontinenz
und Impotenz. Zum Glück treten diese längerfristigen Komplikationen bei mindestens der Hälfte der operierten Männer
nicht auf. Und dank einem speziellen neuen Operationsverfah-
ren, das ich später beschreiben werde, bleiben möglicherweise
noch mehr Männer davon verschont. Doch vorübergehend leiden die meisten Männer trotzdem an Impotenz oder Inkontinenz, teilweise über Monate. Alternative Therapien sind eine
Strahlenbehandlung oder die Plazierung kleinster radioaktiver
Implantate, sogenannter Seeds, in der Prostata, doch auch hier
treten Nebenwirkungen wie Inkontinenz, Darmreizungen und
sexuelle Funktionsstörungen auf.

Eine Studie über die Folgeerscheinungen von Prostatakrebs,
die in der Januar-Ausgabe 2000 des *Journal of the American
Medical Association (JAMA)* veröffentlicht wurde, belegte,
daß achtzehn Monate und länger nach einer radikalen Prostatektomie 8,4 Prozent der Männer immer noch inkontinent und
59,9 Prozent nach wie vor impotent waren.

Ich nenne das diesem Buch zugrunde liegende Konzept aus

gutem Grund *Prostatakrebs-Vorbeugungsplan*. Man weiß
nicht, wie latenter Prostatakrebs entsteht. Bis heute ist keine
Möglichkeit bekannt, wie die Entwicklung eines solchen latenten Prostatakrebses verhindert werden kann. In vielen von uns
schlummert der Krebs jahrzehntelang. Doch irgend etwas
kann bewirken, daß der versteckte Krebs zu Leben erwacht
und zu einem klinisch signifikanten Krebs wird. Bei den meisten Männern ist dieses Etwas, wie ich im nächsten Kapitel
darlegen werde, die Ernährung. Ich habe dieses Buch geschrieben, um Ihnen zu helfen, sich selbst vor diesem verhängnisvol-
len Übergang von der latenten Erkrankung zu lebensbedrohli-
chem Krebs zu schützen. Man macht sich kaum bewußt, wie
furchtbar es ist, an Prostatakrebs zu sterben. Michael Korda
beschreibt dies sehr gut in seinen meisterhaften persönlichen
Aufzeichnungen *Von Mann zu Mann*:»Die einzigen beiden
mir nahestehenden Menschen, die es [Prostatakrebs] hatten,
starben daran und stiegen in kleinen, qualvollen Schritten in
eine Welt solchen Schmerzes und solchen Leids hinab, daß
alle, die sie liebten, nur noch für ihren Tod beteten.«[2] Es liegt
wohl in der Natur des Mannes, daß er schon immer glaubte,
sich selbst schützen zu können. Doch bei Prostatakrebs ist es
für viele von uns, darunter auch mich, eine natürliche Reaktion zu sagen:»Nein…mir passiert das nicht.« Aber in Wirklichkeit ist es, wie wir an Sakrs Untersuchung gesehen haben,
nicht unwahrscheinlich, daß Sie in ebendiesem Moment einen
mikroskopisch kleinen Prostatakrebs *haben*, und zwar einen
Krebs, der in den meisten Fällen versteckt schlummert. Auch
wenn Sie nur wenig gegen seine Entstehung tun können, gibt
es doch eine Menge Dinge, die Sie unternehmen können, um
sich davor zu schützen, daß dieser latente Krebs wächst und
Ihnen Schaden zufügt. Aus ebendiesem Grund nenne ich mein
Konzept *Prostatakrebs-Vorbeugungsplan* – es ist ein Führer,
der Ihnen zeigt, wie Sie sich gegen den Krebs schützen können,
der möglicherweise bereits in Ihnen heranwächst.
Da viele dieser Schutzmaßnahmen auf einer Umstellung der

Lebensweise basieren, könnte man sich vielleicht fragen, warum um alles in der Welt irgendeine vernünftig denkende Person so vieles an ihrer Lebensweise ändern sollte, nur um *eine* einzige Krankeit zu besiegen? Mit anderen Worten, warum sollte man nicht statt dessen ein Maßnahmenprogramm zur Verhütung von Darmkrebs, Herzkrankheiten oder Schlaganfall wählen? Weshalb gerade Prostatakrebs? – Weil, wie wir erfahren haben, die Besonderheit von Prostatakrebs in dessen zerstörerischen Auswirkungen auf die Lebensqualität liegt.

Und es gibt noch einen weiteren Grund, sich so intensiv auf Prostatakrebs zu konzentrieren: Die kombinierten Maßnahmen, die Sie vor Prostatakrebs schützen können, beinhalten dieselben ernährungsspezifischen Praktiken, die Sie auch anwenden würden, um Herzkrankheiten, Schlaganfällen, Fettleibigkeit, Diabetes sowie Darmkrebs und anderen Krebsarten vorzubeugen.

Tatsächlich ist eine Herzerkrankung ein bemerkenswerter Indikator für das Prostatakrebsrisiko. Je höher das Risiko für Herzgefäßkrankheiten, desto höher auch das Prostatakrebsrisiko! In einer Untersuchung der Ärztlich-Chirurgischen Hochschule in Columbia kommt dies deutlich zum Ausdruck: »Patienten mit Herzgefäßkrankheiten sind möglicherweise eine Hochrisikogruppe für Prostatakrebs.«[3] Woran liegt das? Derselbe unmäßige Lebens- und Ernährungsstil, der zu Herzerkrankungen führt, kann auch Prostatakrebs verursachen, und umgekehrt. Lange Zeit fürchteten Männer in der Blüte ihrer Jahre sich am meisten vor Herzkrankheiten. Doch mit den Fortschritten, die bei der Behandlung und Verhütung von Herzkrankheiten erzielt wurden, wird diese Furcht zunehmend durch die Angst vor Prostatakrebs ersetzt.

Aber in diesem Buch soll kein allgemeines Programm präsentiert werden. Die vorgestellten Maßnahmen sind sehr spezifisch und zielen eben auf Prostatakrebs ab, doch der Nutzen daraus erstreckt sich auch auf die große Mehrzahl anderer Gesundheitsrisiken.

Noch vor zwanzig Jahren wurde die Prostatakrebsforschung
von vielen als medizinisch rückständig betrachtet: Es gab nur
wenige Wissenschaftler, die sich damit beschäftigten, noch weniger effiziente Forschungswerkzeuge und einen ungeheuer
hohen Prozentsatz an Männern, bei denen ein Prostatakrebs
erst im fortgeschrittenen Stadium entdeckt wurde, was einem
Todesurteil gleichkam. Doch dank Visionären wie William
Catalano, Patrick Walsh und Mike Milken und Institutionen
wie CaP CURE und dem Nationalen Krebsinstitut gibt es
auch für Männer mit dieser Krankheit eine neue, hellere Zukunft. Früherkennungsuntersuchungen und aggressive Behandlungsmethoden führen möglicherweise bereits zu einer
Abnahme der Todesfälle durch Prostatakrebs. Weitere Visio-
näre, so beispielsweise Dean Ornish, prophezeien, daß es sich
bei Prostatakrebs im Frühstadium um eine eher dynamische
Form handelt, deren Verlauf beeinflußt, möglicherweise sogar
rückgängig gemacht werden kann, und das weit schneller, als
wir je geglaubt hätten. Am vielversprechendsten sind Bestrebungen in der Forschung, Prostatakrebs in eine chronische
Krankheit zu transformieren, die im großen und ganzen ähnlich behandelt werden kann wie Bluthochdruck oder hohe
Cholesterinwerte – mit anderen Worten, *bevor* es zu einer ver-
hängnisvollen Entwicklung kommt. Mit dem richtigen Schutz-
maßnahmenprogramm können Sie diesen Krebs verfolgen und
aufspüren, ehe er groß genug ist, um Sie zu quälen.

Für diejenigen von Ihnen, die bereits Prostatakrebs haben,
hier die Worte von Mike Milken, dem Begründer von CaP
CURE:»Erstens ist Krebs kein Todesurteil. Zweitens können
Sie ganz persönlich großen Einfluß auf den Verlauf Ihres Krebses nehmen. Sie müssen eine positive Einstellung haben und
aggressiv vorgehen. Wenn Sie Ihre Ernährung umstellen und
körperlich aktiv sind, können Sie Ihre Lebensqualität steigern
und möglicherweise auch Ihre Lebens*quantität*.«

Spezieller Hinweis für Frauen

Es gibt einen ganz besonderen Grund, weshalb Frauen sich Sorgen machen sollten, wenn die Männer, die sie lieben, an Prostatakrebs erkranken, und umgekehrt die Männer, wenn die Frauen, die sie lieben, Brustkrebs bekommen. Wie bereits erwähnt, sind Brustkrebs und Prostatakrebs so etwas wie Geschwister. Wissenschaftler haben einen engen Zusammenhang zwischen dem Brustkrebsgen BRCA2 und Prostatakrebs festgestellt.[4] Ein Vorkommen von Brustkrebs in der Familie scheint die Wahrscheinlichkeit von tödlich verlaufendem Prostatakrebs zu erhöhen. Selbst wenn in der Familie kein Prostatakrebs aufgetreten ist, zeigte sich bei Männern, in deren Familie Brustkrebs auftritt,»ein leicht erhöhtes Risiko, an tödlich verlaufendem Prostatakrebs zu erkranken«[5]. Wenn es in Ihrer Familie also Brustkrebsfälle gibt, sollten Sie das zusätzliche Risiko mit berücksichtigen, das bei Ihrem Vater, Ihren Brüdern oder Söhnen für möglicherweise tödlich verlaufenden Prostatakrebs gegeben ist.

Doch nicht nur die Gene, auch die Umwelt scheint eine Rolle zu spielen. Aus einer Studie geht hervor, daß Brust- und Prostatakrebs bei verheirateten Paaren häufiger auftreten als in der Bevölkerung allgemein. Mit anderen Worten, wenn sich in einer Ehe bei der Frau Brustkrebs entwickelt, ist auch für den Mann die Wahrscheinlichkeit hoher, an Prostatakrebs zu erkranken. Und wenn sich bei dem Mann ein Prostatakrebs gebildet hat, besteht für die Frau eine höhere Wahrscheinlichkeit, Brustkrebs zu bekommen.»Eine solche Kombination von Prostata- und Mammakarzinom fand man bei achtzehn Paaren gegenüber einer Zahl von 5,4, wie in der Bevölkerung allgemein zu erwarten ist«, heißt es in einer Studie.[6] Die logischste Erklärung dafür wäre, daß bei Mann und Frau dieselben Lebensumstände gegeben sind, in erster Linie dieselbe Ernährungsweise.

Was also kann man tun? Beide Krebsarten werden, wie die Forschung zeigt, hochgradig durch bestimmte Nahrungsmittel *angeheizt.* Wenn also Ehemann und -frau dieselbe Art Nahrung essen, können sie dasselbe Krebsrisiko haben. Dergestalt, daß eine Frau, wenn sie durch eine Umstellung ihrer Ernährung ihr Brustkrebsrisiko abbaut, damit gleichzeitig auch das Prostatakrebsrisiko für den Mann oder die Männer, mit denen sie zusammenlebt, reduziert – Ehemann, Söhne, Väter. Sie werden sehen, daß die Prostatakrebs-Vorbeugungsdiät die Brustkrebs-Vorbeugungsdiät spiegelt. Zum Glück, denn das bedeutet, daß Ehemänner und -frauen, Söhne und Töchter dasselbe essen und damit unterschiedlichen Krebsarten vorbeugen können. Fangen Sie noch heute damit an, sich mit einer gemeinsamen Diät vor Krebs zu schützen.

Prostata- und Brustkrebs sind zwar Geschwister, doch ist Prostatakrebs gegenüber dem Brustkrebs so etwas wie ein armer kleiner Bruder. Frauen haben Erstaunliches bewirkt, indem sie sich organisierten und auf mehr Forschung und ein größeres Problembewußtsein drängten und immer wieder auf die Wichtigkeit von Screening-Untersuchungen zur Früherkennung hinwiesen, die Krebs aufdecken können, ehe er sich zu einer tödlichen Krankheit entwickelt. Wir Männer waren uns der Krankheit und ihrer Folgen weniger bewußt. Wir haben uns erst spät organisiert und auf wissenschaftliche Forschung gedrängt, die wir so dringend benötigen. Wir haben schon viel gelernt, aber wir müssen noch viel mehr von dem beispielhaften Kampf der Frauen gegen den Brustkrebs lernen.

Wegweiser

Dieses Buch ist sehr linear aufgebaut. Teil Eins stellt die überzeugendsten Argumente dafür vor, weshalb Prostatakrebs eine ernährungsbedingte Krankheit ist. Wir werden von Männern in anderen Ländern lernen, die auffallend weniger an Prostatakrebs erkranken als Männer, die den westlichen Ernährungsstil bevorzugen.

Teil Zwei gibt Ihnen einen Überblick über all die wertvollen

Nahrungsmittel, die Sie vor diesem Killer schützen können. Jedes Nahrungsmittel wird streng wissenschaftlich bewertet. Für Männer, die es nicht mehr hören können, sie sollten »einfach mehr Obst und Gemüse essen«, sind reizvolle Gerichte aufgelistet, die gut schmecken und trotzdem eine solide wissenschaftliche Legitimation haben. Ich glaube seit langem, daß Lebensmittel die wirksamsten Vorbeugungsmedikamente sind, die es gibt. Tatsächlich ist der interessanteste Teil dieses Buchs der, in dem der sehr zielgerichtete Effekt beschrieben wird, den so viele Nahrungsmittel haben. Am Ende jedes dieser Kapitel finden Sie einen Abschnitt mit der Überschrift »Was Sie jetzt tun können«. Sehr wahrscheinlich wird es noch ein weiteres Jahrzehnt oder länger dauern, bis Sie offizielle Empfehlungen erhalten werden; aus diesem Grund schildere ich in diesen Abschnitten, wie man sich am sichersten und effizientesten verhält, bis definitive Ergebnisse vorliegen.

Der Gedanke, viele der in Teil Zwei vorgestellten Nahrungsmittel zu einem Gesamtprogramm zu kombinieren und zum Bestandteil einer Änderung der Lebensweise zu machen, ist naheliegend und wird in Teil Drei besprochen. Genau wie Ärzte, die gegen einen bestimmten klinischen Krebs mit mehreren Methoden vorgehen, mit kombinierter Chemo-, Strahlen- und operativer Therapie, kann man auch versuchen, einen latenten Krebs am Wachsen zu hindern, indem man ihn mit verschiedenen Methoden bekämpft.

Natürlich ist das beste Programm dasjenige, bei dem viele schützende Maßnahmen zum Tragen kommen, die nur ein geringes Risiko bergen und auf ganz unterschiedliche Weise wirken – mit einem Wort, der Weg dazu ist die Ernährung. Teil Drei kombiniert die Vielzahl schützender Lebensmittel aus Teil Zwei zu der ausgewogenen Ernährungsweise, die Sie für Ihr individuelles Schutzprogramm gegen Prostatakrebs brauchen. Sie finden darin viele Menüpläne. Für diejenigen unter Ihnen, die oft unterwegs sind, gibt es auch einen Führer für das Essen auswärts mit einer Auflistung der Lebensmittel, die gesund sind und die man schnell zwischendurch verzehren kann. Doch zunächst finden Sie einen Überblick über die Ernährungsstile anderer Länder, in denen bekanntermaßen erstaunlich niedrige Prostatakrebsraten vorliegen. Diese speziellen Ernährungsstile stellen die beste Möglichkeit dar, die in Teil Zwei genannten wichtigen Elemente miteinander zu kombinieren, denn wenn man so viele verschiedene Nahrungsmittel in seine Diät einbeziehen muß, sollte ein solcher Ernährungsstil auch den Zeittest bestanden haben. So finden Sie statt einer wahllosen Zusammenstellung von Nahrungsmitteln wohlschmeckende, Energie liefernde Mahlzeiten. Diese wurden im Laufe Tausender von Jahren von Völkern entwickelt, welche besagte Nahrungsmittel wegen ihrer gesundheitsfördernden und Lebensfreude schaffenden Wirkung schätzen, das heißt, diese Nahrungsmittel *haben* den Zeittest bestanden.

Methoden, die dem Streßabbau und der Fitneß dienen, runden eine der Prostatagesundheit zuträgliche Lebensweise ab. Zu beiden gibt es ein Kapitel, damit Sie über jede nur mögliche unterstützende Begleitmaßnahme Bescheid wissen. Im Lauf der Zeit könnte die Forschung möglicherweise entdecken, daß manche davon wirksamer sind als andere. Ebenso könnte sich in einigen Jahren herausstellen, daß ein Schutzprogramm insgesamt weniger Elemente enthalten wird. Doch um vorerst nichts auszulassen, was sich vielleicht als nutzbringend erweist, sollte man die Strategie verfolgen, alle potentiell nützlichen Elemente miteinzubeziehen. Das kann zwar bedeuten, daß Sie möglicherweise »zuviel des Guten« tun, doch da all diese Maßnahmen Bestandteil eines gesunden, Energie liefernden Lebensstils sind, bestehen die einzigen »Nebenwirkungen« darin, daß Sie noch viel gesünder werden!

Teil Vier behandelt weitere wesentliche Schutzmöglichkeiten – Medikamente, Nahrungsergänzungsmittel, Operationen und einen Bluttest, der als Früherkennungssystem dienen kann. Dieser Test kann für Ihre Zukunft eine sehr wichtige Rolle spielen, da er Sie warnt, *bevor* Probleme überhaupt erst auftreten, so daß Sie entsprechend den in diesem Buch geschilderten Schritten handeln können. Wir sind gerade dabei, ein aufregendes neues Zeitalter zu betreten, in dem das alte Paradigma der Frühdiagnose und Frühbehandlung durch das neue Paradigma der Vorbeugung und Früherkennung abgelöst wird. Teil Fünf stellt Programme vor, mit denen Männer sich vor Prostatakrebs schützen können, und solche für Männer, welche die Krankheit bereits haben und dagegen ankämpfen. Viele Männer bauen die in diesem Buch aufgezählten Schritte bereits geschickt in ihre persönliche Lebensgestaltung ein. Ich habe einiges von ihnen gelernt und hoffe, das wird auch bei Ihnen der Fall sein.

Die Anhänge enthalten ein Kapitel zur Bestimmung Ihres persönlichen Prostatakrebsrisikos unter Berücksichtigung von Alter, ethnischer Zugehörigkeit und familiärem Auftreten der Krankheit. Des weiteren sind hier detailliertere wissenschaftliche Diskussionen zu einigen wichtigen Themen in diesem Buch wiedergegeben. Offen gesagt, handelt es sich hier um ein hochgradig fachtechnisches Gebiet voller nahezu undurchschaubarer wissenschaftlicher Konzepte. Doch da sich dieses Buch an den Laien, nicht an den Fachmann richtet, habe ich versucht zu vermeiden, mich in Details der Forschungsstudien zu verlieren. Ich gebe zu, daß ich mich mehrfach durch die Unmengen von Papieren arbeiten mußte, die bereits auf diesem Gebiet veröffentlicht wurden – eine dichtgedrängte Stofffülle. Diejenigen unter Ihnen, die mehr darüber lesen wollen, finden in den Anhängen Detaillierteres zum Stand der Forschung.

Da der Ärger seitens der Verbraucher über Verwirrung stiftende Nachrichten in den Medien zum Thema Ernährung wächst, habe ich versucht, alle Empfehlungen so eindeutig wie möglich zu formulieren und die Diskussion darüber in die Anhänge zu verlagern. Wenn etwas ganz allgemein gesund und gut für Sie ist und einen glaubwürdigen Nutzeffekt für die Prostata hat, so werden Sie es finden. Dieses Buch enthält alle an-

gemessenen Maßnahmen zum Selbstschutz gegen Prostatakrebs, so daß Sie die bestmöglichen Chancen haben, gesund
zu bleiben. Jede dieser Methoden ist Teil einer strikt gesundheitsfördernden Lebensweise. Dean Ornish meint: »Dieses
Programm sorgt für eine Verbesserung Ihrer Lebensqualität,
nicht nur Ihrer Überlebenschancen, und nicht erst nach Jahren,
sondern bereits nach einer oder zwei Wochen. Wenn Sie große
Veränderungen vornehmen, werden Sie große Vorteile daraus
ziehen. Diese großen Vorteile lassen die Umstellung von Ernährung und Lebensweise in einem neuen Licht erscheinen:
Motiv dafür ist nicht mehr die Furcht zu sterben, sondern der
Gewinn von mehr Lebensfreude ... und das hilft den Menschen
letztlich, das Programm durchzuhalten.«

Prostatakrebs wurde lange als Alterskrankheit abgetan.
Dies impliziert, daß es nichts macht, wenn man im Alter Prostatakrebs bekommt. Mein Großvater wurde zweiundneunzig
Jahre alt. Er starb nicht mit, sondern an Prostatakrebs. Jetzt
könnte man sagen, zweiundneunzig ist doch ein ziemlich hohes Alter. Doch wenn Sie meinen Großvater mit neunzig getroffen hätten, hätten Sie einen energiegeladenen Mann ken-
nengelernt, der aussah und sich benahm, als wäre er sechzig.
Er genoß jede Minute seines aktiven Lebens. Mit neunzig Jahren bedeutete ihm das Leben nicht weniger als mit fünfzig.
Meine Geschwister und ich kosteten jede Minute aus, die wir
mit ihm verbrachten. Wir schätzten seine Geschichten, seinen
Witz, seine Freundlichkeit und seine wunderbare Seele. Immer
mehr von uns leben Jahrzehnte länger, als wir uns je vorgestellt
hätten, und das bei einwandfreier Gesundheit. Doch ob man
nun fünfundvierzig oder neunzig Jahre alt ist, wenn der Prostatakrebs zuschlägt, muß man immer einen furchtbaren Preis in
Form von Beschwerden, Schmerzen und Verlust an Lebensqualität bezahlen. Gewiß erregt Prostatakrebs bei jungen
Männern unsere Aufmerksamkeit; das ist entmutigend, ja, er-
schreckend. Doch die Mehrzahl von uns wird nicht in der Jugend an Prostatakrebs erkranken, sondern im Alter. Selbst

wenn bei Ihnen als junger Mann kein Prostatakrebsrisiko besteht, handelt es sich dabei um eine Krankheit, vor der Sie sich nach bestem Bemühen schützen sollten. Das Risiko steigt dramatisch mit jedem vergehenden Jahrzehnt. Je früher Sie mit den Schutzmaßnahmen beginnen, desto besser. Wir leben heutzutage in einer jugendorientierten Kultur, die Menschen viel zu oft einfach deswegen nicht mehr für wichtig erachtet, weil sie »alt« sind, doch ich werde nie die Worte des Herztransplantationschirurgen Hillel Laks von der Universität von Kalifornien in Los Angeles vergessen. Als ich ihn fragte, ob es sinnvoll sei, ältere Patienten mit Hilfe der Transplantationschirurgie zu retten, sah er mich an und antwortete schlicht: »Jedes Leben ist unendlich kostbar.« Das unseres Großvaters war es sicherlich für uns.

Teil Eins
Eine ernährungsbedingte Krankheit

Männer in Japan und China haben bis zu *neunzig* Prozent seltener Prostatakrebs als amerikanische Männer. Diese statistischen Fakten sind verblüffend – neunzig Prozent! Die meisten Männer, mit denen ich spreche, sind zuerst erstaunt über dieses enorme Ungleichgewicht. Ihre nächste Reaktion besteht darin, die Schultern zu zucken und zu äußern: »Das liegt an den Genen, da kann man nicht viel machen.« Doch genau da liegen sie falsch. Es gibt beste Indizien und interessante Beweise, daß ein viel entscheidenderer und wichtigerer Faktor der Unterschied in der Ernährungsweise sein könnte. Laurence Kolonel, Professor an der Universität von Hawaii, ließ sich eine brillante Forschungsstrategie einfallen. Er überlegte sich, daß man Männer untersuchen sollte, die aus Fernost in die Vereinigten Staaten emigrierten. Das Ergebnis? Kolonel hatte den Nagel auf den Kopf getroffen. »Ich würde sagen, Emigranten liefern die stärksten Anhaltspunkte dafür, daß die Umgebung sich auf das Prostatakrebsrisiko auswirkt«, meint er. Er zeigte, daß bei Japanern die Prostatakrebsrate steigt, wenn sie Japan ganz verlassen. Nun ergibt sich aus dem größten Teil der »Migrantenstudien«, wie man sie bezeichnet, daß der höchste Risikozuwachs die Kinder und Enkel der Migranten betrifft. Genau das war zu erwarten: Die erste Generation hielt noch weitgehend an ihrer traditionellen Lebensweise fest, doch nachfolgende Generationen paßten sich viel bereitwilliger an die neue Umgebung an – Burger, Pommes frites, Erfrischungsgetränke, Drive-ins, Videospiele … es gibt nichts, was sie nicht mitmachen! Dasselbe trifft auf die Brustkrebsraten zu: Asiatische Frauen, die in Asien leben, haben neunzig Prozent weniger Brustkrebs als amerikanische Frauen. Doch wenn asiatische Frauen nach Amerika übersiedeln, nähern sich die Brustkrebsraten ihrer Töchter und Enkelinnen denen der amerikanischen Frauen an. Das Bemerkenswerte an Kolonels Studie ist: Bei Männern, die von Japan nach Hawaii zogen, entdeckte Kolonel ein *starkes* Ansteigen der Prostatakrebsraten bei den Emigranten selbst! Wenn zum Beispiel ein Mann im Alter von zwanzig Jahren von Japan nach Hawaii emigriert, so ist im Alter von fünfzig das Risiko eines klinisch signifikanten Prostatakrebses weit höher für ihn, als wenn er in Japan geblieben wäre! Kolonel fand heraus, daß das Risiko sich bei den Migranten verdoppelte. Seine Schlußfolgerung daraus: »Migranten haben dieselbe genetische Ausstattung wie ihre zu Hause gebliebenen Familien; es muß also ein äußerlicher Faktor sein, der diese Risikoveränderung herbeiführt.« Und wenn die Ursache in der Umwelt zu suchen ist, dann stellt sich die Frage, *welcher* Umweltfaktor das Risiko so beeinflußt. Welche Komponente im Lebensstil läßt es derart steigen? Kolonel meint: »Es spricht einiges für die Ernährung. Wenn japanische Emigranten nach Hawaii kommen, dann ist der Bereich, in dem sich für sie am meisten ändert, die Ernährung, da Hawaii weder stark industrialisiert noch umweltverschmutzt ist. Was hier anders ist, ist der westliche Ernährungsstil, dem die Japaner ausgesetzt sind.«

Wie sieht nun dieser westliche Ernährungsstil aus? Kolonel erläutert, daß es sich um eine Ernährung handelt, die weitgehend auf tierischen Erzeugnissen basiert – vor allem Fleisch und Milchprodukten – und daher fettreicher speziell an tierischen Fetten ist als die traditionelle Ernährung der Bevölkerung in Asien und Afrika. Mit der Verwestlichung der Bevölkerung geht eine Umstellung von Vollwertgetreide auf Fleisch und Milchprodukte einher, was wiederum dazu führt, daß mehr gesättigte Fettsäuren aufgenommen werden. Im Vergleich zu der Ernährungsweise in Afrika und Asien enthält westliches Essen auch weniger Obst und Gemüse.

Werfen wir nun einen näheren Blick auf die Prostatakrebszahlen. In der Einführung wurde erwähnt, daß viele von uns latenten Krebs haben, selbst schon in ziemlich jungem Alter. Erinnern Sie sich daran, daß von den Männern zwischen dreißig und vierzig Jahren fünfundzwanzig Prozent latenten Prostatakrebs haben. Doch überraschenderweise tritt dieser latente Krebs nicht nur in den Vereinigten Staaten in dieser Häufigkeit auf. Die Forschung ergab, daß bei Männern auf der ganzen Welt in jeder beliebigen Altersgruppe dasselbe Risiko dafür besteht, die Prozentsätze für latenten Prostatakrebs in den genannten Altersgruppen also dieselben sind wie bei uns. Nun könnten Sie sich zu der Bemerkung veranlaßt fühlen: Nanu? Ich dachte, Sie sagten, Männer in anderen Ländern, speziell in Fernost, hätten seltener Prostatakrebs. Ja, das sagte ich. Allerdings haben sie seltener *klinischen* Krebs, jedoch nicht seltener latenten Krebs.

Denken Sie daran, latenter Krebs befindet sich in einem Schlummerstadium und verursacht keinen Schaden. Nehmen wir China als Beispiel: Chinesische Männer haben einen gleich hohen Prozentsatz an latentem Prostatakrebs wie amerikanische Männer. Doch wie viele dieser latenten Krebse werden zu klinisch bedeutsamen Krebsen? In China sind es extrem wenige. Die klinischen Raten sind in China mit 2,8 je hunderttausend Menschen jährlich die niedrigsten der Welt. Bei amerikanischen Weißen sind es hundert von hunderttausend. Das ist eine *sechsunddreißig* Mal höhere Rate als in China. Doch wenn amerikanische und chinesische Männer zunächst dieselben Raten an latentem Krebs haben, was ist dann für die unterschiedlichen Raten bei klinischem Krebs verantwortlich? Was ist der Auslöser für die Verwandlung eines gutartigen, latenten in einen lebensbedrohlichen Tumor? Nun, mit einem Wort, es ist die Ernährung. Charles Myers von der Universität von Virginia kommt zu der Schlußfolgerung: »Die Ernährung wirkt sich definitiv auf die Entwicklung eines Prostatakrebses von einem mikroskopisch kleinen zu einem metastatischen Niveau aus.« Allerdings kommt es hier zu einer gewissen Ironie der Geschichte. Natürlich haben Männer, die sich in Fernost traditionell ernähren, niedrige Krebsraten, doch was ist mit denen, die versucht sind, zum westlichen Ernährungsstil überzuwechseln? Sehen Sie, was passiert, wenn sie es wirklich tun! Nehmen wir die aufstrebende Weltstadt Shanghai, wo man inzwischen ebenso leicht einen Burger, Pommes frites oder einen Milchshake bekommt wie Frühlingsrollen und Tofu. Die Rate an klinischem Prostatakrebs beginnt nun bei den Männern zu steigen, welche die Linie von der traditionellen zur westlichen Ernährungsweise überschritten haben. Ann Hsing, Epidemiologin am Nationalen Krebsinstitut, leitete eine Studie in Shanghai, die ergründen sollte, weshalb die Prostatakrebsraten steigen. Sie analysierte die Ernährungsweise der Männer, bei denen ein hohes Risiko für Prostatakrebs bestand – und was aßen diese? Zunächst einmal mehr tierische Fette, speziell rotes Fleisch, sowie Fleisch- und Gemüsekonserven. Mit dem erhöhten Verzehr tierischer Produkte gingen auch mehr Kalorien aus tierischen Fetten einher und eine viel höhere Kalorienzufuhr als bei traditionellem chinesischem Essen. Das Resultat: Diese Männer bekamen nicht nur Prostatakrebs, sondern sie wurden auch dick. Sie bildeten sogar die gefährlichste Form von Obesität oder Fettsucht aus, die sogenannte Obesität in der Körpermitte, bei der sich das Fett an ebendieser Stelle ablagert. Obesität in der Körpermitte tritt gewöhnlich bei Personen auf, die große Mengen an Stärke, raffinierten Mehlen und Zucker essen. Doch Männer, die sich an die gesünderen traditionellen Lebensmittel und Gemüse wie Knoblauch, Schalotten und Zwiebeln hielten, hatten ein niedrigeres Risiko. Traditionelles chinesisches Essen enthält mehr Ballaststoffe, viel Obst, jede Menge Sojabohnen, grüne Blattgemüse und orangefarbene Gemüse wie Kürbis. Bei der traditionellen chinesischen Ernährung kommt sechzig Prozent der Energieaufnahme aus komplexen Kohlenhydraten. »Ich denke, unsere Ergebnisse erhärten die, zu denen man in den Vereinigten Staaten gekommen ist«, so Hsing.

Wie schädlich ist der westliche Ernährungsstil?

Die Japaner schieben ihre Prostatakrebsprobleme pauschal auf die westliche Ernährung: 1995 gab es in Japan 5399 Prostatakrebstote. Bis 2015 wird diese Zahl auf 13 494 steigen. Y. Kakehi vom Fachbereich für Urologie an der Medizinischen Fakultät der Universität Kyoto kommt zu dem Schluß: »Als Hauptursache dieses Anstiegs wird die Umstellung der Ernährungsgewohnheiten gesehen: daß nämlich mehr nach westlicher Art gegessen wird.«

Englische Forscher sind ebenfalls zu dem Schluß gekommen, daß im Zusammenhang mit Prostatakrebs neben überschüssigem Körperfett die Ernährung der Hauptrisikofaktor ist, speziell der zu geringe Verzehr von Obst, Gemüse und Vollwertgetreide.[1]

CaP CURE, der Verband für die Heilung von Prostatakrebs, macht in seinem Weißbuch zum Thema Ernährung deutlich: »Von allen Risikofaktoren für Prostatakrebs scheint nur die Ernährung die Unterschiede bei der globalen Verteilung der Krankheit zu erklären.«[2] Untersuchungen zufolge könnten fünfundsiebzig Prozent aller Prostatakrebsfälle durch eine Umstellung der Ernährungs- und Lebensweise verhindert werden. Wissenschaftler von CaP CURE schließen daraus: »Wir glauben daher, daß Ernährung und Lebensweise in Ländern mit niedrigerem Risiko sich hemmend auf das Wachstum von Prostatakrebs auswirken, so daß er nie klinisch relevant wird.«[3]

Vielleicht fragen Sie sich nun, was diese ganze epidemiologische Spitzenforschung mit Ihnen zu tun hat. Nachdem ich die ausführlichen wissenschaftlichen Darstellungen über die Zusammenhänge zwischen Ernährung und Prostatakrebs gelesen

habe, muß ich Ihnen sagen, daß ich davon überzeugt bin, es
hat etwas mit Ihnen zu tun. Das Thema Prostatakrebs ist mir
als Arzt und als Mann ein Anliegen, und ich glaube, daß bei
Prostatakrebs die Ernährung eine große Rolle spielt und Sie,
wenn Sie an Ihrem Ernährungsstil etwas ändern, dadurch Ihr
Risiko senken können. Das ist nicht nur ein frommer Wunsch,
sondern es könnte den Kern der Sache ziemlich genau treffen.
Doch ich fragte mich: Welche Lebensmittel sollte man bevorzugen? Welche Ernährungsweise? Nun, da dürfen Sie sich in
der Tat freuen! Es gibt eine wahre Schatzgrube wunderbarer
Nahrungsmittel, die Ihnen helfen können, sich vor Prostatakrebs zu schützen. Vielleicht geht es Ihnen genauso wie mir –
Sie haben keine Lust, sich durch jede Menge Wunschdenken
wohlmeinender Verfechter der Alternativmedizin zu lesen,
sondern Sie wollen harte Fakten. In diesem Fall zeigen die harten Fakten, daß Lebensmittel hochgradig spezifische Auswirkungen auf die Prostata haben. Diese Auswirkungen sind so
mannigfaltig, daß sich eine ganze Palette schützender Strategien vor Ihnen eröffnet, und das auf einer wissenschaftlich un-
termauerten Ebene. In Nahrungsmitteln stecken unglaublich
raffinierte Kräfte, wie in durchdacht konzipierten Arzneimitteln. Für die Wissenschaft ist das eine so aufregende Entdek-
kung, daß bereits viele Nahrungsmittel intensiv untersucht
und Millionen Dollar für die Ernährungsforschung ausgege-
ben werden. Im nächsten Abschnitt werden diese Nahrungsmittel mit ihren spezifischen Wirkweisen, die beim Schutz vor
Prostatakrebs helfen können, vorgestellt. Es wird Sie freuen zu
hören, daß praktisch alle davon ganz allgemein äußerst ge-
sundheitsfördernd wirken; das erstreckt sich von der Senkung
des Cholesterinspiegels über die Gewichtskontrolle bis hin zur
Verringerung des Risikos für Herzkrankheiten und andere
Krebsarten. Außerdem werden Sie sich wunderbar fühlen,
vielleicht so wohl wie noch nie in Ihrem Leben. Ich hoffe, Sie
werden genauso begeistert von den Lebensmitteln und Mahlzeiten in diesem Buch sein wie ich. Zehntausende prostata-

krebsbedrohter Männer haben ihre Ernährung bereits umgestellt. Und was am meisten aussagt: Männer, die bereits an der Krankheit litten, stellten fest, daß mit einer rigorosen Änderung der Eßgewohnheiten ein bemerkenswerter Wandel des Zustands ihres Krebses einherging.

Wie kommt das? Die bestechendste Erklärung dafür ist, daß unser Körper für eine bestimmte Ernährungsweise konzipiert ist. So wie das Tanken von minderwertigem Billigbenzin schließlich dazu führt, daß der Automotor kaputt geht, wird der Körper krank, wenn wir ihn mit Billigtreibstoffen füllen, für die er nicht konstruiert ist. Besonders die menschliche Prostata könnte möglicherweise nicht mit dem westlichen Ernährungsstil kompatibel sein. Im Laufe der Evolution des Menschen hat unser Körper sich an bestimmte Nahrungsmittel gewöhnt. Unglücklicherweise kann er sich aber nicht auf Kommando umstellen und über Nacht an eine neue Ernährung anpassen, besonders nicht an eine, die Unmengen tierischer Fette und raffinierter Kohlenhydrate, jedoch kaum Obst und Gemüse enthält. Die Evolution des Menschen erfolgte unendlich langsam über einen Zeitraum von Zehntausenden von Jahren. Die dramatischen Veränderungen in unserer Ernährung seit der industriellen Revolution sind in zeitlicher Hinsicht nicht einmal eine Sekunde auf unserer Evolutionsuhr. Wie sieht nun die Ernährung aus, für die wir Männer konzipiert sind? Sollen wir Roastbeef mit Sauce und Bratkartoffeln essen? Geht man zu den Ursprüngen der Menschheit zurück, so lautet die Antwort: Nein.

Während der letzten zweihunderttausend Jahre waren wir zu neunzig Prozent Obst- und Gemüseesser. Donald Coffey, Professor am renommierten Fachbereich für Urologie der Johns-Hopkins-Universität, vertritt den Standpunkt, daß die Menschen nicht das vollständige Rüstzeug dafür entwickelt haben, um Milch- und Fleischverzehrer zu sein. Genauer gesagt, unsere Prostata ist möglicherweise nicht auf eine fettreiche Ernährung ausgerichtet. Die Menschen entstammen einem Evoluti-

onsast, für den Fleisch keine große Rolle spielte. Bis vor zweieinhalb Millionen Jahren waren wir in erster Linie Sammler –
wir verspeisten Samen, Früchte und Nüsse. Der Homo sapiens
tauchte erstmals vor hunderttausend Jahren auf, doch es ist erst
neuntausend Jahre her, daß wir damit begannen, Nahrungsmittel zu verarbeiten, zu lagern und damit zu handeln. Damals fin-
gen wir irgendwann damit an, die großen Mengen Kohlenhydrate zu verzehren, die wir heute essen, beispielsweise Mais,
Weizen, Gerste, Kartoffeln und Wurzelpflanzen. Der Verzehr
von Obst sank, da Obst schwerer zu lagern war. Und als wir
uns zunehmend von Fleisch ernährten, das wir kochten und sogar in verbrannter Form zu uns nahmen, hörten wir gleichzeitig
auf, so viel Obst und Gemüse zu essen. Milchprodukte wurden
erst vor dreitausend Jahren wichtig. Wir hatten schon zuvor
Milch von Ziegen und Schafen, doch erst als wir diese Tiere
züchteten, kam es zur Entstehung der Milchwirtschaft.

»Nachdem wir fünfzig Jahre lang versucht haben, Krebs
vorzubeugen, erfahren wir, daß wir wieder dazu übergehen
sollten, die Lebensmittel zu verzehren, die wir aßen, während
wir uns entwickelten«, meint Coffey. »Es überrascht nicht,
daß die Amerikanische Krebsgesellschaft und das Nationale
Krebsinstitut dieselben Vorschläge machen. Sie sagen uns, wir
sollen zu der Ernährung zurückkehren, die wir zur Zeit unserer Evolution aßen: mehr Gemüse, mehr Obst, mehr Ballaststoffe, weniger rotes Fleisch, weniger tierische Fette, weniger
Milchprodukte, weniger Gegrilltes. Und wir sollen mehr aero-
be körperliche Bewegung betreiben.« Wer ißt nun die Art Nahrung, die näher an diejenige herankommt, für die wir konstruiert sind? In manchen Teilen Chinas nehmen die Menschen
etwa sechs bis acht Prozent Fett zu sich. Im Vergleich dazu beträgt diese Zahl in den Vereinigten Staaten dreißig bis vierzig
Prozent; viele davon sind tierische Fette. »Wenn Sie sich das
ansehen, können Sie sich vorstellen, daß unsere Lebensweise
uns Krebs beschert«, meint Coffey. Ich möchte schwören, daß
der Grund, weswegen ich mich bei meiner jetzigen Ernährung

so gut fühle, darin besteht, daß sie genau die richtige ist – die, für die wir konzipiert sind.

Die hocherfreuliche Nachricht ist also, daß es eine Ernährung *gibt*, auf die die Menschen ausgerichtet sind, und somit eine Ernährung, die hochgradig vor Prostatakrebs schützen kann. Dafür sprechen so viele Anhaltspunkte, daß viele Spitzenärzte in den besten wissenschaftlichen Einrichtungen ihre Patienten auf eine »Prostatakrebsdiät« setzen. Dafür haben Sie nicht nur meine Aussage; lesen Sie, was Top-Experten ihren eigenen Prostatakrebspatienten zum Thema Ernährung sagen:

- Charles Myers von der Universität Virginia: »Ich empfehle jedem Patienten zusätzlich zur Behandlung eine Umstellung der Ernährung. Ich sage nicht, daß diese Umstellung die alleinige Behandlung sein soll. Doch bei manchen Männern wächst der Krebs sehr langsam; die Tumorgröße verdoppelt sich alle vier, fünf Jahre. Bei dieser Patientengruppe kann eine Ernährungsumstellung als Behandlung ausreichend sein.« Myers spricht sich im wesentlichen für dieselbe Diät aus, die auch Milken und Ornish empfehlen.
- Erik Goluboff von der Universität Columbia: »Ich setze alle meine Patienten auf eine Prostatakrebsdiät.«

Es beeindruckt mich, daß so viele Experten der Meinung sind, eine entsprechende Ernährung könne selbst bei Männern, die bereits an Prostatakrebs erkrankt sind, Wirkung zeitigen. Noch bezwingender als der Einsatz einer Prostatakrebsdiät bei der Behandlung von Patienten ist das wachsende Interesse an einer vorbeugenden Prostatakrebsdiät.

- »Selbst wenn Sie, was Prostatakrebs betrifft, aus genetischer Sicht schlechte Karten haben, beispielsweise fehlerhaft funktionierende männliche Sexualhormonrezeptoren, kann eine entsprechende Ernährung immer noch die Wahrscheinlichkeit beeinflussen, daß der Krebs bösartig wird«, meint Christopher Logothetis vom M.-D.-Anderson-Krebszentrum an der Universität von Texas in Houston.

- »Die Ernährungsweise kann Mutationen, die zur Entwicklung eines Tumors führen, aufhalten oder verhindern«, so Linda Nebeling, Ernährungswissenschaftlerin am Nationalen Krebsinstitut.

Wie sieht es nun tatsächlich für Patienten aus, die an vorderster Front gegen die Krankheit kämpfen? Bob Each, der Prostatakrebs im Spätstadium überlebt hat, äußert sich dazu wie folgt: »Für mich ist es wie ein Rennen. Ich muß so lange laufen, bis ich geheilt bin. Die Ernährung ist ein Mittel, das mich am Laufen hält. Sie hilft mir dabei, mich weiterhin auf das Zurückdrängen der Krankheit zu konzentrieren.«

Dean Ornish ist Amerikas führender Experte auf dem Gebiet der Ernährung und Krankheitsverhütung. Vor mehr als zwei Jahrzehnten startete er seinen Versuch, mit dem er beweisen wollte, daß Herzkrankheiten mit einem rigorosen Programm zur Umstellung der Lebensweise reversiert werden können. Es gelang ihm zu zeigen, daß verstopfte Herzkranzgefäße tatsächlich durchlässiger wurden. Die Arterien weiteten sich, und die Symptome besserten sich dramatisch. Das Programm ist so erfolgreich, daß viele der größeren Versicherungen in den USA diese »Alternativbehandlung« von Herzkrankheiten inzwischen bezahlen. Medicare, die staatliche Krankenversicherung und Gesundheitsfürsorge für ältere Bürger, führt im Moment ein landesweites Demonstrationsprojekt zu Ornishs Programm zur Reversion von Herzkrankheiten durch (siehe Anhang Fünf). Nun haben Ornish und seine Kollegen den Prostatakrebs im Visier. Sie haben mit großer Sorgfalt ein Programm für Männer mit Prostatakrebs zusammengestellt, das aus einer strengen Diät, Meditation, Gruppentherapie und körperlicher Aktivität besteht. Ihr Ziel ist es herauszufinden, ob mit diesem experimentellen Programm das Fortschreiten des Krebses verlangsamt oder gar gestoppt werden kann. Bei allen Teilnehmern an der Studie wurde der Krebs durch eine Biopsie nachgewiesen. Ornish gibt jedoch zu bedenken, daß die Ergebnisse, zu denen er gekommen ist, nicht endgültig sind und die Studie noch lange nicht abgeschlossen ist. Doch haben sich einige interessante Tendenzen herauskristallisiert. Bei Ornishs Programm zur Reversion von Herzkrankheiten wie auch bei seinem Programm zur Gewichtskontrolle zeichnete sich ab, daß es den Männern um so besser ging, je strikter sie sich an das Programm hielten. Gleiches könnte sich letztendlich auch bei der Prostatastudie herausstellen. Ich möchte Sie dringend bitten, die Ergebnisse aufmerksam zu verfolgen, wenn sie in den Medien und in Fachzeitschriften veröffentlicht werden.

Doch was möchten Ornish und andere Wissenschaftler eigentlich beweisen? Im Grunde wollen sie wissen, ob ein solches Programm Leben retten kann – das ist der sogenannte Goldstandard, also die Bezugsvariable, nach der geforscht wird. Bis endgültige Ergebnisse vorliegen, gibt es sogenannte Zwischenmarker. Dabei handelt es sich um die mit Hilfe objektiver wissenschaftlicher Methoden tatsächlich feststellbaren Fortschritte, und diese sind beachtlich. Sichtbare Ergebnisse wiederum geben einem das Gefühl, daß es sich wirklich gelohnt hat. Man weiß, daß man sich in die richtige Richtung bewegt. Marker verraten Forschern, daß die beabsichtigten Veränderungen auch tatsächlich eintreten. Da es Jahrzehnte dauern kann, bis ein Prostatakrebs sich entwickelt, könnte es noch viele Jahre dauern, bis Sie wissen, ob es Ihnen gelungen ist, sich vor der Erkrankung zu schützen. Dasselbe gilt für andere Krankheiten, zum Beispiel Herzerkrankungen: Auch hier verlassen Ärzte und Patienten sich auf Zwischenmarker; der bekannteste davon ist der Cholesterintest. Für den Patienten ist es eine große Genugtuung, wenn sein Cholesterinspiegel sinkt, selbst wenn das noch keine Garantie für die Verhütung eines Herzinfarkts ist.

In dem Maße, in dem Lebensmittel zunehmend im Labor und in klinischen Versuchen getestet werden, beginnen mehr und mehr Ärzte eine Diät langsam als *Ernährungstherapie* zu betrachten. Ernst Wynder, der verstorbene Begründer der Amerikanischen Gesundheitsstiftung, prägte den Begriff der *Ernährungstherapie,* also den Einsatz bestimmter Lebensmittel zur Behandlung einer akuten Krankheit oder zur Verhinderung des Ausbruchs einer latenten Krankheit. Wissenschaftler sprechen von *Chemoprävention* und *Chemoprotektion,* also chemischer Vorbeugung und chemischem Schutz durch Lebensmittel. Worin besteht nun der Unterschied zwischen Vorbeugung und Schutz? Vorbeugen bedeutet, daß man Nahrungsmittel oder Substanzen, die möglicherweise Krebs verursachen könnten, meidet, wie beispielsweise Lebensmittel mit hohem Fettgehalt. Schutz heißt Verzehr von Lebensmitteln oder Substanzen wie Lycopin oder Soja, die Sie aktiv vor einem potentiell krebsartigen Prozeß in ihrem Körper schützen können. In diesem Buch werden beide Methoden behandelt.

Viele Männer rümpfen bei dem Gedanken an eine Therapie mit Nahrungsmitteln ein wenig die Nase, weil sie dahinter die Einstellung vermuten, im Essen stecke eine Art Zauberkraft. Aber Nahrungsmittel sind keine Hexerei, sondern sie haben, gleich Arzneimitteln, hochgradig spezifische Wirkungen auf Rezeptoren, Zellen, Enzyme und biochemische Bahnen im Körper. Diese spezifischen Wirkungen beruhen auf bestimmten aktiven Bestandteilen der Lebensmittel, zum Beispiel dem Lycopin in der Tomate, dem Sulforaphan im Brokkoli oder dem Genistein im Soja. Untersuchungen zeigen, daß manche in Lebensmitteln enthaltenen Stoffe davor schützen können, daß Krebs überhaupt erst entsteht, so beispielsweise Antioxidantien, die Schäden am genetischen Material eindämmen können. Bestimmte Maßnahmen wie der Verzehr von Sojaeiweiß können die Entwicklung eines nur mikroskopisch erkennbaren Tumors zu einem klinischen Fall von Prostatakrebs verzögern oder aufhalten. Andere Schritte wie eine Einschränkung des Verzehrs tierischer Fette können das Metastasenrisiko reduzieren, während wieder andere helfen könnten, ein Rezidiv zu verhindern.

Die in diesem Buch besprochenen Lebens-, Arznei- und Nahrungsergänzungsmittel eignen sich in erster Linie für Männer, die sich vor der Entstehung von klinischem Krebs schützen möchten. Doch viele dieser Methoden werden auch von Männern angewandt, die bereits an Prostatakrebs erkrankt sind. Tatsächlich setzen dreißig Prozent der Krebspatienten in den USA auf alternative Methoden wie eine gezielte Ernährung. Manche tun dies anstelle einer konventionellen Therapie, doch für die meisten ist es eine Zusatzmaßnahme zur herkömmlichen Behandlung. Wenn Sie bereits Prostatakrebs haben, sollten Sie mit Ihrem Arzt besprechen, was am sinnvollsten für Sie ist. Sie werden merken, daß Urologen über ernährungsspezifische Strategien auf dem laufenden sind und sie häufig als Bestandteil einer konventionellen Therapie empfehlen. Bei Harry Pinchot wurde im Alter von fünfundfünfzig Jahren Prostatakrebs mit Metastasenbildung diagnostiziert. Er überlebte die Krankheit und äußert sich wie folgt:

Die Diät gibt einem psychologisch das Gefühl, die Dinge in der Hand zu haben, zusätzlich zu der herkömmlichen medizinischen Behandlung selbst etwas zu tun. Patienten, die aktiv mitarbeiten, überleben länger als solche, die lediglich reagieren ... Die Diät trägt dazu bei, die Hoffnung aufrecht zu erhalten. Sie gibt Ihnen das Gefühl, daß es in Ihrer Macht liegt, etwas zu tun, um die Krankheit unter Kontrolle zu bekommen.

Mike Milken meint: »Ich glaube wirklich, daß eine Diät vorbeugende Wirkung haben kann.« Als Gründer und Vorsitzender von CaP CURE fügt er hinzu: »Wir sind der Meinung, daß Sie mit der richtigen Ernährung das Krebswachstum bremsen können.«

Teil Zwei
Nahrungsmittel

Spezielle Anmerkung zu im Handel erhältlichen Produkten

In diesem Buch finden Sie die Namen von im Handel erhältlichen Produkten und viele Websites und Telefonnummern. Diese sollen den praktischen Wert des Buchs noch erhöhen und Ihnen dabei helfen, gleichartige Produkte zu finden oder solche, an die man nicht so leicht herankommt. Dies stellt jedoch keine spezielle Empfehlung irgendeines dieser Produkte durch den Autor oder eine der in diesem Buch erwähnten Organisationen dar. Es soll Ihnen lediglich dabei helfen, die Frustration zu überwinden, die einen oft ereilen kann, wenn man versucht, auf eigene Faust an Lebensmittel, Nahrungsergänzungsmittel und Informationen zu kommen.

Soja

Ich lernte Mike Milken in einem Zentrum für Strahlentherapie in Los Angeles kennen. Nach der Fertigstellung eines Fernsehinterviews machten wir einen Spaziergang. Mike hatte etwas in der Hand, das wie eine große Kaffeedose aussah. Er trug es so vorsichtig, als sei es pures Gold. Das war es für ihn auch. 1993 hatte man bei Mike Prostatakrebs im fortgeschrittenen Stadium diagnostiziert. Sechs Jahre später zeigte er keinerlei Anzeichen der Krankheit mehr. Und was er jetzt bei sich trug, war kein geheimes Produkt der Gentechnologie – es war Sojaeiweißpulver. Mike gründete nicht nur den Verband für die Heilung von Prostatakrebs, sondern hatte auch enormen Einfluß auf die Entwicklung der Prostatakrebsforschung – er unterstützte Arbeiten im Bereich der Ernährung, Vorbeugung und Genmanipulation und förderte klinische Versuche zu Krankheiten im fortgeschrittenen Stadium. Mike hat bisher mehr als hundert Millionen Dollar an Spenden und Beiträgen für CaP CURE beschafft, damit die Prostatakrebsforschung auf vollen Touren laufen kann. Bei seinen vielen Kontakten zu Spitzenforschungs- und medizinischen High-Tech-Zentren hatte ich geglaubt, er würde sich für ein von einem Top-Pharmaunternehmen konzipiertes experimentelles Medikament entscheiden. Ich war sprachlos, daß seine Wahl statt dessen auf etwas so Einfaches und nicht gerade zum Bereich der Spitzentechnologie Zählendes wie Soja gefallen war – Soja als Teil einer gesunden, fettarmen Ernährung wie die von Ornish und anderen empfohlene.

Warum Soja? Soja ist mehr als nur ein Nahrungsmittel. Nach Ansicht vieler Forscher verhalten sich die Bestandteile von Soja wie maßgefertigte Moleküle von Arzneimitteln mit hochgradig spezifischen Wirkungen wie der Eindämmung des Blutgefäßwachstums, der Blockierung von Rezeptoren in der Prostata und dem Abbau heikler Enzyme.

Von allen ernährungsspezifischen Faktoren, die den Unterschied zwischen den Krebsraten in Fernost und den Vereinigten Staaten erklären, ist Soja möglicherweise der wichtigste. In einer bemerkenswerten epidemiologischen Studie, die J. R. Herbert an der Medizinischen Fakultät der Universität Massachusetts durchführte und die sich auf insgesamt zweiundvierzig Länder erstreckte, wurde versucht, eine Korrelation zwischen den unterschiedlichen Prostatakrebs- und Sterblichkeitsraten sowie der jeweiligen Ernährung herzustellen. Im *Journal of the National Cancer Institute*[1] war zu lesen, daß auf einer Bemessungsgrundlage von Wirkung pro Kalorie die Wirksamkeit von Soja mindestens viermal so hoch war wie bei allen anderen ernährungsspezifischen Faktoren, und je mehr Soja die Männer zu sich nahmen, desto niedriger war ihr Prostatakrebsrisiko.

Ironischerweise sind die Vereinigten Staaten zwar der größte Sojaproduzent der Welt, doch essen amerikanische Männer nur verschwindend wenig Sojaeiweiß. Auf der Insel Okinawa nimmt die einheimische Bevölkerung täglich hundert Gramm Sojaeiweiß zu sich, und man findet dort nur einen Bruchteil der in Amerika auftretenden Krebsfälle; zudem ist die Lebenserwartung dort höher als irgendwo sonst auf der Welt! In den Vereinigten Staaten dagegen werden durchschnittlich nur 3,8 Gramm Sojaeiweiß pro Tag verzehrt.

Während diese Beobachtungen aus anderen Ländern uns größte Hoffnung vermitteln, helfen Laboruntersuchungen uns zu verstehen, wie Soja seine Wunder wirkt. Morris Pollard von der Universität Notre Dame fand heraus, daß sich bei Tieren mit einer hohen Risikowahrscheinlichkeit für die Entwicklung von Prostatakrebs der Ausbruch der Krankheit durch die Gabe von Sojapräparaten verzögerte. Und Donald Coffey von der Johns-Hopkins-Universität verpflanzte gemeinsam mit Herman Adlercreutz aus Helsinki einen menschlichen Prostatatumor in eine Ratte, um zu untersuchen, ob Soja Veränderungen bewirkt. Es zeigte sich, daß sich bei Tieren die Tumorgröße infolge von Soja signifikant verringerte.

Genistein

Obwohl der endgültige Nachweis des Zusammenhangs zwischen Soja und Prostatakrebs noch aussteht, sieht es so aus, als sei Soja ein wahres Zaubermittel mit enormen Wirkungen. Der am stärksten vor Krebs schützende Bestandteil im Soja scheint das Genistein zu sein. Genistein ist ein Sekret der Sojabohnenwurzel. Seine Aufgabe besteht darin, Bakterien zu der Sojabohne zu locken, die den Stickstoff in der Erde binden. Aus medizinischer Sicht ist Genistein ein pflanzliches Östrogen. Erschrecken Sie nun nicht bei dem Gedanken, Sie sollen ein weibliches Hormon einnehmen – Genistein hat nur ein Tausendstel der Wirkkraft von vollwertigem Östrogen. Die Leistung von Genistein hingegen besteht darin, daß es auf diversen, ganz unterschiedlichen Wegen gegen Krebs wirkt. Die wichtigsten bis heute bekannten Wirkmechanismen sind unten aufgelistet. Experten betonen jedoch, daß diese Mechanismen

Verzehr von Sojaeiweiß in Gramm

Land	Gramm pro Tag
USA	3,8
Taiwan	35
Japan	40
Okinawa	100

nicht unabhängig voneinander arbeiten, sondern miteinander in Zusammenhang stehen. Insgesamt läßt sich sagen, daß Genistein das Zellwachstum und sogar die Tumorausbreitung bremsen kann.

Genistein stoppt die Bildung neuer Blutgefäße

Wie man mit leerem Magen nichts zustandebringen kann, so benötigt auch ein Krebs neue Blutgefäße, um wachsen, sich ausbreiten und Metastasen bilden zu können. Die Entstehung neuer Blutzufuhrwege für den Tumor wird als Angiogenese bezeichnet. Bei der Entwicklung von Prostatakrebs verläuft die Angiogenese, also die Bildung von Blutgefäßen, in zwei Stadien. Das erste ist die »prävaskuläre« Phase mit eingeschränktem Wachstum, in welcher der Tumor noch nicht alle nötigen Schritte zum Vollbildkrebs vollzogen hat. Mit Einsetzen der nächsten Phase kommt es zu einer erheblichen Entwicklung neuer Blutgefäße. Diese ermöglichen es dem Krebs schließlich, frei zu wachsen, sich auszubreiten und sogar Metastasen zu bilden, nachdem er vorher Jahre in Wartestellung verharrt hat. Aus diesem Grund sprechen sich Präventivmedizin-Experten so vehement für Mittel der Chemoprävention aus, die besagtes Blutgefäßwachstum unterbinden. Adlercreutz wies nach, daß Genistein sich bremsend auf die Metastasenbildung auswirkt, indem es das Blutgefäßwachstum des Tumors hemmt.

Genistein verlangsamt den Zyklus der Prostatakrebszellen

Die Geschwindigkeit, mit der eine Zelle wächst und sich teilt, wird über die Dauer des Zellzyklus gesteuert. Eine der Substanzen, die den Zyklus der Prostatakrebszellen regelt, ist P-27, das wie eine Bremse wirkt. Je mehr P-27, desto besser. Forscher stellten fest, daß bei einem Anstieg von P-27 die Sequenzen des Zellzyklus in langsamerem Tempo ablaufen. Bei gesunden

Männern befindet sich reichlich P-27 in den Prostatazellen und hält den Zellzyklus unter Kontrolle. Und was hat nun Genistein mit alledem zu tun? Qingyi Wei vom M.-D.-Anderson-Krebszentrum entdeckte, daß die Zufuhr von Genistein die P-27-Sekretion erhöht. Theoretisch bedeutet das, je mehr Genistein, desto mehr P-27. Steven Hursting, ebenfalls vom M.-D.-Anderson-Krebszentrum, fand heraus, daß Genistein selbst in sehr niedriger Konzentration die Ablaufgeschwindigkeit im Zyklus menschlicher Prostatakrebszellen drosselt.

Genistein blockiert die Rezeptoren

Bestimmte chemische Verbindungen geben der Zelle das Signal zur Beschleunigung des Zellwachstums. Dies geschieht, indem besagte Verbindungen an den Rezeptoren andocken, welche wiederum als Ein- und Ausschalter fungieren. Genistein kann sich störend in diesen Vorgang einklinken, indem es die Rezeptoren auf zwei Ebenen blockiert. Stellen Sie sich einen Raum mit einem Beleuchtungssystem vor, das an einen Wandschalter und einen Hauptschalter gekoppelt ist. Bei Betätigen des Wandschalters geht das Licht an, doch wenn der Hauptschalter ausgeschaltet ist, bleibt auch beim Betätigen des Wandschalters alles dunkel. Genistein blockiert sozusagen sowohl den Wand- als auch den Hauptschalter.

Zunächst ein Beispiel, wie Genistein den Wandschalter blockieren kann. Der epidermale Wachstumsfaktor (EGF) dockt an den Rezeptor in der Zelle an und bewirkt, daß die Zelle wächst. Eine Gruppe japanischer Forscher unter Leitung von T. Akiyama stellte fest, daß Genistein den Rezeptor des epidermalen Wachstumsfaktors ausgezeichnet blockiert, und folglich erhält der Zellkern kein Wachstumssignal.

Aber Genistein blockiert auch den Hauptschalter, den Allan Wells von der Universität Pittsburgh als Adhäsionsschalter bezeichnet. Damit über den Hauptschalter der Wandschalter funktioniert, muß in erster Linie die Adhäsion, also die Haf-

tung zwischen den Zellen, verringert werden. Verantwortlich
für die Abnahme der Haftfähigkeit ist eine Klasse von Enzy-
men mit der Bezeichnung Tyrosinkinasen. Genistein blockiert
nun die Tyrosinkinase-Rezeptoren, so daß diese wiederum keine Verringerung der Haftfähigkeit verursachen können.

Genistein erhält die Zellhaftung

Im Normalzustand sind Zellen eng mit anderen Zellen verbunden. Eine der für die Entstehung von Krebs erforderlichen Vor-
aussetzungen besteht darin, daß sich die Haftung zwischen
den Zellen lockert. Tatsächlich ist eine veränderte Haftfähigkeit eines der Kriterien, in denen sich Tumorzellen von normalen Zellen unterscheiden. Bei Krebszellen besteht gewöhnlich
eine verringerte Haftfähigkeit, wodurch es den Zellen möglich
wird, zu wachsen und zu wandern. Zellwanderung spielt eine
wichtige Rolle für die Entstehung von Krebs, da sie die Voraus-
setzungen für Tumorinvasion und Metastasenbildung schafft.
Durch das Blockieren der Tyrosinkinase-Rezeptoren blockiert
Genistein somit auch den Pfad der die Zellhaftung verringern-
den Tyrosinkinasen.

Genistein wirkt wie ein Antioxidans

Stephen Barnes und Victor Darley-Usmar von der Universität
Alabama in Birmingham testeten die Wirksamkeit von Genistein gegen Hypochlorit, ein Bleichmittel. Ja, der Körper stellt
wirklich ein Bleichmittel her, ein wichtiges, jedoch potentiell
schädliches Oxidans. Hypochlorit wird vom Immunsystem
produziert, um eindringende Bakterien zu vernichten, doch ist
es nicht imstande, zwischen »guten« und »schlechten« Bakterien zu unterscheiden. Somit kommt es bei chronischer Hypo-
chloritproduktion zu einer Schädigung des normalen Gewe-
bes. Genistein geht mit Hypochlorit eine chemische Reaktion
ein und zerstört es dabei. Dies ist eine der antioxidativen Wirk-

weisen von Genistein. Barnes und Darley-Usmar sind im Moment dabei, weitere antioxidative Aktivitäten von Genistein zu erforschen.

Sehen wir uns noch näher an, was Genistein bewirkt und auf welche Weise es das tut.

- Am Strang-Krebsvorbeugungszentrum in New York City fand man heraus, daß bei japanischen Männern der Genisteinspiegel hundertmal so hoch ist wie bei finnischen Männern. Finnen haben weitgehend denselben westlichen Ernährungsstil wie die Amerikaner. Für die Japaner zahlte sich das Mehr an Genistein auf verblüffende Weise aus: Man entdeckte bei ihnen lediglich ein Zehntel der Krebsfälle wie bei den Finnen!
- Sarah Strom vom M.-D.-Anderson-Krebszentrum untersuchte in einer detaillierten Studie hundert an Prostatakrebs erkrankte Männer und verglich sie mit hundert Männern ohne Prostatakrebs. Sie fand heraus, daß bei den Männern mit Prostatakrebs im Jahr vor der Diagnosestellung der durchschnittliche tägliche Genisteinverzehr 19,8 Mikrogramm betragen hatte, bei den Männern ohne Prostatakrebs hingegen 29,7 Mikrogramm.
- Barnes stellte bei Versuchen an Zellkulturen fest, daß Genistein das Wachstum menschlicher Prostatakrebszellen hemmt. Bei Verwendung einer relativ großen Genisteinmenge reduzierte sich das Tumorwachstum um fünfzig Prozent. Mehrere weitere Laborversuche zeigten dieselben Ergebnisse, die sich schließlich auch im Tierversuch bestätigten.
- Carol Lamartiniere von der Universität Alabama und Rosemary Schleicher von der Universität Emory untersuchten Ratten mit Prostatakrebs und konnten nachweisen, daß die Zahl der Tumoren nach der Verabreichung von Genistein sank.

- Jack Geller von der Universität von Kalifornien in San
  Diego entnahm menschliche Prostatakrebszellen aus einer Prostata, die man einem Mann entfernt hatte, um
  zu untersuchen, wie Genistein sich auf die DNA-Syn-
  these auswirkt. Es stellte sich heraus, daß Genistein
  das Wachstum der Prostatakrebszellen hemmt. Die
  hemmende Wirkung trat bereits bei einer zehnmal kleineren Genisteinmenge als der in dem Versuch von Barnes ein – ein Beweis für die beeindruckende Wirkung
  von Genistein auch beim Menschen.

Die wichtigsten gesundheitsfördernden Eigenschaften von Soja

Am Anfang dieses Buchs sagte ich, daß meine Diät mein Leben
verändert hat. Meine gesteigerte Energie, Wachheit und Aus-
dauer sind zum großen Teil auf Soja zurückzuführen. Man
könnte Soja sehr wohl als das ultimative gesundheitsfördernde
Nahrungsmittel bezeichnen. Sollte die Krebsforschung Sie
nicht davon überzeugt haben, Soja in Ihren Speiseplan zu integrieren, dann tun es vielleicht die im folgenden genannten Vorteile von Soja für die Gesundheit.

Soja senkt den Cholesterinspiegel

Sojaeiweiß ist einer der stärksten cholesterinsenkenden Wirkstoffe in der Nahrung. James Anderson von der Universität
Kentucky, der im *New England Journal of Medicine* einen inzwischen zum Klassiker gewordenen Überblick über die Soja-
forschung veröffentlichte, meint:

> Bei unserer Untersuchung stellten wir fest, daß der Ver-
> zehr von siebzehn bis fünfundzwanzig Gramm Sojaeiweiß
> täglich bedeutende Auswirkungen auf den Cholesterin-
> spiegel im Blutserum haben könnte. Im Zusammenhang

mit dem Verzehr von Soja gingen das Cholesterin im Blut um 9,3 Prozent, das LDL-Cholesterin um 12,9 Prozent und die Triglyzeride um 10,5 Prozent zurück. Dagegen stieg der HDL-Cholesterinspiegel um 2,4 Prozent [HDL-Cholesterin ist der »gute« Typ Cholesterin].

Im Oktober 1999 erteilte die US-amerikanische Lebens- und Arzneimittelbehörde FDA *(Food and Drug Administration)* Lebensmittelproduzenten die Genehmigung, bei Lebensmitteln, die Sojaeiweiß enthalten, auf den Verpackungsetiketten den Vermerk anzubringen, dieses könne dazu beitragen, durch Senkung des Cholesterinspiegels das Risiko von Herzkrankheiten zu verringern. Voraussetzung dafür ist, daß eine Portion des jeweiligen Lebensmittels mindestens 6,25 Gramm Sojaeiweiß enthalten muß. Denken Sie daran, daß Sie fünfundzwanzig Gramm Sojaeiweiß täglich zu sich nehmen müssen, damit der Cholesterinspiegel erkennbar sinkt.

Soja liefert viel Eiweiß

Soja besteht zu achtunddreißig Prozent aus Eiweiß; das ist das Doppelte dessen, was viele Fleischsorten aufweisen. Das im Soja enthaltene Eiweiß liefert alle essentiellen Aminosäuren, die der menschliche Körper für seine Gesundheit benötigt. Zudem hat Soja den höchsten Gehalt an der Aminosäure Tyrosin, dem Hauptbestandteil aktivitätsfördernder Neurotransmitter. Aus diesem Grund ist Soja gleich am frühen Morgen ein großartiges Mittel für mich, um wach zu werden.

Soja schützt die Knochen

Vegetarierinnen, die mehr Sojaeiweiß zu sich nehmen, haben weniger Osteoporose. Im Moment arbeiten mehrere Wissenschaftler daran, wie Soja zur Osteoporosevorbeugung eingesetzt werden kann. Barnes beschäftigte sich mit der Knochen-

Eiweißgehalt von Sojaprodukten

Produkt	Portionsmenge	Gewicht in Gramm	Sojaeiweiß in Gramm
Miso	1 Eßlöffel	17	2,0
Sojabohnen, frisch, grün	½ Tasse	90	11,1
Sojabohnen, reif (getrocknet), gekocht	½ Tasse	86	14,3
Sojamehl	1 Eßlöffel	6	2,6
Sojamilch, fettfrei*	1 Tasse	245	6,7
Sojaeiweißpulver	1 gehäufter Teelöffel	10	8,1
Sojasauce	1 Teelöffel	6	0,6
Tempeh		57	10,8
Tofu, gebacken		57	12
Tofu, fest		57	4,7
Tofu, cremig		57	2,7

* unterschiedlicher Proteingehalt; siehe Verpackungsetikett
Quelle: USDA

schwundvorbeugung bei Ratten und fand heraus, daß bei Verabreichung großer Genisteinmengen (zehn- bis zwanzigmal soviel wie bei der durchschnittlichen asiatischen Ernährung) zusätzlich zur normalen Ernährung der erwartete Knochenschwund nicht eintrat. Studien am Menschen lassen noch keine endgültigen Schlüsse zu, und manche Forscher könnten den Standpunkt einnehmen, daß die Osteoporoserate bei japanischen Frauen genauso hoch wie bei amerikanischen Frauen liegt, es allerdings bei japanischen Frauen weniger oft zu Hüftbrüchen kommt, da sie einen kleineren Körper haben.

Soja hält den Blutzuckerspiegel konstant

Soja wurde erstmals im Jahr 1910 zur unterstützenden Behandlung von Diabetikern eingesetzt! Stärke, raffiniertes Mehl und zuckerhaltige Produkte dagegen können zu einem erhöhten Blutzuckerspiegel führen. Sojabohnen sind das am langsamsten verbrennende Kohlenhydrat. Ihr glykämischer Index beträgt vierzehn – auf einer Skala, die bis hundert reicht. Daneben nimmt sich Haferschrot mit einem Wert von neunundvierzig wie Schokoladenpudding aus.

Soja wirkt entzündungshemmend

Herman Adlercreutz entdeckte, daß sich bei Tieren die Prostata entzündete, wenn er Soja von der Futterliste strich. Dies legt nahe, daß Soja entzündungshemmend wirkt.

Soja-Verbraucherführer

CaP CURE, Mike Milkens Verband für die Heilung von Prostatakrebs, kann als maßgebliche Quelle zum Thema Ernährung und Prostatakrebs betrachtet werden. Der Verband empfiehlt Männern bis zu vierzig Gramm Soja täglich. Der Großteil der Experten ist sich einig, daß bei dieser Dosis keine Schäden auftreten können.

In Taiwan werden im Zuge der normalen Ernährung im Durchschnitt fünfunddreißig Gramm Sojaeiweiß täglich verzehrt. Ab S. 163 finden Sie komplette Menüpläne, die vierzig Gramm Sojaeiweiß pro Tag enthalten.

Mike Milken selbst nimmt mehr als hundert Gramm Sojaeiweiß täglich zu sich: zwei Milchshakes mit jeweils vierzig Gramm und mindestens weitere zwanzig Gramm über andere Lebensmittel. Das entspricht der Tagesration der Männer auf Okinawa.

Soja-Quellen

Wenn Sie Soja in Ihre Ernährung integrieren, sollten Sie sicherstellen, daß diese aus mehreren unterschiedlichen Quellen kommt. Abwechslung erleichtert Ihnen das Durchhalten und verhindert das Aufkommen von Überdruß. Essen Sie auf jeden Fall Lebensmittel mit von Natur aus hohem Genisteingehalt und nicht solche, die vom Hersteller mit Genistein »angereichert« wurden. Desgleichen sollten Sie nur Lebensmittel verwenden, die nicht übermäßig verarbeitet wurden, denn dadurch können Mikronährstoffe zerstört werden.

In der Tabelle auf S. 58 sind einige Sojaprodukte mit dem jeweiligen Gehalt von Sojaeiweiß in Gramm pro Portion aufgelistet.

Genisteingehalt von Sojaprodukten

Tofu, Tempeh, Miso. Wenn Ihnen bereits beim Klang der Namen dieser Sojaprodukte übel wird, sollten Sie sich ansehen, was Lebensmitteltechnologen gerade machen: Sie entwickeln Produkte wie Burger, Würstchen und selbst Hot dogs aus Soja, sogenannte Sojaprodukte der zweiten Generation. Das war die gute Nachricht. Die schlechte: Sie müssen eine ganze Menge davon essen, um auf die erforderliche Genisteinmenge zu kommen. Die folgende Tabelle listet den Genisteingehalt der beliebtesten traditionellen Sojalebensmittel sowie der Sojaprodukte der zweiten Generation auf.

Genisteingehalt der beliebtesten Sojaprodukte

Lebensmittel	Genistein in Milligramm je 100 Gramm
Sojaflocken, entfettet	195
Sojaflocken, vollfett	132
Sojaflocken, entfettet, geröstet	105
Sojabohnenschrot, ganz	100
Sojamehl	94
Sojanüsse	94
Sojakonzentrat, dehydriert	91
Sojabohnen, geröstet	87
Sojamehl, entfettet	75
Sojagranulat	75
Sojabohnen, grün	73
Sojaprotein, texturiert	71
Sojabohnen, getrocknet	70
Sojamilchpulver	57
Sojapulver	56
Miso	52
Tofu, trocken, gewürzt	42
Tempeh	40
Miso (Gerste)	34
Tofu, Kikkoman, fest	31
Sojabohnenpaste	30
Sojabohnenchips	28
Sojapulver, sauer	27
Miso (Reis)	26

Lebensmittel	*Genistein in Milligramm je 100 Gramm*
Sojabohnensprossen	23
Tofu, Azumaya, weich	22
Sojakonzentrat, alkoholextrahiert	21
Sojafasern	21
Tofu, Vitasoy, cremig	21
Sojabohnenpaste (Weizen)	19
Tofu, Nasoya, weich	19
Tofu, Tree of Life	19
Tofu, Mori-Ny	18
Tofu	17
Sojabohnenpaste (Reis)	15
Tofu-Joghurt	9
Tofu, Weber	9
Soja-Hot-dog	8
Sojaspeck	7
Tofu, weich	5
Tofu, fest	5
Sojamilch, Banyan	4
Soja-Cheddar	4
Tofu, fermentiert	4
Eisbohne	4
Soja-Mozzarella	4
Sojamilch, Plum Flower	3
Sojamilch	3
Sojamilchgetränk, Isomil	2

Lebensmittel	Genistein in Milligramm je 100 Gramm
Soja-Drink, First Alternative	2
Sojamilchgetränk, ProSobee	2
Sojakäse	2
Tofutti	2
Sojakonzentrat	1
Sojasauce	1
Soja-Parmesan	1
Spezialgetränk auf Sojabasis, Enrich	1
Spezialgetränk auf Sojabasis, Jevity	1
Spezialgetränk auf Sojabasis, Glucerna	0

übernommen aus Nutrition and Cancer 26 *(1996), S. 123–148*

Beliebte Sojaprodukte

Im Moment ist aus epidemiologischen Studien bekannt, daß die asiatische Ernährungsweise die Herzkrankheits-, Brustkrebs- und Prostatakrebsraten senkt. Betrachten Sie also die asiatische Ernährungsweise als das beste Mittel für Sie, die richtige Menge Soja zu bekommen. In Teil Drei dieses Buchs finden Sie einfache asiatische Menüpläne, die gesund für die Prostata sind. Doch jetzt möchte ich Ihnen weitere Sojaquellen nennen.

Sojaeiweißpulver

Der einfachste Weg, so viel Soja aufzunehmen, wie für den Schutz vor Prostatakrebs benötigt wird, besteht darin, Sojaeiweißshakes auf Pulverbasis zu trinken. Sie können das Sojaeiweißpulver in Fruchtsäfte und andere Getränke rühren und erhalten so eine gut schmeckende, gesunde Mischung. Auf S. 162 finden Sie ein Rezept für einen Shake, der zwanzig Gramm Sojaeiweiß enthält. Sie können das Sojaeiweißpulver aber auch unter Ihre Frühstücksflocken mischen – seien Sie einfach kreativ. Sojaeiweiß in Pulverform wird schneller aufgespalten und absorbiert. Forscherteams an Universitäten verwenden bei ihren Krebsvorbeugungsversuchen Pulverkonzentrate, um sicherzustellen, daß jeder Patient exakt die vorgeschriebene Menge erhält.

Markenprodukte: Ross Products stellt ein Sojaeiweißshakepulver namens Health Source Soy Protein Shake Powder mit reduziertem Kalziumgehalt her. Kaufen Sie sicherheitshalber auf jeden Fall Pulver mit reduziertem Kalziumgehalt, da bislang noch nicht abgeschlossene Studien vermuten lassen, daß ein hoher Kalziumspiegel zum Fortschreiten von Prostatakrebs beitragen könnte. Das Health-Source-Pulver kommt sowohl in der Prostatakrebsstudie der Universität von Kalifornien in San Francisco als auch in Brustkrebsstudien der Universität von Kalifornien in Los Angeles zur Anwendung. Da dieses Produkt also bei durchdachten wissenschaftlichen Untersuchungen eingesetzt wird, haben Sie eine reelle Chance, die gleichen Resultate zu erzielen, wenn Sie es selbst verwenden. Die empfohlene Menge sind vier Portionen oder vierzig Gramm pro Tag. Sie können das Produkt telefonisch unter der Nummer 001 (USA) 8004453350 bestellen. In laufenden klinischen Versuchen erhalten Männer vierzig Gramm Sojaeiweiß auf Sojapulverbasis täglich; der restliche Bedarf wird aus Lebensmitteln gedeckt, die Soja enthalten. Auf diese Weise ist sichergestellt, daß die Männer die empfohlene Mindestmenge zu sich nehmen.

Sojaeiweißpulver ist unter der Bezeichnung Vege Fuel auch bei Twin-lab erhältlich. Ein weiteres Markenprodukt ist Genisoy (siehe Anhang Fünf).

Rita Mitchell, Ernährungswissenschaftlerin an der Universität von Kalifornien in Berkeley, äußert sich wie folgt: »Manche handelsüblichen Sojaeiweißpulvermarken enthalten Zusätze wie Zucker oder andere Süßungsmittel, modifizierte Lebensmittelstärken und sonstige Streckmittel und Aromastoffe und sind daher sehr teuer. Wir empfehlen den Kauf dort, wo auch Getreide und Hülsenfrüchte vertrieben werden; ausgeben sollten Sie zwischen drei und fünf Dollar pro Pfund – einige Markenprodukte kosten nämlich fünfzehn bis zwanzig Dollar pro Pfund.« Wenn Sie sich dafür entscheiden, größere Mengen zu kaufen, sollten Sie darauf achten, daß das Produkt SUPRO enthält. SUPRO wird von Protein Technologies hergestellt und ist der aktive Bestandteil, der für *alle* guten Sojapulver verwendet wird.

Geröstete Sojanüsse

Ein Sojabohnensnack füllt den Magen und gibt Ihnen den anregenden »Kick«, den ein gutes Eiweiß bringt. Sojanüsse sind geröstete Sojabohnen. Bei Sojabohnen ist es wie bei Kartoffeln: Die meisten Mineralien befinden sich in der Schale. Der Vorteil von gerösteten Sojanüssen ist, daß die Schale erhalten bleibt. Falls Sie eine sehr fettarme Diät einhalten müssen, so achten Sie darauf, wie viele Sojanüsse Sie essen, da ganze Sojabohnen ziemlich fetthaltig sind: Eine halbe Tasse trocken gerösteter, gesalzener Sojanüsse enthält 18,6 Gramm, eine halbe Tasse gerösteter, gesalzener Sojanüsse 21,8 Gramm Fett.

Tofu

Tofu ist ein sehr gutes Sojaeiweißprodukt. Es wurde erstmals in China im Jahr 200 v. Chr. verwendet. Tofu wird aus Sojabohnen hergestellt. Diese werden gewaschen und eingeweicht. Nach dem Abtropfen werden sie gemahlen und aufgekocht, die Schalen- und Faserstoffe abgesiebt. Nach Hinzufügen eines

Gerinnungsmittels wird der dabei entstehende lockere Eiweiß-kuchen ausgepreßt, in Blöcke geschnitten, pasteurisiert, abgepackt, versiegelt, in Schachteln verpackt und kühl gelagert. Es gibt verschiedene Sorten Tofu:

- Fester Tofu hat eine kompakte, feste Konsistenz und paßt gut in pfannengerührte Gerichte und Suppen. Fester Tofu enthält mehr Eiweiß, Fett und Kalzium als die anderen Sorten.
- Weicher Tofu eignet sich gut für Rezepte, bei denen Tofu mit anderen Zutaten vermischt wird.
- Cremiger Tofu ist ein dickflüssiges, saucenähnliches Produkt und eignet sich gut zum Druntermischen und für pürierte Gerichte.
- Gebackener Tofu ist in immer mehr verschiedenen Geschmacksrichtungen erhältlich. Durch das Backen wird dem Tofu die Feuchtigkeit entzogen, so daß er mehr Sojaeiweiß enthält als frischer Tofu. Gebackener Tofu hat die Konsistenz von Käse und eignet sich, in Scheiben geschnitten, gut als Sandwichbelag.

Sojamilch

Dies ist die einfachste Methode, Sojaeiweiß zu sich zu nehmen, und es dauert nur ein paar Tage, bis man sich daran gewöhnt hat. Sie werden sehen, wie erfrischend und belebend Sojamilch ist. Wählen Sie Sorten mit wenig Fett, da normale Sojamilch vier Gramm Fett pro Portion enthält. Bisweilen wird Sojamilch auch unter der Bezeichnung Sojadrink oder Sojagetränk verkauft. Manche Hersteller erzeugen Sojamilch durch die Extraktion der Flüssigkeit aus eingeweichten, gemahlenen Sojabohnen, andere durch das Vermischen von Sojapulver mit Wasser. Lesen Sie immer die Nährstoffangaben auf der Verpackung: Der Eiweißgehalt kann zwischen drei und zwölf Gramm pro Tasse variieren, je nach Herstellungsmethode und Marke.

Edamame – frische grüne Sojabohnen

Edamame ist die Bezeichnung für junge, noch grüne Sojabohnen, die Sie in japanischen Restaurants erhalten, wo sie jedoch leider oft stark gesalzen serviert werden. Inzwischen führen asiatische Spezialitätenläden und selbst normale Lebensmittelhandlungen gefrorene Edamame. Sie brauchen diese nur drei Minuten in kochendem Wasser zu garen und schon sind sie eßfertig. Salzen Sie sie nicht zu stark. In manchen Geschäften erhalten Sie sogar frische, vorgekochte Sojabohnen, die Sie gleich direkt aus der Hülse essen können. Essen Sie bitte die Hülse nicht mit, sondern nehmen Sie die Bohnen heraus. Sie können sie auch für Suppen und Eintöpfe verwenden oder als Gemüse servieren.

Reife (getrocknete) Sojabohnen

Getrocknete Sojabohnen sind gewöhnlich dort erhältlich, wo es auch Getreide und Hülsenfrüchte gibt, sowie in gut sortierten Lebensmittelläden. Wenn Sie getrocknete Sojabohnen kaufen, müssen Sie sie vor dem Verzehr in Wasser einweichen und dann mehrere Stunden kochen. Man bekommt sie aber auch immer häufiger in der Dose. Reife Sojabohnen sind eine großartige Sojaeiweißquelle.

Soja-Tempeh

Für Soja-Tempeh werden Sojabohnen gekocht, fermentiert zerstoßen und zu Riegeln geformt. Es eignet sich gut als Sandwichbelag und für Schmorgerichte. Achten Sie auf die Bezeichnung »Soja-Tempeh«, da es auch Tempeh auf Getreidebasis gibt.

Sojamehl

Sojamehl besteht aus gemahlenen Sojabohnen, die zu einem feinen Mehl verarbeitet werden. Sie erhalten es in Reformhäusern und Ökoläden.

»Designer«-Sojaprodukte der zweiten Generation

Lebensmitteltechnologen an Universitäten und bei Nahrungsmittelherstellern wetteifern darum, besser schmeckende und bequemer zuzubereitende Sojaprodukte herauszubringen. Das sind die sogenannten Designer-Sojaprodukte der zweiten Generation. Es gibt Backwaren aus Sojamehl und Gemüseburger aus texturiertem Sojaeiweiß. Letzteres besteht aus Sojamehl, das erhitzt und durch Düsen gepreßt wird, damit es eine fleischähnliche Faserstruktur erhält.

Halten Sie Ausschau nach Brot, Backwaren, Shakes und Suppen; Sie werden merken, daß diese wunderbar schmecken. Achten Sie aber auf jeden Fall auf das Etikett: Nur weil die Produkte Sojaeiweiß enthalten, bedeutet das noch lange nicht, daß sie auch fettarm sind.

Mein Lieblings-Sojaburger, der Boca-Burger, schmeckt köstlich, ist nahezu fettfrei und in drei verschiedenen Geschmacksrichtungen erhältlich. Allerdings wurde der Genisteingehalt dieses Produkts noch nicht bekanntgegeben. Mein bevorzugtes Boca-Produkt ist ein Frühstückspastetchen, das wie ein richtiges Würstchen schmeckt, jedoch nicht aus Schweinefleisch, sondern aus Sojaeiweißpulver besteht.

Wie Sie aus der Tabelle auf S. 61 ff. ersehen, sind Sojaprodukte der zweiten Generation weniger genisteinhaltig als herkömmliche Sojalebensmittel.

Zusammenfassend hier noch ein paar Vorschläge, wie Sie Ihren Sojaverzehr steigern können:

- Probieren Sie die verschiedenen in diesem Kapitel genannten Sojaerzeugnisse einfach aus. Immer mehr Läden haben eine gutsortierte Auswahl an Sojaprodukten. Sollten Sie das von Ihnen gesuchte nicht finden, bitten Sie den Geschäftsführer, es für Sie zu bestellen. Wenn man sieht, daß Kundennachfrage besteht, wird das Produkt mit größerer Wahrscheinlichkeit ins Sortiment aufgenommen.

- Gekochte oder auch frische grüne Sojabohnen können Sie Suppen und Eintöpfen zufügen, Soja-Tempeh eignet sich für Kasserollen und Nudelsaucen, Tofu schmeckt gut in pfannengerührten Gerichten und Suppen, und Creme-Tofu kann man für die Zubereitung von Desserts verwenden.

- Wählen Sie je nach Rezept immer die festeste Tofusorte, da der Eiweißgehalt um so höher ist, je fester der Tofu ist.

- Trinken Sie Sojamilch statt »normaler« Milch.

- Verwenden Sie Sojapulver für Shakes.

- Mischen Sie Sojamehl unter Ihr Backmehl. Barnes rät, nicht mehr als dreißig Prozent Sojamehl zu verwenden, da dieses glutenfrei ist, Gluten (Klebereiweiß) jedoch erforderlich ist, damit die einzelnen Bestandteile der Backmischung sich miteinander verbinden.

- Ersetzen Sie Fleisch durch Soja, zum Beispiel durch Sojaburger.

- Da Sojaprodukte einen hohen Fettgehalt haben können, sollten Sie, wenn Sie bereits an Prostatakrebs erkrankt sind, Sojaeiweißpulver und fettarme Sojaprodukte wählen.

Mehr Informationen können Sie über das Soy Bean Council, einen gewerblichen Verband, erhalten. Dort gibt es eine Verbraucher-Hotline, unter der Sie Informationen über Sojaprodukte und Rezepte erhalten: 800-TALKSOY (nur von den Vereinigten Staaten aus zu erreichen). (Siehe Anhang Fünf.)

Sojaprodukte, von denen abzuraten ist

Diese Produkte helfen Ihnen nicht bei der Prostatakrebsbekämpfung, da sie nicht über den nötigen Genisteingehalt verfügen.

Sojaöle

Von Sojaöl ist wirklich abzuraten. Es enthält einundsechzig Prozent Omega-6-Fettsäuren. In gehärteter Form ist es sogar noch schlimmer.

Sojasauce

Sojasauce enthält nur eine winzige Menge Sojaeiweiß und oft viel zu viel Natrium. Erwarten Sie von Sojasauce nicht mehr als guten Geschmack, und achten Sie auf den Natriumgehalt. Die asiatischen Menüpläne in diesem Buch sehen teilweise Sojasauce vor, jedoch in so geringen Mengen, daß Ihnen kein Schaden entsteht.

Genistein-Ergänzungsmittel

Soja wirkt seine Wunder durch die Umwandlung im Magen-Darm-Trakt. Daher ist es wichtig, richtige Sojalebensmittel zu essen, da diese besser wirken als Ergänzungsmittel. Nehmen Sie Genistein *auf keinen Fall* als reines Ergänzungsmittel, bevor Sie mit Ihrem Arzt darüber gesprochen haben. Bis mehr Forschungsergebnisse vorliegen, halten Sie sich besser an Sojaprodukte und qualitativ hochwertige Sojapulver mit den Extrakten aller wichtigen Sojabestandteile.

Was Sie jetzt tun können

Integrieren Sie vierzig Gramm Sojaeiweiß täglich in Ihren Speiseplan, aber gewöhnen Sie sich allmählich daran. Sojabohnen können beträchtliche Darmgase erzeugen, die zu Beschwerden führen, wie jedes Lebensmittel mit einer hohen Konzentration an löslichen Ballaststoffen. Aus diesem Grund sollten Sie die Sojamenge langsam und allmählich steigern, bis Sie auf die empfohlenen vierzig Gramm kommen. Da Sie diese Lebensmittel vielleicht jahrelang essen werden, sollten Sie nicht mit einer unangenehmen Erfahrung starten.

Fette

Was könnte leckerer schmecken als ein abgehangenes, zartes, auf den Punkt gebratenes Stück Lende... Rührei mit Speck... im Freien gegrillte Hamburger. In unserer Jugend erzählte man uns, diese Art Essen würde uns zu Männern machen – rotes Fleisch, Eier, Vollmilch, Hamburger, Koteletts, Kalbfleisch. Doch ironischerweise stellen genau diese Gerichte, die wir mit einem »richtigen« Mann assoziieren, die schlimmste Gefahr für unsere Männlichkeit dar. Fett ist nämlich der größte und konsistenteste ernährungsbedingte Risikofaktor für Prostatakrebs. Das ist keine simple Behauptung, sondern das Ergebnis von Untersuchungen der biochemischen Abläufe im Körper: Fett verursacht Veränderungen in der Prostata. Vielleicht sagen Sie jetzt, daß ich Ihnen damit nichts Neues erzähle – schließlich weiß man, daß eine fettreiche Ernährung schlecht ist. Doch ich möchte Ihnen noch mehr sagen: Manche Fette werden bioaktiv. Stellen Sie sich Fette wie durchdacht konstruierte Bomben vor, komplett mit eingebauter Steuerung, die sie zielgenau zu einem ganz bestimmten Punkt tief im Innern der Prostata lenkt, an dem sie dann die Entstehung von Krebs fördern. Eine jahrzehntelange fettreiche Ernährung könnte die Erklärung dafür sein, weshalb Prostatakrebs mit steigendem Alter zunimmt. Wenn es also eine Regel gibt, die Sie sich zum Thema Prostatakrebs und Ernährung merken sollten, dann diese: *Je mehr tierische Fette, desto höher das Risiko.*[1] Bezüglich des Brustkrebsrisikos für Frauen ist das ein sehr umstrittener Punkt, doch was das Prostata-

krebsrisiko für Männer betrifft, sind die Wissenschaftler sich
einig.

Männer, die mehr als hundert Gramm Fett pro Tag zu sich
nehmen, erhöhen damit ihr Prostatakrebsrisiko um volle fünf-
zig Prozent, berichtet Laurence Kolonel von der Universität
Hawaii. Untersuchungen ergaben, daß erwachsene männliche
Amerikaner bei einer Kalorienzufuhr von rund zweitausend-
fünfhundert Kalorien im Durchschnitt insgesamt neunzig
Gramm Fett täglich zu sich nehmen, wobei sich der größte
Teil aus tierischem Fett rekrutiert.

Gleichermaßen steigert Fett das Risiko für die Entwicklung
von Krebs im fortgeschrittenen Stadium. Edward Giovannucci
von der Universität Harvard fand heraus, daß dieses Risiko
um so höher wurde, je mehr tierisches Fett die Männer aßen.
Am stärksten zeigte sich dieser Zusammenhang bei rotem
Fleisch. Die Daten stammen aus einer sehr umfassenden Studie, der *Health Professionals Follow-up Study* (Anschlußstudie Gesundheitsberufe), für die 51529 männliche, in Gesundheitsberufen tätige US-Bürger im Alter zwischen vierzig und
fünfundsiebzig Jahren 1986 einen Fragebogen über ihre Eßgewohnheiten ausgefüllt hatten.[2] Die Studie zeigte, daß bei den
Männern, die das meiste rote Fleisch zu sich nahmen, ein
2,64mal höheres Risiko für die Entwicklung von Prostatakrebs im fortgeschrittenen Stadium bestand als bei den Männern, die das wenigste rote Fleisch aßen. In einer anderen Studie bestätigte Richard Haynes vom Nationalen Krebsinstitut
darüber hinaus, daß Männer, die mehr tierische Fette aßen,
ein signifikant höheres Risiko dafür hatten, daß sich der Krebs
auch über die Prostata hinaus verbreitete, mit anderen Worten,
für aggressiven Krebs.

Weshalb Fett schädlich für Sie sein kann, liegt ganz allgemein daran, daß beim Fettmetabolismus im Körper eine Menge freie Radikale freigesetzt werden. Stellen Sie sich freie Radikale wie politische Radikale vor, die sich mit einer Axt den
Weg durch einen Porzellanladen schlagen, nur daß der Porzel-

lanladen Ihre D NA ist. Dies verursacht sogenannte Oxidationsschäden, welche wiederum Fehler in Ihrem genetischen Code auslösen können – und diese genetischen Fehler oder Schädigungen lassen die Zellen anfälliger für Krebs werden. Wegen der tagtäglichen Attacken auf Ihre Gene steigt die Wahrscheinlichkeit, daß sich Fehler einschleichen, die zur Entstehung oder zum Fortschreiten von Krebs führen. Doch die neueste Forschung zeigt, daß Fette auf noch viel spezifischere Art agieren und Auswirkungen auf das Risiko, an Prostatakrebs zu erkranken, haben können.

Auf welche Weise können Fette Ihnen schaden?

Was die Wissenschaft dazu sagt

Faszinierende neue Forschungsarbeiten zeigen, daß Fette tief im Innern der Prostatazelle zuschlagen können, direkt im Zellkern. Die molekulare Zielscheibe für Fette ist der sogenannte Kernrezeptor, ein Ein-Ausschalter im Herzen der Zelle.

»Kernrezeptor« klingt ein wenig wie »Tastenkombination für geheimen Zugangscode«, und als genau das kann man ihn sich vorstellen. Fette können die verheerendsten Schäden anrichten, wenn sie diese Kernrezeptoren anpeilen.

Der Rezeptor selbst fungiert wie ein Spezialschloß und das bioaktive Fett wie der Schlüssel dazu. Wenn sich das Fett mit dem Rezeptor verbindet, wird dieser eingeschaltet und löst ein Signal aus. Bioaktive Fette können vorprogrammierte Instruktionen von einem Teil des Körpers zum anderen transportieren. Sie übermitteln ihre Nachricht, indem sie an einem Rezeptor andocken. Das Interessante dabei ist, daß es spezifische Rezeptoren für die unterschiedlichen Typen von Fett gibt. Was wiederum bedeutet, daß der Typ Fett, den Sie essen, sich direkt auf Ihr Krebsrisiko auswirken kann. Beinahe so, als würde man ein Medikament einnehmen, um im Körper eine ganz bestimmte Wirkung zu erzielen. Nur daß diese Fette keine positive Wirkung haben, sondern eine regelrechte Bedrohung darstellen. Ronald Evans und Enrike Saez vom Salk-Institut in San Diego haben Pionierarbeit auf diesem vielversprechenden neuen Forschungsgebiet geleistet. Sie haben sich mit einem speziellen Satz Rezeptoren beschäftigt, die als Fettsensoren fungieren, Rezeptoren mit der Bezeichnung PPAR.

Evans und Saez haben sich insbesondere auf einen der drei Rezeptoren aus der PPAR-Familie konzentriert, auf PPAR-gamma. PPAR-gamma kann den Spiegel bestimmter Fette in der Nahrung erfassen, zum Beispiel den an mehrfach ungesättigten Fettsäuren. Die Forscher zeigten, daß PPAR-gamma *als molekulares Bindeglied zwischen einer fettreichen Ernährung und der Entwicklung von Tumoren* im Darm dienen könnte. Im Tierversuch fanden sie heraus, daß Mäuse bei einer normalen Ernährung im Durchschnitt einen Tumor bekamen, wohingegen Mäuse, deren Futter mit einem PPAR-gamma-Aktivator angereichert worden war, durchschnittlich drei oder mehr Tumoren entwickelten. Mit anderen Worten, die Aktivierung von PPAR-gamma führte zu mehr Tumoren.

Evans und Saez sind nun dabei zu erforschen, ob PPAR-gamma bei Prostatakrebs eine ähnliche Rolle spielt wie bei Darmkrebs. Sie gaben einer Gruppe von Mäusen ein bestimmtes Futter und einer anderen Gruppe ein mit dem PPAR-gamma-Aktivator angereichertes Futter, um untersuchen zu können, ob das angereicherte Futter zu mehr Prostatakrebsfällen oder zu mehr Krebsmetastasen führt. Der Zusammenhang zwischen PPAR-gamma und Prostatakrebs besteht darin, daß sich in Prostatatumoren bei Menschen wie auch bei Ratten sehr große Mengen an PPAR-gamma finden.

Soviel zur Wissenschaft. Betrachten wir Fette nun von einer anderen Warte aus. Welche faktischen Beobachtungen, die einen Zusammenhang zwischen bestimmten Fetten und Prostatakrebs herstellen, haben Epidemiologen gemacht? Wir werden uns die drei grundlegenden Typen von Fetten ansehen:

gesättigte Fettsäuren (sie finden sich in den meisten tierischen Fetten), mehrfach ungesättigte Fettsäuren (sie sind in Pflanzenölen, Margarine, Fischölen und in vielen Nüssen und Kernen enthalten) und einfach ungesättigte Fettsäuren (sie treten in Oliven- und Rapsöl auf). Am Ende des Kapitels lesen Sie spezielle Empfehlungen, welche Fette Sie meiden sollten, weil sie Sie gefährden könnten, und welche noch sicher zu sein scheinen.

Gesättigte Fettsäuren

Der Zusammenhang zwischen Fett und Prostatakrebs zeigt sich am stärksten bei gesättigten Fettsäuren. Dabei handelt es sich um Fettsäuren, die in den meisten fetten Fleischsorten und in Vollmilch und Vollmilchprodukten wie beispielsweise Käse enthalten sind. Kardiologen warnen Herzpatienten seit langem vor diesen Fetten, wie es auch der ehemalige amerikanische Gesundheitsminister tat. Gesättigte Fettsäuren haben sich ihren schlechten Ruf, ungesund für das Herz zu sein, sehr wohl verdient. Doch erst Alice Whittemore von der Universität Stanford stellte auf sehr durchdachte Weise eine Verbindung zu Prostatakrebs her: Ihr Team befragte eintausendfünfhundert Männer mit Prostatakrebs und verglich deren Ernährungsgewohnheiten mit denen von ebenfalls eintausendfünfhundert Männern ohne diese Krankheit. Dabei kristallisierte sich heraus, daß die Männer mit Prostatakrebs erheblich mehr gesättigte Fettsäuren zu sich genommen hatten.

Wie kommt es zu der schädlichen Wirkung gesättigter Fettsäuren? Wissenschaftler vermuten, sie beruht auf der direkten Wirkung auf die männlichen Geschlechtshormone. Eine Studie ergab, daß bei einer Verringerung des Fettverzehrs von vierzig auf fünfundzwanzig Prozent der Gesamtkalorienzufuhr die Menge an zirkulierendem Testosteron erheblich sinkt. Da Testosteron die Entstehung von Prostatakrebs fördern kann, könnte eine fettarme (und ballaststoffreiche) Ernährung den Testosteronspiegel senken und damit das Krebswachstum reduzieren.

Sie brauchen mit der drastischen Einschränkung des Verzehrs gesättigter Fettsäuren jedoch nicht zu warten, bis endgültige Beweise vorliegen – Sie tun damit auf alle Fälle etwas Gutes für Ihr Herz und für Ihre Gesundheit allgemein. Es entstehen Ihnen keinerlei Nachteile – sehen Sie sich hingegen die Vorteile an! Wenn der Verzehr von gesättigten Fettsäuren das Risiko *erhöht*, dann könnten nach Whittemores Studie fünfzehn Prozent der Prostatakrebsfälle bei Amerikanern kaukasischen Typs verhindert werden, wenn diese sich genauso fettarm ernähren wie Asiaten, die nach traditioneller Art essen.

Eine ausführlichere Liste mit Lebensmitteln, die gesättigte Fettsäuren enthalten, finden Sie auf S. 78 ff.

Mehrfach ungesättigte Fettsäuren

Mehrfach ungesättigte Fettsäuren erlebten vor ein paar Jahrzehnten ihre Glanzzeit, als man sie als Ersatz für gesättigte Fettsäuren propagierte. Sie finden sich vor allem in Margarine, Salatdressings und Pflanzenölen wie Safloröl und Maiskeimöl. Viele der mehrfach ungesättigten Fettsäuren sind das, was man als Omega-6-Fettsäuren bezeichnet, einige sind Omega-3-Fettsäuren. Die Bezeichnungen »Omega-3« und »Omega-6« beziehen sich auf die biochemische Zusammensetzung der Fette: Die Drei und die Sechs stehen für die Position der ersten Doppelbindung in der Fettsäure-Kohlenstoff-Kette. Speziell drei mehrfach ungesättigte Fettsäuren können ein erhöhtes Risiko für Prostatakrebs darstellen: zunächst die *Arachidonsäure*, die sich, was das Prostatakrebsrisiko betrifft, als potentiell schädlichste Omega-6-Fettsäure herauskristallisiert, weiter die *Linolsäure*, auch eine Omega-6-Fettsäure, die sich ebenfalls auf das Prostatakrebsrisiko auswirkt, wenn auch in geringerem Ausmaß, und schließlich die Omega-3-Fettsäure *Alpha-Linolensäure*.

Ich füge noch eine vierte Gruppe gefährlicher, mehrfach ungesättigter Fettsäuren hinzu, die sogenannten hydrierten oder gehärteten Fette. Fischöle, die ebenfalls Omega-3-Fettsäuren sind, wurden jedoch nicht mit einem erhöhten Prostatakrebsrisiko in Verbindung gebracht.

Gehalt gesättigter Fettsäuren ausgewählter Lebensmittel

	Portions-größe	Gewicht in Gramm	Fett in Gramm	Gesättige Fettsäuren in Gramm
Fast Food				
Cheeseburger, dreifach	1 Sandwich	304	51,0	21,7
Hamburger, einfach	1 Sandwich	106	9,8	3,6
Fischsandwich mit Tatarsauce und Käse	1 Sandwich	183	28,6	8,1
Sandwich mit Hähnchenfilet und Käse	1 Sandwich	228	38,8	12,4
Burrito mit Bohnen	2 Stück	217	13,5	6,9
Burrito mit Rindfleisch und Käse	2 Stück	304	24,8	10,4
Brötchen mit Ei und Speck	1 Brötchen	150	31,1	8,0
Croissant mit Ei, Käse und Würstchen	1 Croissant	160	38,2	18,2
Bratkartoffeln	½ Tasse	72	9,2	4,3
Schokoladen-shake	1 mittel-großer	333	12,3	7,7

	Portions- größe	Gewicht in Gramm	Fett in Gramm	Gesättige Fettsäuren in Gramm
Fleisch, Geflügel, Fisch				
Rindfleisch, mager, gekocht		85	8,6	3,2
Rinderhack (27 % Fett), gegrillt		85	17,6	6,9
Schweinelende, mager, gebraten		85	8,6	3,0
Hähnchen, helles Fleisch, gebraten		85	3,8	1,1
Hähnchen, dunkles Fleisch, gebraten		85	8,7	2,3
Atlantiklachs, gekocht		85	6,9	1,1
Regenbogen- forelle, gekocht		85	4,9	1,4
Heilbutt, gekocht		85	2,5	0,4
Dosenthunfisch in Wasser		85	0,7	0,2
Garnelen		85	0,9	0,2
ganzes Ei	1 großes Ei	50	5,3	1,6
Milch und Milchprodukte				
Vollmilch	1 Tasse	244	8,9	5,6
Milch, 2 % Fett	1 Tasse	244	4,7	2,9
Cheddar		28	9,4	6,0
Rahmkäse		28	9,9	6,2
Mozzarella		28	4,9	3,1

	Portions-größe	Gewicht in Gramm	Fett in Gramm	Gesättige Fettsäuren in Gramm
Hüttenkäse	½ Tasse	113	4,4	2,8
Vollmilchjoghurt	1 Tasse	245	8,0	5,1

Desserts und Süßigkeiten

	Portions-größe	Gewicht in Gramm	Fett in Gramm	Gesättige Fettsäuren in Gramm
Käsekuchen	1 Stück	80	18,0	7,9
Eiscreme, vollfett	½ Tasse	74	12,0	7,4
Gefrorener Joghurt	½ Tasse	72	4,0	2,5
Donuts	1 Stück	45	10,3	2,7
Schokoladen-kuchen	1 kleines Stück	56	9,1	2,4
Keks mit Scho-kostückchen	1 großer	14	3,2	0,7
Haferschrotkeks	1 großer	18	3,3	0,8

Quelle: US-Landwirtschaftsministerium (USDA), Landwirtschaftlicher Forschungsservice, 1999. USDA-Nährstoffdatenbank Standard, Ausgabe Nr. 13

Arachidonsäure

Welcher Stoff, der zu Krebs führen könnte, findet sich nun also in einer auf Fleisch basierenden, nicht aber in einer vegetarischen Ernährung? Die Antwort lautet: Arachidonsäure. Diese mehrfach ungesättigte Fettsäure ist in allen Fleischsorten enthalten, speziell jedoch in rotem Fleisch, Milchfett und Eigelb. Wenn es bei tierischen Fetten einen gemeinsamen Nenner gibt, der mit einem Prostatakrebsrisiko in Zusammenhang steht, dann ist es Arachidonsäure.

Was gegen Arachidonsäure spricht: Um zu prüfen, ob Arachidonsäure am Wachstum von Prostatakrebszellen beteiligt ist, legte Charles Myers von der Universität Virginia, einer der weltbesten Experten auf dem Gebiet der Arachidonsäure, aus Blutserum entnommene menschliche Prostatakrebszellen in Salzwasser. Normalerweise sterben derart behandelte Prostatakrebszellen mit der Zeit ab. Doch als Myers der Lösung Arachidonsäure zusetzte, begannen die Zellen wieder zu wachsen. Die Arachidonsäure war also ein ausreichend starkes Signal für die Zellen, erneut zu wachsen. Ein derartiges Ergebnis wurde seit 1980 bei wiederholten Versuchen beobachtet.

Doch wie kommt ein simples Stück Fett zu der Fähigkeit, in der Prostatazelle hochkomplexe Vorgänge auszulösen? Nun, sein diesbezügliches Vermögen beruht auf der Umwandlung des Fetts in ein sogenanntes bioaktives Fett mit der Bezeichnung 5-HETE. So fragte Myers sich natürlich, was geschehen würde, wenn er solches verhinderte, und blockierte in einem ausgefeilten Experiment den Umwandlungsprozeß von Arachidonsäure zu 5-HETE. Ergebnis: Die Prostatazellen hörten abrupt auf zu wachsen. Nach dem Abbruch der Produktion von 5-HETE starben alle Prostatakrebszellen binnen zwei Stunden ab! Das Blockieren der 5-HETE-Erzeugung führte also zu einer Apoptose, einem programmierten Zelltod. Myers: »Es war eine der massivsten und dramatischsten Formen von Apoptose, die ich je bei einer gutartigen oder bösartigen Säugetierzelle erlebt habe.« Apoptose nennt man den Prozeß, bei dem Zellen sozusagen Selbstmord begehen: Als Reaktion auf äußere Signale wird ein genetisches Selbstmordprogramm in Gang gesetzt.[3]

Myers schloß daraus, daß Arachidonsäure die Erzeugung von 5-HETE anfacht, welches wiederum die Prostatakrebszellen sowohl wachsen als auch überleben läßt. Er arbeitet jetzt an der Entwicklung eines Medikaments, das auf 5-HETE abzielt und Krebszellen in großem Rahmen rasch absterben läßt.

Doch 5-HETE ist nicht das einzige Produkt aus der Arachidonsäure, das zur Krebsausbreitung beiträgt. Ein weiteres bioaktives Fett mit der Bezeichnung 12-HETE unterstützt die Krebszellen beim Eindringen in normales Gewebe. 12-HETE regt die Entstehung neuer Blutgefäße für den Tumor an. Das könnte natürlich eine fatale Kombinaton sein: zunehmendes Blutgefäßwachstum, das es den Prostatazellen ermöglich, sich zu verbreiten, und das zur Entstehung von mehr und mehr neuen Krebszellen führt. Wie schlimm ist das? Kenneth Honn von der Staatlichen Universität Wayne in Detroit und Direktor des Karmanoss-Krebsinstituts, beobachtete menschliche Prostatakrebszellen, die so manipuliert worden waren, daß sie besonders viel 12-HETE erzeugten, und entdeckte dabei, daß diese Zellen zehnmal schneller wuchsen, da sie in der Lage waren, so viele neue Blutgefäße zu bilden. Diese Untersuchung zeigt die Bedeutung von 12-HETE bei der Förderung des Wachstums neuer Blutgefäße, welches wiederum dazu beiträgt, daß der Krebs weiterwandert und sich ausbreitet. Und Krebs im fortgeschrittenen Stadium ist *darauf angewiesen*, daß sich neue Blutgefäße bilden, damit er sich von der Prostata aus weiterverbreiten kann. Honn fand heraus, daß man die Bildung neuer Blutgefäße unterbinden kann, indem man die 12-HETE-Produktion hemmt. Bei Tierexperimenten kam er durch Ausschalten der 12-HETE-Erzeugung sogar zu dem Befund einer Tumor-*Regression*.

Kann man den Arachidonsäurespiegel im Blut senken? Ja, das kann man. »Wenn ein Fleischesser sich auf vegetarische Ernährung umstellt, wird der Arachidonsäurespiegel im Blut innerhalb weniger Monate (zwei bis drei) um achtzig bis neunzig Prozent sinken«, so Myers. Ganz kann man die übrige Arachidonsäure nicht eliminieren, da sie vom Körper selbst erzeugt und für eine Reihe von Prozessen benötigt wird, beispielsweise für die Blutgerinnung und zur Regelung des Blutdrucks.

Myers stellte freundlicherweise die nachstehende Tabelle zur Verfügung, aus der die Öle hervorgehen, die reich an Vorstufen der Arachidonsäure sind. Die Tabelle ist Myers' monatlich erscheinendem Mitteilungsblatt *Prostate Forum* (*Prostataforum*) entnommen, das Sie unter der Telefonnummer 001 (USA) 800 305 24 32 oder 001 804 974 1303 oder über die Homepage www.prostateforum.com abonnieren können (siehe Anhang Fünf).

Öle mit hohem Gehalt an Vorstufen zur Arachidonsäure

Öl	Vorstufen zur Arachidonsäure in % des Ölgewichts
Safloröl	74 %
Maiskeimöl	58 %
Baumwollsamenöl	52 %
Sojaöl	51 %
Erdnußöl	32 %

Linolsäure

Wie stark Linolsäure wirkt, zeigt sich daran, daß Wissenschaftler, die Tumorwachstum bei Mäusen auslösen möchten, diese auf eine Maiskeimöl-»Diät« setzen, da Maiskeimöl einer der Hauptlieferanten von Linolsäure ist. Desgleichen findet sich Linolsäure in Safloröl, Sojaöl und den diese Öle enthaltenden Frühstücksflocken, Backwaren und Snacks.[4] Aus einer Studie geht hervor, daß Linolsäure im Laborversuch das Prostatakrebswachstum anregte. Doch dies soll durch weitere Forschung noch untermauert werden. Ich habe mich daher dazu entschlossen, mich von Linolsäure fernzuhalten, bis man mehr weiß.

Alpha-Linolensäure

Edward Giovannucci von der Harvard-Universität entdeckte
tatsächlich einen Zusammenhang zwischen Prostatakrebsrisiko und der Aufnahme von Alpha-Linolensäure. Alpha-Linolensäure findet sich in rotem Fleisch wie Rind-, Lamm- und
Schweinefleisch sowie in Mayonnaise, Pflanzenölen wie Soja-
und Rübsamenöl und in Margarine. Eine norwegische Studie
bestätigte Giovannuccis Ergebnisse.[5] Als Ken Pienta von der
Universität Michigan Prostatakrebszellen im Reagenzglas Alpha-Linolensäure zusetzte, konstatierte er eine Erhöhung des
Krebszellenwachstums um zweihundertfünfzig Prozent!

Myers stellte freundlicherweise die nachstehende Tabelle
mit einer Auflistung der Öle mit hohem Alpha-Linolensäure-
Gehalt zur Verfügung; auch diese Tabelle stammt aus seinem
monatlichen Mitteilungsblatt *Prostate Forum.*

Öle mit hohem Alpha-Linolensäure-Gehalt

Öl	Alpha-Linolensäure in % des Ölgewichts
Leinöl	50
Rapsöl	12

Auch einige Nußsorten wie beispielsweise Walnüsse sind
reich an Alpha-Linolensäure. Nähere Angaben zu weiteren
Nußsorten finden Sie in der folgenden Tabelle.

Alpha-Linolensäure kann sich jedoch möglicherweise positiv auf andere Krankheiten auswirken. Eine an Alpha-Linolensäure reiche Ernährung hat sich als gut für das Herz erwiesen
und wurde mit einer möglichen Risikominderung für Brust-
und Darmkrebs in Zusammenhang gebracht. Ich möchte Sie
auch darauf aufmerksam machen, daß manche Wissenschaftler eine Verbindung zwischen Alpha-Linolensäure und Prosta-

Alpha-Linolensäure-Gehalt bei Nüssen

Nußsorte	Alpha-Linolensäure-Gehalt in Gramm pro Tasse
Cashewnüsse	0,2
Erdnüsse	< 0,1
Haselnüsse	0,1
Macadamianüsse	0,3
Mandeln	0
Maronen	0,1
Pekannüsse	1,2
Pinienkerne	0,9
Walnüsse	10,9

takrebs bestreiten. Bis Näheres bekannt ist, sollten Sie, falls Sie stark risikogefährdet sind, in Betracht ziehen, Ihren Alpha-Linolensäure-Verzehr einzuschränken. Ich selbst verzichte auf Lebensmittel mit einem hohen Gehalt an dieser Säure.

Hydrierte (– gehärtete) Fette

Durch ein Fetthydrierung oder Fetthärtung genanntes Verfahren werden mehrfach ungesättigte Fette lagerbar und bleiben bei Raumtemperatur fest. Doch gehärtete Fette können zu DNA-Schädigungen führen und den Cholesterinspiegel sowie das Herzkrankheitsrisiko erhöhen. Sie können diesen Fetten aus dem Weg gehen, wenn Sie beim Kauf abgepackter Lebensmittel sorgfältig die auf dem Etikett aufgelisteten Inhaltsstoffe lesen und auf die Angaben »fettgehärtet«/»fetthydriert« oder »teilweise fettgehärtet«/»teilweise fetthydriert« achten. Man bezeichnet diese Fette auch als Trans-Fettsäuren. Eine Nennung auf dem Etikett wird voraussichtlich in Kürze seitens der amerikanischen Nahrungs- und Arzneimittelbehörde verbindlich gefordert.

Fischöle

Eskimos, die ja sehr viel Fisch essen, haben ein niedrigeres Risiko, an Prostatakrebs zu sterben, als Binnenlandbewohner. Fisch enthält große Mengen Fischöl. Da ist die Versuchung natürlich groß, Fischöl mit Krebsvorbeugung in Verbindung zu bringen, doch außer der Tatsache an sich besteht kein weiterer Zusammenhang zwischen Fischölen und reduziertem Prostatakrebswachstum oder einer Risikosenkung. Dean Ornish empfiehlt zwei bis drei Gramm Fischöl täglich zum Schutz des Herzens, hat es aber noch nicht in seine Lebensstil-Änderungsstudie mit Prostatakrebspatienten aufgenommen. Charles Myers verfügt über erste Daten, die nahelegen, daß Leinsamenöl, nicht aber Fischöl möglicherweise das Prostatakrebswachstum fördert. Eine weitere gute Nachricht: Epidemiologische Studien zeigen, daß das Risiko nicht steigt, wenn man statt der Öle richtigen Fisch ißt. Die im Fisch enthaltenen Öle sind die Fette, die der Gesundheit des Herzens am meisten förderlich sind. Wenn Sie versuchen möchten, Ihren Fettverzehr einzuschränken, sollten Sie nur in begrenztem Maß fettreiche Fischsorten wie Makrele, Dosenthunfisch in Öl, Lachs und Forelle essen und statt dessen Fische mit weißem Fleisch vorziehen, die einen niedrigeren Fettgehalt haben, zum Beispiel Kabeljau, Heilbutt, Dosenthunfisch in Wasser oder Meeresfrüchte wie Venusmuscheln, Krabben, Jakobsmuscheln, Garnelen und Hummer.

Wenn Sie auf Fisch verzichten und lediglich zwei bis drei Gramm Fischöl täglich in Form von Kapseln zu sich nehmen, profitieren Sie von den Vorteilen der Omega-3-Fettsäuren, ohne daß Sie sich dem im Fisch enthaltenen Fett und der Arachidonsäure aussetzen.

Einfach ungesättigte Fettsäuren

Hierbei handelt es sich um eine Omega-9-Fettsäure. Der beste
Lieferant von einfach ungesättigter Fettsäure ist Olivenöl. Sehen wir es uns näher an:

Olivenöl

Wenn Sie nach einem Fett suchen, bei dem Sie ausnehmend sicher sein können, daß nicht die geringste Verbindung zu Prostatakrebs besteht, sollten Sie Olivenöl wählen. Doch übertreiben Sie auch dabei nicht – denken Sie daran, daß Sie versuchen
wollen, Ihren Fettverzehr insgesamt niedrig zu halten, und ein
Eßlöffel Olivenöl enthält vierzehn Gramm Fett! Es gibt keine
Anhaltspunkte dafür, daß Olivenöl das Prostatakrebsrisiko
positiv beeinflußt, doch ebensowenig gibt es Anhaltspunkte,
daß es der Prostata in irgendeiner Weise schadet, und das
kann man von kaum einem anderen Fett sagen. Doch Olivenöl
enthält auch einige gesättigte Fettsäuren und wird zum Beispiel von Dean Ornish nicht als vollkommen gesund für die
Prostata angesehen.

Noch eine Gefahr durch Fett: Kalorien

Fett ist die verdichtetste Form von Kalorien und verschafft
dem Körper die größte Kalorienmenge: ein Gramm Fett liefert
neun Kalorien! François Meyer, Professor an der Universität
Laval, fand heraus: Je mehr Kalorien man zu sich nimmt, desto
höher die Aussicht, indolenten, also schmerzlosen Krebs zu bekommen, und je mehr gesättigte Fettsäuren man ißt, desto größer das Risiko für Erkrankungen in einem späteren Stadium –
»es *gibt* einen Zusammenhang zwischen der Gesamtmenge der
zugeführten Energie und einer Neuerkrankung an Prostatakrebs beziehungsweise okkulten Krebsformen: Eine größere
Menge an aufgenommener Energie insgesamt wurde mit

einem erhöhten Auftreten okkulten Krebses in Verbindung gebracht.« Dies ließ vermuten, daß zwei unterschiedliche ernährungsbedingte Einflüsse sich auf die verschiedenen Stadien der Entwicklung von Prostatakrebs auswirken können: Die Energiezufuhr insgesamt könnte eine Rolle bei der Frühentwicklung spielen, während der Fettverzehr eine Rolle beim Übergang des Tumors in einen klinisch signifikanten Krebs spielt.

Die neuere Forschung zeigt, daß eine kalorienarme Ernährung bei Tieren das Voranschreiten von Prostatakrebs verzögert. Eine solche Verlangsamung des Tumorfortschritts trat auf, wenn die Kalorienzufuhr eingeschränkt wurde, sei es durch weniger Fett, weniger Kohlenhydrate oder weniger Nahrung insgesamt. Die Ergebnisse gaben auch Aufschluß darüber, auf welche Weise die kalorienärmere Ernährung das Tumorwachstum bei Ratten und Mäusen drosselte, nämlich indem die Bildung neuer Blutgefäße im Tumor verzögert wurde. Die Untersuchung wurde am Krebszentrum der Staatlichen Universität Ohio durchgeführt.

Es folgt eine Tabelle, die den Fettgehalt einiger beliebter Lebensmittel auflistet.

Fettgehalt einer Auswahl beliebter Lebensmittel

	Portionsgröße	Gewicht	Fettgehalt in Gramm
Getreide			
Brot, Vollkornweizen	1 Scheibe	28	1,2
Bulgur, gekocht	½ Tasse	91	0,2
Cracker, Vollkornweizen	3 Stück	12	2,1
Getreideflocken, Weizen-flakes	1 Tasse	12	0,2
Getreideflocken, Reis-Crispies	1 Tasse	28	0,1
Graham-Cracker	2 Stück	14	1,4

	Portionsgröße	Gewicht	Fettgehalt in Gramm
Haferschrot, gekocht	½ Tasse	117	1,2
Weißbrot	1 Scheibe	25	0,9

Sojaprodukte

Sojabohnen, grün, frisch	½ Tasse	90	5,8
Sojabohnen, reif (getrocknet), gekocht	½ Tasse	86	7,7
Sojaeiweißpulver	1 gehäufter Eßlöffel	10	0,3
Sojamilch, fettfrei	1 Tasse	245	0
Soja-Tempeh		57	4,4
Tofu, cremig		57	1,5
Tofu, fest		57	2,5
Tofu, gebacken		57	1,3

Snacks

Kartoffelchips, einfach		28	9,8
Popcorn, mit Fett zubereitet	1 Tasse	11	3,1
Popcorn, ohne Fett zubereitet	1 Tasse	8	0,3
Salzstangen, Salzbrezen		30	1,1

Desserts und Süßigkeiten

Biskuitkuchen	1 Stück	50	0,2
Donuts	1 Stück	45	10,3
Eiscreme, fettreduziert	½ Tasse	66	2,8
Eiscreme, Vollfettstufe	½ Tasse	74	12,0
Fruchteis	½ Tasse	99	0

	Portionsgröße	Gewicht	Fettgehalt in Gramm
Fruchtriegel, Feige	1 Riegel	16	1,2
Gefrorener Joghurt	½ Tasse	72	4,0
Haferschrotkeks	1 großer Keks	18	3,3
Käsekuchen	1 Stück	80	18,0
Keks mit Schokoladen-stückchen	1 großer Keks	14	3,2
Schokoladenkuchen	1 kleines Stück	56	9,1
Sorbet	½ Tasse	74	1,5
Vanillewaffel	1 Stück	6	1,2

Fleisch, Geflügel, Fisch

	Portionsgröße	Gewicht	Fettgehalt in Gramm
Hackfleisch extra-mager (17 % Fett), gegrillt		85	13,9
Hackfleisch normal (27 % Fett), gegrillt		85	17,6
Hähnchen, dunkles Fleisch mit Haut, gebraten		85	13,4
Hähnchen, dunkles Fleisch ohne Haut, gebraten		85	8,7
Hähnchen, helles Fleisch mit Haut, gebraten		85	9,2
Hähnchen, helles Fleisch ohne Haut, gebraten		85	3,8
Rindfleisch, mager und fett gemischt, gekocht		85	20,0
Rindfleisch, mager, gekocht		85	8,6
Schweinelende, mager, gebraten		85	8,6
Atlantiklachs, gekocht		85	6,9
Dosenthunfisch in Wasser		85	0,7

	Portionsgröße	Gewicht	Fettgehalt in Gramm
Garnelen	16 große	85	0,9
Heilbutt, gekocht		85	2,5
Krabben		85	0,8
Regenbogenforelle, gekocht		85	4,9
Schwertfisch		85	4,3
Ganzes Ei	1 großes	50	5,3
Eigelb	1 großes	17	5,1
Eiweiß	1 großes	33	0

Milch und Milchprodukte

	Portionsgröße	Gewicht	Fettgehalt in Gramm
Cheddar, Magerstufe		28	2,0
Cheddar, normal		28	9,4
Hüttenkäse	½ Tasse	113	4,4
Magermilch	1 Tasse	245	0,6
Magermilchjoghurt	1 Tasse	245	0,4
Milch, 2 % Fett	1 Tasse	244	4,7
Mozzarella		28	4,9
Rahmkäse		28	9,9
Vollmilch	1 Tasse	244	8,9
Vollmilchjoghurt	1 Tasse	245	8,0

Fast Food

	Portionsgröße	Gewicht	Fettgehalt in Gramm
Cheeseburger, dreifach	1 Burger	304	51,0
Hamburger, einfach	1 Burger	106	9,8
Fischsandwich mit Tatarsauce und Käse	1 Sandwich	183	28,6

	Portionsgröße	Gewicht	Fettgehalt in Gramm
Hähnchenfiletsandwich mit Käse	1 Sandwich	228	38,8
Burrito mit Bohnen	2 Stück	217	13,5
Burrito mit Rindfleisch und Käse	2 Stück	304	24,8
Brötchen mit Ei und Speck	1 Brötchen	150	31,1
Croissant mit Ei, Käse und Wurst	1 Croissant	160	38,2
Bratkartoffeln	½ Tasse	72	9,2
Schokoladenshake	1 mittelgroßer	333	12,3

Fette und Öle

Butter	1 Klümpchen	5	4,1
Italienisches Diät-Salatdressing	1 Eßlöffel	15	1,5
Italienisches Salatdressing, normal	1 Eßlöffel	15	7,1
Margarine	1 Teelöffel	5	3,8
Mayonnaise	1 Eßlöffel	14	11,0
Öle	1 Eßlöffel	14	14

Fettgehalt pro Eßlöffel: *Ein Eßlöffel Öl, gleich welcher Sorte, hat etwa 120 Kalorien. Ein Teelöffel ist etwa 1/3 der Menge eines Eßlöffels und hat somit etwa 40 Kalorien.*
Der Fettgehalt errechnet sich wie folgt: Alle Öle bestehen zu 100 % aus Fett. 1 Gramm Fett liefert immer dieselbe Anzahl Kalorien, nämlich 9 Kalorien pro Gramm. Ein Eßlöffel Öl wiegt etwa 13,5 bis 14 Gramm; multipliziert man dies mit 9, so kommt man auf runde 120 Kalorien.
Quelle: US-Landwirtschaftsministerium (USDA), Landwirtschaftlicher Forschungsservice, 1999. USDA-Nährstoffdatenbank Standard, Ausgabe Nr. 13

Was Sie jetzt tun können

Wenn Sie stark risikogefährdet sind

In diesem Fall sollten Sie erwägen, Ihren Gesamtfettverzehr auf zehn Prozent der Kalorienzufuhr zu reduzieren. An diese Vorgabe hält man sich bei den im Moment laufenden klinischen Versuchen. Um den Fettverzehr auf ein Minimum zu beschränken, sollten Sie alle Öle sowie Oliven, Avocados, Mandeln und Nüsse meiden. Die asiatischen Menüpläne (ab S. 163) sind so konzipiert, daß Fett etwa zehn Prozent der Kalorien ausmacht. Da jedoch das Ausmaß an körperlicher Aktivität individuell sehr unterschiedlich ist – vom Triathleten bis zum Schreibtischhocker –, gibt es keine Empfehlungen zur täglichen Kalorienmenge. Sie sollten sich die Zeit nehmen, gemeinsam mit einem Ernährungsspezialisten herauszufinden, wieviele Kalorien pro Tag Sie bei Ihrer individuellen Lebensweise tatsächlich benötigen.

Wenn Sie wenig bis mäßig risikogefährdet sind

Wenn Sie keinen Prostatakrebs haben und nicht stark risikogefährdet sind, Ihr Restrisiko jedoch in den Griff bekommen möchten, sollten Sie erwägen, Ihren Fettverzehr auf ein Mindestmaß zu beschränken. Wieviel Fett sollten Sie insgesamt essen? Myers meint dazu: »Zwanzig Prozent. Und wenn Sie bis auf zehn Prozent heruntergehen, dann ist es noch besser. Ein schlankes Rennpferd läuft länger.«

- Verwenden Sie Lebensmittel pflanzlichen Ursprungs (Vollwertgetreide, Gemüse, Hülsenfrüchte und Obst) als Grundlage für den größten Teil Ihrer Mahlzeiten.
- Richten Sie Ihre Ernährung nach dem Muster einer vegetarischen, asiatischen, fettarmen oder auf Fisch basierenden Ernährungsweise aus.

- Halten Sie sich an Garmethoden, bei denen kein zusätzliches Fett erforderlich ist. Dafür benötigen Sie eine gute Pfanne mit Antihaftbeschichtung.
- Meiden Sie gesättigte Fettsäuren aus Fleisch, Milchprodukten und Eiern.
- Reduzieren Sie den Verbrauch offenkundig fetthaltiger Produkte wie fertiger Salatdressings, Mayonnaise, Sahnesaucen, Schlagsahne und ähnliches.
- Essen Sie weniger oder gar kein Maiskeimöl beziehungsweise anderes Pflanzenöl sowie Margarine.
- Meiden Sie fetthydrierte Öle.
- Achten Sie auf das »versteckte Fett« in vielen Lebensmitteln. Dazu gehören Kartoffelchips und Cracker, Fritiertes, Nüsse und Kerne und milchfreie Kaffeeweißer.
- Essen Sie Fruchtdesserts und Fruchteis statt fetthaltiger Kuchen, Pasteten und Gebäckstücke.
- Wenn Fett benötigt wird, so verwenden Sie Olivenöl.

Die Mittelmeer-Menüpläne ab S. 180 sind so konzipiert, daß der Fettanteil runde fünfzehn bis zwanzig Prozent der Kalorien ausmacht.

Anmerkung zum Thema fettarme Ernährung: Manche Männer fühlen sich bei einer fettarmen Ernährung nicht wohl – größtenteils deswegen, weil es die falsche fettarme Ernährung ist. Dabei passiert folgendes: Eine Ernährung, bei der Fett durch raffinierte Mehle und Zucker ersetzt wird, kann ungünstige Auswirkungen auf den Blutfettspiegel haben. Speziell kann es zu einem Anstieg der Triglyzeride führen, wenn statt Fett Kohlenhydrate minderer Qualität verzehrt werden. Sollten auch Sie in der Situation sein, daß Ihr Blutfettspiegel durch eine fettarme Ernährung nachteilig beeinflußt wird, so lesen Sie das Kapitel zum Thema Insulin, um sicherzustellen, daß Sie nur in begrenztem Maß Kohlenhydrate zu sich nehmen, die den Blutzuckerspiegel steigen lassen. Falls es nicht daran liegt und Ihr Arzt meint, Sie sollten mehr Fett essen, so halten Sie sich an Olivenöl und Fisch, die der Gesundheit am zuträglichsten sind. Und wenn Sie ganz einfach keine Lust haben, sehr fettarm zu essen, dann sollten Sie eine Ernährung mediterranen Stils in Erwägung ziehen, da dort »gute« Fette zur Anwendung kommen. (Allerdings ist dies möglicherweise nicht ausreichend, wenn Sie bereits an Prostatakrebs erkrankt oder stark risikogefährdet sind.)

Antioxidantien

Das Wort »Antioxidans« ist heute zu einem derartigen Modebegriff geworden, daß viele ihn nicht mehr hören können. Doch tatsächlich steckt dahinter ein Konzept, das entscheidende Bedeutung für die Krebsvorsorge hat. Dieses möchte ich im folgenden erläutern.

Wie ein Automotor auch im Leerlauf Abgase erzeugt, tun dies die Zellen im menschlichen Körper. Und wie Autoauspuffgase Kohlenmonoxid und andere Giftstoffe enthalten, so erzeugen auch Ihre Zellen hochgiftige Substanzen; die schlimmsten davon bezeichnet man als freie Sauerstoffradikale. Hierbei handelt es sich um »Schädiger«, um Moleküle, die verheerende Verwüstungen in der Zelle anrichten, indem sie sogenannte Oxidationsschäden hervorrufen. Die Zellen in unserem Körper verursachen ständig derartige Oxidationsschäden. Freie Sauerstoffradikalmoleküle lösen eine verhängnisvolle Kettenreaktion aus. Zunächst greifen die Moleküle die Zellwand an. Und dort lauert die eigentliche Gefahr: Die Zellwand besteht aus Fettsäuren, und wenn diese Fettsäuren erst einmal »oxidiert« sind, fördern sie Angriffe auf den genetischen Mechanismus im Zellinnern, die DNA. Geschädigte DNA wiederum ist ein günstiger Nährboden für Mutationen und läßt die Wahrscheinlichkeit, daß eine Zelle krebsartig wird, erheblich steigen. Es gibt mehrere Studien, die einen Zusammenhang zwischen Oxidationsschäden und Krebsentstehung belegen. Damit wird das Abblocken oxidativer Schäden zu einem Eckpfeiler der Krebsvorbeugung: Wenn man das auslösende Ereignis unterbindet, kann möglicherweise verhindert werden, daß sich ein Krebs überhaupt erst bildet.

Das freie Sauerstoffradikal ist ein *Pro*oxidans. Die gute Nachricht: Diesem kann man mit einem *Anti*oxidans entgegenwirken.»Meine Hypothese lautet, daß das Gleichgewicht von Pro- und Antioxidantien in der Umgebung der Zelle von großer Bedeutung für das Krebszellenwachstum ist«, äußert Neil Fleshner, Uro-Onkologe und Oxidationsexperte an der Universität Toronto.»Oxidationsschäden führen zur Produktion oder Ausschüttung von Onkogenen (das sind geschwulsterzeugende Gene) in der Zelle. Wenn meine Hypothese stimmt, dann ist alles, was den oxidativen Streß erhöht, prostatakrebsfördernd, während Antioxidantien vor Prostatakrebs schützen sollten.«

Fett liefert das Rohmaterial für Oxidationsschäden. Wenn Fette instabil werden, erzeugen sie freie Radikale. Daher kann eine fettreiche Ernährung zu erhöhten Zellschäden führen. Doch die Ernährung ist nicht der einzige Risikofaktor für Oxidationsschäden.

Es gibt noch weitere Faktoren, die mit Oxidationsschäden in Zusammenhang stehen und bei Prostatakrebs eine Rolle spielen: Oxidationsschäden kann man sich auch wie das Rosten eines alten Autos vorstellen, und diverse Faktoren in der Lebensweise können die Rostbildung begünstigen. Die vier eindeutigsten sind Rauchen, wenig körperliche Aktivität, Altern und männliche Sexualhormone; alle fördern durch eine Reihe von Mechanismen die Zelloxidation.[1]

Die Prostata ist besonders empfänglich für oxidativen Streß, und zwar aus folgendem Grund: Prostatazellen haben eine Achillesferse, ein Enzym mit der Bezeichnung Cyklooxygenase. Die menschliche Prostata enthält große Mengen Cyklooxygenase, welche wiederum massenhaft freie Radikale erzeugen können.

Wie kann man nun die oxidative Belastung reduzieren? Da gibt es zwei Möglichkeiten: Die erste besteht darin, weniger

Fett zu essen, nicht zu rauchen und sich mehr zu bewegen. Zweitens kann man hochwirksame Antioxidantien zu sich nehmen. Letzteres ist auch der Kernpunkt dieses Kapitels. Antioxidantien blockieren beziehungsweise »fressen« freie Sauerstoffradikale. Werfen wir nun einen Blick auf die wichtigsten Antioxidantien, die dem Körper dabei helfen können, sich von freien Sauerstoffradikalen zu »säubern«.

Spezifische Antioxidantien

Wenn ich Bücher über Krebsvorbeugung lese, ärgere ich mich immer darüber, daß sie endlos lange Listen von Vitaminen, Mineralien, Antioxidantien und anderen Wirkstoffen enthalten, die alle gleich wichtig sind, was dazu führt, daß man wenig motiviert ist, sie alle zu berücksichtigen. Das Schöne beim Thema Ernährung und Prostatakrebs ist, daß es eine Handvoll Lebens- und Ergänzungsmittel gibt, die auf hochspezifische Weise ihre Nutzwirkung entfalten. Ich habe diese je nach Wirksamkeit und wissenschaftlicher Bewertung mit fünf Sternen (★★★★★) bis hinunter zu einem Stern (★) eingestuft.

Vitamin E   ★★★★

Vitamin E ist das wichtigste fettlösliche Vitamin für die Prostatakrebsvorbeugung. Der interessanteste Anhaltspunkt dafür findet sich in einer finnischen Studie, dem sogenannten ATBC-Versuch. Bei dieser Studie ging es gar nicht um das Prostatakrebsrisiko, sondern man versuchte herauszufinden, ob Viamin E oder Betakarotin dazu beitragen könnten, die Studienteilnehmer vor Lungenkrebs zu schützen, was allerdings nicht gelang. Doch es kam etwas Verblüffendes, völlig Unterwartetes ans Tageslicht: Bei Studienteilnehmern, die Vitamin E nahmen, reduzierte sich das Risiko einer Prostatakrebsdiagnostizierung um dreißig und die Prostatakrebssterberate um vierzig Prozent. Inzwischen arbeiten Wissenschaftler fieberhaft daran, einen direkteren Beweis für die Schutzwirkung von Vitamin E gegen Prostatakrebs zu finden. Auch wenn endgültige Ergebnisse noch ausstehen, ist es auf jeden Fall sinnvoll, mehr Lebensmittel zu essen, die Vitamin E enthalten. Vollwertgetreide und grüne Blattgemüse sind großartige Vitamin-E-Lieferanten. Wenn Sie Vitamin E als Ergänzungsmittel nehmen möchten, sollten Sie nicht übertreiben. Große Mengen Vitamin E könnten Blutungen verursachen und möglicherweise die Gefahr eines Schlaganfalls heraufbeschwören. In dem finnischen Versuch zeigte sich bereits bei nur fünfzig IE (Internationalen Einheiten) täglich eine Schutzwirkung, und diese Menge bekommen Sie leicht über ein Multivitaminpräparat.

Selen ★★★★★

Auch bei Selen, einem Mineralstoff aus der Erde, fand man wie bei Vitamin E nur durch Zufall heraus, daß es der Entstehung von Prostatakrebs vorbeugt: Larry Clark hatte an der Universität Arizona einen Versuch zum Thema »Selen und Hautkrebs« mit eintausenddreihundert hautkrebsgefährdeten Personen durchgeführt. (Es handelte sich dabei um Personen, die bereits Hautkrebs hatten.) Die Hälfte der Gruppe erhielt zweihundert Mikrogramm Selen pro Tag, die andere Hälfte Placebos. Clark ließ die Studie über einen Zeitraum von acht Jahren laufen und kam zu dem Schluß, daß Selen nicht gegen Hautkrebs wirkt. Doch er entdeckte, daß bei der Gruppe, die Selen genommen hatte, fünfzig Prozent weniger Prostatakrebs diagnostiziert wurde! (Desgleichen zeigte die Studie einen fünfzigprozentigen Rückgang bei Lungen- und Darmkrebs.) Möglicherweise birgt die Studie gewisse Biases, also Verzerrungen, da sie ja auf Hautkrebs ausgerichtet war, doch Clarks Ergebnisse gaben den Anstoß zu einer Reihe von Untersuchungen, in denen sich die positive Wirkung von Selen bei der Prostatakrebsvorbeugung bestätigte.

An der Universität Harvard maß Walter Millett den Selenspiegel in Blutproben und fand heraus, daß zwischen einer nur geringen Selenmenge im Blut und höheren Prostatakrebsraten ein Zusammenhang bestand. Ebenfalls in Harvard untersuchte Edward Giovannucci den Selengehalt in abgeschnittenen Fußnägeln, da dieser mit dem Selenspiegel im Blut korreliert. Giovannucci kam zu dem Ergebnis, daß bei der Gruppe mit dem niedrigsten Selengehalt ein doppelt so hohes Prostatakrebsrisiko vorlag. James Brooks, Uro-Onkologe an der Universität Stanford, konnte Giovannuccis Ergebnisse nachvollziehen und erneut beweisen, daß bei Männern mit dem niedrigsten Selenspiegel im Blut ein doppelt so hohes Prostatakrebsrisiko bestand wie bei den Männern mit dem höchsten Selenspiegel.

Clark trifft im Moment Vorbereitungen für eine Wiederholung des Selenversuchs, diesmal mit Prostatakrebspatienten. Und das Nationale Krebsinstitut ist dabei, eine Studie mit zweiunddreißigtausend Männern zu organisieren, bei der untersucht werden soll, ob man mit Hilfe von Vitamin E und Selen Prostatakrebs vorbeugen kann.

Wie Selen genau wirkt, ist immer noch unklar, doch alles weist darauf hin, daß es ein hohes Antioxidationspotential hat. Wissenschaftler entdeckten bei Männern mit mehr Selen im Blut auch eine höhere Konzentration des Phase-II-Enzyms Glutathionperoxidase. Man nimmt an, daß Glutathionperoxidase freie Sauerstoffradikale zerstört, mit anderen Worten, sie ist ein Antioxidans.

Selen wird aus dem Boden aufgenommen und findet sich in Getreide sowie in Tieren, die sich von Getreide ernähren. Es ist schwierig, Selen über »normale« Lebensmittel aufzunehmen, doch gibt es Getreide und Knoblauch, die in selenreichem Boden angebaut werden. Knoblauch enthält sonst nicht viel Selen, absorbiert in diesem Fall jedoch eine große Menge aus dem Boden. In Reformhäusern finden Sie zudem mit Selen angereicherte Hefe. Sie können Selen aber auch als Ergänzungsmittel nehmen.

Grüner Tee ★★★

Grüner Tee hat eines der höchsten bekannten Antioxidations-potentiale. Die in grünem Tee enthaltenen Antioxidantien hei-ßen Polyphenole. Eines dieser Polyphenole, das EGCG (Epigallocatechingallat), zeigte im Zellkulturversuch eine stärkere Antioxidationswirkung als Vitamin E oder Vitamin C. Eine Studie ergab, daß EGCG das Tumorwachstum hemmt und den Cholesterinspiegel senkt.[2] Bei einer anderen Studie zeigte sich, daß zwischen dem Trinken von drei bis zehn Tassen grünen Tees am Tag und dem geringeren Auftreten bestimmter Krebsarten ein Zusammenhang besteht.[3]

Im Moment wird grüner Tee als Mittel zur Prostatakrebs-vorbeugung in klinischen Versuchen getestet. Bei diesen Versuchen sind vier Tassen täglich die empfohlene Menge. Zwar liegen noch kaum spezifische Ergebnisse vor, doch ich versuche trotzdem, jeden Tag vier Tassen grünen Tee zu trinken. Einige Studien deuten darauf hin, daß schwarzer Tee ebensogut wirkt wie grüner.

Obst und Gemüse ★★★★★

Sie sollten nicht nur die bereits genannten Antioxidantien in Ihre Ernährung miteinbeziehen, sondern vor allem auch sehr viel Obst und Gemüse essen, da dies die wirksamste Methode ist, oxidativen Streß aktiv zu reduzieren. Wenn Sie statt stärkehaltiger Lebensmittel Obst und Gemüse konsumieren, können Sie auch die Glukosebelastung senken. Das US-amerikanische Nationale Krebsinstitut empfiehlt allen Erwachsenen den Verzehr von fünf bis neun Portionen Obst *und* Gemüse täglich.

Sie sollten das Obst und Gemüse über den Tag verteilt essen, da der oxidative Streß abgebaut wird, sobald dieses verzehrt und verdaut ist und so die Nährstoffe ins Blut aufgenommen werden.

Antioxidationsvermögen: Die nachstehenden Tabellen geben Aufschluß über die Antioxidationsfähigkeit von Obst und Gemüse. Die Werte sind unter der Bezeichung Antioxidationsvermögen aufgelistet.

Spitzenreiter auf der Liste der Nahrungsmittel, die Sauerstoffradikale absorbieren können, ist der Knoblauch. Je mehr von den die Liste anführenden Obst- und Gemüsesorten Sie essen, desto besser. Männer, die sich wegen Prostatakrebs Sorgen machen, fragen mich immer wieder, was am Knoblauch denn so Besonderes sei. Nun, er ist insgesamt sehr vielversprechend und bremst nicht nur das Wachstum von Prostatakrebs, sondern verhindert auch dessen Ausbruch. Verwenden Sie Knob-

Antioxidationsvermögen ausgewählter Obstsorten

Obstsorte	Antioxidationsvermögen
Erdbeere	15,36
Pflaume	9,49
Orange	7,50
Weintraube, blau	7,39
Kiwi	6,02
Grapefruit, rosa	4,83
Grapefruit, weiß	4,46
Banane	2,21
Apfel	2,18
Tomate	1,89
Birne	1,34
Melone	0,97

Tabelle mit freundlicher Genehmigung übernommen aus dem Journal of Agricultural and Food Chemistry 44 (1996), S. 701–705. *Copyright © 1996 American Chemical Society*

Antioxidationsvermögen ausgewählter Gemüsesorten

Gemüsesorte	Antioxidationsvermögen
Knoblauch	19,4
Grünkohl	17,7
Spinat	12,6
Rosenkohl	9,8
Alfalfasprossen	9,3
Brokkoliröschen	8,9
Rübe	8,4
rote Paprikaschote	7,1
Zwiebel	4,5
Mais	4,0
Aubergine	3,9
Blumenkohl	3,8
Kartoffel	3,1
Süßkartoffel	3,0
Kohl	3,0
Kopfsalat	2,6
Karotte	2,1
grüne Bohne	2,0
gelber Kürbis	1,5
Eisbergsalat	1,2
Sellerie	0,6
Gurke	0,5

lauch in Gemüsegerichten und Tomatensaucen, und sehen Sie sich die Rezepte in diesem Buch an, die zeigen, wie Knoblauch in gesunden, leckeren Gerichten zur Anwendung kommt (S. 163 ff.). Die meisten Fachleute sind der Meinung, Sie sollten Knoblauch in seiner natürlichen Form zu sich nehmen, nicht als Pille. Neben Knoblauch stehen weitere gaumenfreundliche Gemüse wie Grünkohl, Zwiebeln, Mais, Süßkartoffeln und köstliche Früchte wie Erdbeeren, Pflaumen, Orangen und blaue Weintrauben ganz oben auf der Liste der Antioxidantien.

Phytosterine: Gemüse und Salate enthalten auch Phytosterine. Pflanzen speichern Phytosterine in Form eines Öls in ihren Membranen. Es gibt verschiedene Phytosterinarten; die wichtigsten sind Betasitosterol und Campesterol. Atif Awad von der Universität Buffalo entdeckte, daß Betasitosterol das Wachstum von Prostatakrebszellen hemmt.

Wenn Sie mehr Salat und Gemüse essen und den Verzehr tierischer Fette einschränken, erhöhen Sie die Phytosterinmenge in Ihrem Körper. Vegetarier und Asiaten nehmen rund vierhundert Milligramm Phytosterin täglich aus der Nahrung auf, Amerikaner durchschnittlich achtzig Milligramm. Und Amerikaner haben hohe Cholesterinspiegel, während diese bei Asiaten niedriger sind.

Alle höheren Pflanzen enthalten Phytosterine; die nachstehende Tabelle hilft Ihnen bei der Auswahl phytosterinreicher Nahrungsmittel.

Manche Experten vertreten den Standpunkt, es gäbe keine eindeutigen Beweise dafür, daß Früchte sich positiv auf die Senkung des Prostatakrebsrisikos auswirken. Ich esse trotzdem viel Obst, wähle jedoch die Sorten, welche die meisten Antioxidantien enthalten.

Wenn Sie der Meinung sind, bereits genügend Obst und Gemüse zu sich zu nehmen, sollten Sie sich fragen, ob das wirklich stimmt! Eine vom NCI, dem Nationalen Krebsinstitut (*National Cancer Institute*), 1991 im ganzen Land durchge-

Phytosteringehalt ausgewählter Nahrungsmittel

Die Tabelle zeigt den Gehalt an Phytosterinen insgesamt sowie an Betasitosterol und Campesterol. Die Angabe zum Gesamtphytosterinwert bezieht sich auf alle in dem Nahrungsmittel vorkommenden Sterine, also nicht nur auf die Summe der Werte für Betasitosterol und Campesterol. Wählen Sie Nahrungsmittel mit einem hohen Betasitosterolgehalt und einem hohen Gesamtsterinwert.

Nahrungsmittel	Sterine insgesamt	Betasitosterol	Campesterol
Angaben in Milligramm pro 100-Gramm-Portion			
n. n. = nicht nachweisbar			

Gemüse

Nahrungsmittel	Sterine insgesamt	Betasitosterol	Campesterol
Artischockenherzen, trocken	23		
Aubergine	7	3	Spuren*
Bambussprossen	19	15	3
Blumenkohl	18	12	3
Flaschenkürbis	9	5	n. n.
Gartenkopfsalat	38	21	2
Gerstensämlinge	234	98	33
Gurke	14	14	
Ingwer	15	10	1
Karotten	12	7	1
Kartoffel, weiß	5	3	Spuren
Kidneybohnen, mit Hülsen, unreif	14	7	1
Knoblauch, chinesisch	1	1	Spuren
Kohl	11	7	2
Kopfsalat	10	5	1
Küchensenfkraut	4	3	1
Kürbis	12	12	n. n.

Nahrungsmittel	Sterine insgesamt	Betasitosterol	Campesterol
Angaben in Milligramm pro 100-Gramm-Portion			
n. n. = nicht nachweisbar			
Kürbis, weiß, getrocknet	119	89	2
Mungbohnensprossen	15	5	1
Okra	24	15	3
Paprikaschote, gelb	9	6	2
Paprikaschote, rot	13	7	3
Petersilie	5	2	Spuren
Radieschen	34	22	6
Rettich	11	6	5
Rosenkohl	24	17	6
Rüben, grün	21	13	Spuren
Rüben, Wurzeln	25		
Schalotte	5	4	Spuren
Schnittlauch	9	7	1
Sellerie	6	2	Spuren
Senfkraut, braun	6	5	1
Senfkraut, chinesisch	2	2	Spuren
Sojabohnen, grün	50	30	9
Spinat	9	n. n.	Spuren
Steckrübengrün	12	9	2
Steckrübenwurzel	7	5	1
Süßkartoffel	12	8	3
Taro (Kolokasie)	19	11	3
Tomate	7	3	1
Wachskürbis	7	5	n. n.
Wicke, getrocknet	52		

Nahrungsmittel	Sterine insgesamt	Betasitosterol	Campesterol

Angaben in Milligramm pro 100-Gramm-Portion
n. n. = nicht nachweisbar

Yams	10	7	2
Zwiebel	15	12	1

Hülsenfrüchte

Bohnen:

Azukibohnen	76	37	1
dicke Bohnen	124	95	8
Kidneybohnen	127	91	3
Mungbohnen	23	13	2
Sasagebohnen	99	43	6

Erbsen:

grüne Erbsen	135	106	10
Kichererbsen	35		
Sojabohnen	161	90	23

Obst

Ananas	6	4	1
Apfel	12	11	1
Aprikose	18	16	1
Banane	16	11	2
Birne	8	7	n. n.
Erdbeere	12	10	Spuren
Feige	31	27	1
Granatapfel	17	16	Spuren
Grapefruit	17	13	2
Kirsche	12	12	Spuren
Loquat	2	2	Spuren

Nahrungsmittel	Sterine insgesamt	Betasitosterol	Campesterol
Angaben in Milligramm pro 100-Gramm-Portion			
n. n. = nicht nachweisbar			
Navelorange	24	17	4
Navelorangenschale	34	26	4
Persimone	4	3	n. n.
Pfirsich	10	6	1
Pflaume	7	6	Spuren
Wassermelone	2	1	Spuren
Weintraube	4	3	Spuren
Zitrone, ganz	12	8	2
Zitronenschale	35	22	4
Zuckermelone	10	8	n. n.
Getreide			
Buchweizen	198	164	20
Hafer, getrocknet	58		
Mais	178	120	32
Reiskleie	1325	735	257
Sorghum	178	97	35
Weizenkleie, Hartweizen	154		
Weizenkleie, Weichweizen	89		
Weizenmehl	60		

* Spuren = < 0,5 mg Sterol
Tabelle mit freundlicher Genehmigung übernommen aus dem Journal of the American Dietetic Association 73 *(Juli 1978), S. 44–45. Copyright © The American Dietetic Association*

führte Umfrage ergab, daß der durchschnittliche Verzehr von Obst und Gemüse in den Vereinigten Staaten bei dreieinhalb Portionen täglich lag. Nur sechsunddreißig Prozent der Bevölkerung waren sich dessen bewußt, daß man mindestens fünf Portionen Obst und Gemüse pro Tag verzehren sollte, und nur dreiundzwanzig Prozent gaben an, die empfohlenen Mindestmengen auch tatsächlich zu essen. Die 1997 erfolgte Anschlußstudie ist noch nicht komplett ausgewertet, doch Linda Nebeling vom NCI meint, »nach der vorläufigen Auswertung sieht es nicht so aus, als hätten sich die Verbrauchszahlen signifikant verbessert. Das Problem ist, daß die Leute konserviertes Fleisch und andere Lebensmittel und damit vereinfachte Kohlenhydratquellen konsumieren. Dadurch nehmen sie mehr Kalorien als nötig zu sich, nicht jedoch das richtige Gleichgewicht an Nährstoffen.«

Als nächstes berichte ich über zwei Antioxidantien, die sich in Gemüse finden, Sulforaphan und Lycopin.

Sulforaphan ★★★★★

Normalerweise stellen wir uns vor, daß Antioxidantien in Nahrungsmitteln und Vitaminen enthalten sind, doch produziert der Körper diese auch selbst. Wir können ihm bei der Erzeugung eigener Antioxidantien helfen, indem wir ihm Sulforaphan zuführen, das sich als antitumoraktiv erwiesen hat. Sulforaphan findet sich in Gemüsen aus der Familie der Kreuzblütler wie Brokkoli, Rosenkohl, Kohl, Blumenkohl und Grünkohl.

Vom Körper selbst erzeugte Antioxidantien: Die wichtigsten körpereigenen Antioxidantien gegen Prostatakrebs sind sogenannte Phase-II-Enzyme. Phase-II-Enzyme wirken alle auf dieselbe Weise: Sie entgiften Karzinogene und wandeln sie in wasserlösliche Substanzen um, die von der Zelle ausgeschieden werden können. Wissenschaftler wissen seit langem, daß alle

Phase-II-Enzyme von großer Bedeutung sind und der Mangel an auch nur einem davon das Krebsrisiko steigen lassen kann.

Das GSTP1-Enzym: GSTP1 ist ein Phase-II-Enzym, das in Prostatakrebszellen generell nicht vorhanden ist, jedoch im normalen Prostatagewebe. GSTP1 (Glutathion-S-Transferase-π) ist sehr wirksam bei der Entgiftung sowohl von Oxidantien als auch von eigentlichen Karzinogenen. Aus einer Studie geht hervor, daß bei schwacher GSTP1-Aktivität bei Männern ein erhöhtes Prostatakrebsrisiko besteht. Und in Krebszellen fehlt GSTP1 völlig. »Prostatakrebs, Brustkrebs und Leberkrebs scheinen GSTP1 zu inaktivieren«, so William Nelson, Onkologe und Antioxidationsexperte an der Johns-Hopkins-Universität.

»GSTP1 fehlt bei Prostatakrebs wahrscheinlich deswegen, weil es ›ausgeschaltet‹ wird«, vermutet Brooks.

Wie Sie die körpereigene Produktion von Antioxidantien ankurbeln können: Die Schlüsselfrage lautet natürlich, wie man den GSTP1-Verlust kompensieren kann. Brooks meint dazu: »Es gibt eine Menge Beweise, die man bis ins Jahr 1950 zurückverfolgen kann und die zeigen, daß man die Phase-II-Enzyme sozusagen anschalten kann.« Und in bestimmten Lebensmitteln befinden sich Stoffe, die eine Schutzwirkung zu haben scheinen – »alles weist darauf hin, daß Sulforaphan, welches in Brokkoli und anderen Gemüsen aus der Familie der Kreuzblütler auftritt, der Stoff ist, der die Phase-II-Enzyme am wirksamsten ›anschaltet‹«, so Brooks weiter.

Sulforaphan wurde von Paul Talalay an der Johns-Hopkins-Universität entdeckt, als er und seine Kollegen nach einer Substanz in Kreuzblütlergemüsen suchten, welche die Menge der Phase-II-Enzyme ansteigen ließ. »Wir wollten die Phase-II-Enzyme in die Höhe treiben.« Phase-II-Enzyme entgiften karzinogene Chemikalien wie Nitrosamine. Talalay: »Unsere Hypothese, die sich nachträglich bestätigte, war, daß bei einem

Anstieg der Phase-II-Enzyme eine Resistenz gegen Krebs aufgebaut würde.« Man ging also von dem Prinzip aus, daß irgend etwas die Menge der Entgiftungsenzyme steigen ließ,
woraus wiederum ein Schutz gegen Karzinogene resultieren
würde.

Talalay untersuchte diverse Gemüsesorten und fand heraus,
daß einige davon wie beispielsweise Brokkoli und andere Gemüse aus der Familie der Kreuzblütler eine hochgradige Ent-
giftungsaktivität entwickelten. Neben Sulforaphan fand er in
Kreuzblütlergemüsen auch Glucoraphanin, die Vorstufe von
Sulforaphan.

Glucoraphanin: Als Talalay und seine Kollegen Ratten mit
Mammatumoren Sulforaphan verabreichten, stellten sie fest,
daß sie auf eine enorme Schutzstrategie gestoßen waren. Es
kam zu einer deutlichen (mindestens fünfzigprozentigen) Senkung bei der Tumorhäufigkeit, -anzahl, -größe und -entwick-
lung. Zusätzlich fand Talalay heraus, daß sich in drei Tage alten Sprossen von Rukola, Bok Choy, Brokkoli, Kohl,
Blumenkohl, Chinakohl, Garten- und Brunnenkresse, Daikon
(japanischer Rettich), Grünkohl, Kohlrabi, Senf und Rüben
zehn- bis hundertmal mehr Glucoraphanin befand als in den
reifen Pflanzen. Besonders Brokkolisprossen zeigten einen hohen Wirkungsgrad, was den Rückgang der Krebsfälle sowie
Anzahl und Entwicklungsgeschwindigkeit der Tumoren be-
traf.[4]

Hier ein paar Beispiele für Gemüse aus der Familie der
Kreuzblütler, denen die kreuzweise stehenden Kelch- und Blu-
menblätter gemeinsam sind:

Blumenkohl	Kohl	Rosenkohl
Bok Choy	Kohlrabi	Rüben
Brokkoli	Kresse	Steckrüben
Grünkohl	Meerrettich	Senfsaat

Da Talalays Untersuchungen sich bislang auf die Pharmakologie von Brokkolisprossen konzentrierten, führt er nunmehr Studien mit Freiwilligen durch, um festzustellen, ob der Verzehr von Brokkolisprossen den Spiegel an Phase-II-Enzymen hebt und gegen oxidativen Streß schützt. Besagte Studien sind noch in einem frühen Stadium, doch Talalay meint, es sei nicht erforderlich, deren Resultate abzuwarten – Brokkolisprossen in die Ernährung zu integrieren schade auf gar keinen Fall und könnte dazu beitragen, Sie zu schützen.

Sprossen: Als Talalay sich reifen Brokkoli ansah, konnte er nicht sagen, welche Exemplare mehr und welche weniger Glucoraphanin enthielten. Doch entdeckte er, daß junge Kreuzblütlerpflanzen wie beispielsweise Brokkolisprossen außerordentlich hohe Glucoraphaninkonzentrationen enthielten – zwanzig- bis fünfzigmal mehr als Brokkoli aus dem Supermarkt, was eine riesige Abweichung darstellt. Das ist von großer Bedeutung, denn die meisten Menschen können die enormen Mengen an Kreuzblütlergemüsen, die für eine Senkung des Krebsrisikos vonnöten wären, kaum essen, so daß Sprossen eine großartige Alternative darstellen.

Da Brokkolisprossen so viel mehr Glucoraphanin enthalten, brauchen Sie weniger davon zu essen als vom reifen Brokkoli und kommen doch auf dieselbe Glucoraphaninmenge. Die Sprossen schmecken anders als reifer Brokkoli. Sie sind eher pikant bis scharf – insgesamt recht schmackhaft. Man kann sie für Salate und Sandwiches verwenden oder einfach so essen. Wegen einer potentiellen Verunreinigung mit der Bakterie E-coli *(Escherichia coli)* sollten rohe Sprossen nicht von Kindern, älteren Leuten und Personen mit geschwächtem Immunsystem verzehrt werden. Wenn dieses Buch in Druck geht, wird eine Empfehlung seitens der FDA, der US-amerikanischen Lebens- und Arzneimittelbehörde, vorliegen, derzufolge all diejenigen, die das Risiko lebensmittelbedingter Erkrankungen verringern möchten, *keine* rohen Sprossen essen sollten. Das nimmt nicht verunreinigten Sprossen jedoch nichts von ihrer positiven Wirkung. Doch bevor Sie rohe Sprossen zu sich nehmen, sollten Sie mit Ihrem Arzt darüber sprechen. Brokkolisprossen können nach einem bestimmten Standard genormt werden. Talalay und sein Kollege, der Pflanzenphysiologe Jed W. Fahey, haben ein Patent auf Brokkolisprossen mit hohem Sulforaphan- beziehungsweise Glucoraphaningehalt angemeldet. Das Patent gehört der Johns-Hopkins-Universität. Diese Brokkolisprossen heißen *BroccoSprouts* (Brokko-Sprossen) und werden unter diesem Namen in verschiedenen Teilen der USA verkauft. Die *BroccoSprouts* wurden von kommerziellen Labors auf ihren Sulforaphangehalt untersucht. Die Herstellerfirma mit Sitz in Minneapolis nennt sich Brassica Sprout Group. Da man nicht weiß, ob andere Brokkolisprossen eine gleich große Menge der Sulforaphanvorstufe enthalten, können Sie sich telefonisch an die Brassica Sprout Group wenden und fragen, wo Sie Brocco-Sprouts kaufen können. Die Telefonnummer lautet 001 (USA) 410 83 79 92 44.

Talalay und seine Kollegen beschäftigen sich im Moment mit der Erarbeitung einer Empfehlung, wieviele Brokkolisprossen man pro Tag zu sich nehmen sollte. Das Ergebnis liegt noch nicht vor, doch hat man bereits herausgefunden, daß die Verzehrmenge von Brokkolisprossen lediglich ein Zwanzigstel der Verzehrmenge von reifem Brokkoli beträgt. Wenn Sie also zwei Portionen Brokkolisprossen täglich essen, entspricht das vierzig Portionen an reifem Brokkoli!

Achtung:

- Frischer Brokkoli ist sechs- bis siebenmal ergiebiger als tiefgefrorener. Während des Gefrierprozesses wird Brokkoli mit Dampf behandelt, was zweierlei bewirkt: Die bakterielle Verunreinigung wird reduziert, und die Enzyme, die Brokkoli seinen strengen Geschmack verleihen, werden abgetötet. Talalay und andere Experten sind der Meinung, daß durch diesen Prozeß auch einige der Präsulforaphanverbindungen ausgeschwemmt werden.

- Meiden Sie welkes Gemüse, da die für das Welken verantwortliche Wärme auch manche der gesundheitsfördernden Bestandteile deaktiviert.
- Studien haben gezeigt, daß man richtiges, frisches Gemüse essen sollte – Ergänzungsmittel oder Trockengemüse sind nicht gleichermaßen wirksam.

Einige epidemiologische Studien legen nahe, daß etwa ein halbes Pfund reifen Brokkolis täglich das Darmkrebsrisiko um fünfzig Prozent senkt, doch zum Thema Prostatakrebs gibt es keine einschlägigen Studien.

Lycopin   ★★★★★

Lycopin ist ein Karotinoid. Karotinoide sind die Pigmentstoffe, die Obst und Gemüse deren grüne, gelbe oder rote Farbe verleihen. Karotinoide wirken stark antioxidativ und krebsbekämpfend. Untersuchungen zeigen, daß Lycopin sehr wahrscheinlich das Karotinoid ist, das für den Schutz vor Herzerkrankungen und Krebs verantwortlich ist, den man lange dem Betakarotin zugeschrieben hatte. Da Lycopin so hochgradig wirksam ist und im Moment so intensiv auf seine prostatakrebsbekämpfenden Eigenschaften getestet wird, befaßt sich das folgende Kapitel ausschließlich mit Lycopin.

Genistein   ★★★★★

Genistein, eine von der Sojabohne erzeugte Substanz, hat viele bemerkenswerte krebsbekämpfende Eigenschaften. Zudem ist Genistein ein hochwirksames Antioxidans. Mehr zu Genistein finden Sie in dem Kapitel über Soja (S. 49).

Was Sie jetzt tun können

Obst und Gemüse

- Wenn Sie Ihre Oxidationsbelastung wirklich senken möchten, sind neun Portionen Obst und Gemüse täglich der richtige Weg. Das entspricht der vom Nationalen Krebsinstitut der USA empfohlenen maximalen Menge. Obst und Gemüse sind erstklassige Lieferanten von Mineralien, Vitaminen und anderen wichtigen Nährstoffen, haben jedoch die wenigsten Kalorien. Sie sind reich an Ballaststoffen, die das Hungergefühl dämpfen, und können Fette und raffinierte Kohlenhydrate in Ihrer Nahrung ersetzen. Bei neun Portionen Obst und Gemüse pro Tag verdoppelt sich bei gesunden Menschen der Karotinoidspiegel im Blut. Nach einer entsprechenden Umstellung der Ernährung dauert es etwa sechs Tage, bis dieser Wert erreicht ist.
- Wählen Sie vor allem Obst und Gemüse von der Spitze der Tabellen auf den Seiten 102 und 103; so erhalten Sie die meisten Antioxidantien.
- Trinken Sie eine Portion (etwa 170 Gramm) konservierten Tomatensaft, und essen Sie zusätzlich mindestens eine Portion Tomaten oder Tomatenzubereitung pro Tag.
- Zur vollen Entfaltung der Genisteinwirkung sollten Sie vierzig Gramm Sojaeiweiß täglich in Ihren Speiseplan einbauen.
- Essen Sie zwei Portionen Kreuzblütlergemüse täglich, beispielsweise jungen Brokkoli.
- Erhöhen Sie die Phytosterolaufnahme auf vierhundert Milligramm pro Tag, indem Sie aus der Tabelle auf S. 105 ff. phytosterolreiche Nahrungsmittel wählen.
- Trinken Sie täglich vier Tassen grünen Tee.
- Erhöhen Sie die Vitamin-E-Aufnahme durch den Verzehr Vitamin-E-reicher Nahrungsmittel.

Ergänzungsmittel

Sie dürfen nicht davon ausgehen, daß Vitaminergänzungsmittel eine unausgewogene Ernährung kompensieren. In größeren Mengen können sie sogar toxisch wirken. Noch dazu könnten bestimmte Ergänzungsmittel ein »Schuß nach hinten« sein und das Krebsrisiko sogar erhöhen. So sieht die neuere Forschung einen Zusammenhang zwischen Betakarotinergänzungsmitteln und einem erhöhten Lungen- und Darmkrebsrisiko. Am besten versucht man, die größtmögliche Menge an Vitaminen aus Nahrungsmitteln zu erhalten und nur dann ein Ergänzungsmittel zu nehmen, wenn die Notwendigkeit eines solchen mit dem Arzt erörtert wurde. Vorsicht vor Megavitaminen, vor allem, wenn Sie sich gerade einer Behandlung unterziehen. Wenn Sie Ergänzungsmittel nehmen, dann nur in vernünftigen Mengen und nach Rücksprache mit Ihrem Arzt. Eine in *Cancer Research* veröffentlichte Studie zeigt, daß Tumoren einen hohen Nährbedarf haben. Oft »verschlingen« sie gierig Megadosen an Vitaminen und wachsen dann schneller. Bis dieses Thema endgültig geklärt ist, würde ich mich von Megadosen fernhalten.[5] Im folgenden nenne ich Ihnen die Ergänzungsmittel, die von einem Großteil der Experten zum Schutz vor Prostatakrebs empfohlen werden.

Vitamin E: Wenn Sie stark risikogefährdet sind, sollten Sie erwägen, täglich ein Vitamin-E-Ergänzungsmittel zu nehmen. Die empfohlenen Mengen liegen zwischen zweihundert und achthundert IE (Internationalen Einheiten); auf jeden Fall kommen Sie nur über Ergänzungsmittel auf diese Werte. Doch Sie sollten zuerst mit Ihrem Arzt darüber sprechen, da größere Vitamin-E-Mengen mit einem erhöhten Blutungsrisiko in Zusammenhang gebracht wurden. Dies sollte man gegen Herzkrankheitsrisiken abwägen, da Vitamin E möglicherweise eine starke Schutzwirkung gegen diese hat. Ich selbst nehme vierhundert IE pro Tag.

Vitamin E ist eines der beiden Ergänzungsmittel, die alle für dieses Buch befragten Patienten einnehmen. Das andere ist Selen.

Selen: Wenn Sie ein Selenergänzungsmittel nehmen möchten, beraten Sie sich zuerst mit Ihrem Arzt. Zweihundert Mikrogramm werden als sichere Dosis angesehen.

Multivitamine/Multimineralien: einmal täglich. Das ist auch die einfachste und sicherste Vitamin-D-Quelle. Multimineralien können auch kleine Mengen Selen enthalten.

Lycopin

Mit den Worten »Herr Doktor!« zog mich ein fröhlicher Bewohner der Waldgebiete von Maine auf einer Gesundheitsmesse in der Hauptstadt Augusta beiseite. »Wie ist das mit diesem Lycopin? Ich nehme jeden Tag ein bißchen davon. Ist das gut für mich? Ich habe Prostatakrebs gehabt und möchte ihn nicht wieder bekommen.« Da wußte ich: Wenn die Kunde von Lycopin die abgelegenen Provinzen im ländlichen Neuengland erreicht hatte, dann war es wirklich dabei, zu einem legendären Nährstoff zu werden, auf der gleichen Stufe wie Vitamin C. Lycopin findet sich in großen Mengen in Tomaten, denen es ihre rote Farbe verleiht. Wie Vitamin C ist Lycopin auch ein Antioxidans, doch möglicherweise könnte es noch spezifischere Eigenschaften und schützende Wirkung gegen Prostatakrebs haben.

Lycopin hat nicht nur Verbraucher wie den Mann aus den Wäldern von Maine in Aufregung versetzt. Eine bahnbrechende Studie von Omar Kucuk und David Wood von der Staatlichen Universität Wayne ist auch für Ärzte ein Gesprächsthema. Der Grund dafür? Versuchen Sie sich vorzustellen, wie schwer es ist zu beweisen, daß ein Ergänzungsmittel oder Nährstoff tatsächlich vor Krankheiten schützt. Man muß Tausende von Studienteilnehmern jahrelang beobachten. Und selbst dann ist es schwierig, die Wirkweise eines bestimmten Nährstoffs von der anderer Nährstoffe zu trennen. Das ist auch der Grund, weswegen es so viele widersprüchliche Informationen über Mineralien, Vitamine und Ergänzungsmittel gibt – die Studien sind einfach schwer durchzuführen. Doch besagte Forscher entwickelten eine brillante Strategie: Man konnte doch Männern, die bereits Prostatakrebs hatten, Lycopin verabreichen und dann sehen, ob dieses die Krebserkrankung in der kurzen Zeitspanne zwischen Diagnose und Operation beeinflußte. So arbeiteten die Forscher mit dreißig Patienten, bei denen positive Biopsieergebnisse für Prostatakrebs vorlagen. Eine Gruppe von Patienten erhielt ein Lycopinergänzungsmittel aus natürlichen Tomaten, während die andere Gruppe Placebos bekam, damit die Forscher die Resultate vergleichen konnten. Nun, die Ergebnisse verblüfften viele Ärzte.

Bei den Patienten, die Lycopin aus Tomatenextrakt einnahmen, ging einer der Schlüsselmarker für Prostatakrebs um fünfzehn Prozent zurück. Bei der Kontrollgruppe hingegen, die kein Lycopin erhielt, *stieg* dieser Marker um fünfzehn Prozent. Als Chirurgen die Prostatadrüsen entfernten, entdeckten sie, daß diejenigen Patienten, die Lycopin nahmen, kleinere Tumoren hatten und diese Tumoren häufiger auf die Prostata begrenzt waren. Sehen wir uns nun die Einzelheiten an: In der mit Lycopin behandelten Gruppe war der Prostatakrebs bei dreiundsiebzig Prozent der Patienten auf das Organ selbst begrenzt, in der Kontrollgruppe nur bei achtzehn Prozent. In der Lycopingruppe war das Tumorvolumen bei achtzig Prozent der Patienten kleiner oder gleich vier Kubikzentimeter, bei der Kontrollgruppe nur bei fünfundvierzig Prozent. Dies legte nahe, daß die Tumoren bei der mit Lycopin behandelten Gruppe weniger bösartig waren. Die Studie wirft auch einen noch viel interessanteren, verlockenden, wenn auch noch noch etwas verfrühten Gedanken auf, daß nämlich Prostatakrebs im Frühstadium viel leichter reversibel sein könnte, als man sich das je vorgestellt hätte. Obwohl diese Studie Hoffnung gibt, daß man Ernährung gezielt einsetzen kann, um Männer vor Prostatakrebs zu schützen, ehe dieser zu einer lebensgefährlichen Bedrohung wird, sind einige Wissenschaftler, darunter

Dean Ornish und Steve Clinton, der Meinung, Kucuks Studie weise erhebliche Mängel auf und sollte wiederholt werden.

Besagte Studie stützt die wachsenden Beweise dafür, daß Lycopin eine starke Schutzwirkung gegen Prostatakrebs bieten könnte. In der Tat haben Wissenschaftler, seit Edward Giovannucci und seine Kollegen aus Harvard einen Zusammenhang zwischen einer erhöhten Lycopinaufnahme und einem niedrigeren Prostatakrebsrisiko herstellten, eifrig nach den positiven Wirkungen von Lycopin geforscht – und größtenteils herausgefunden, daß Lycopin tatsächlich schützend wirkt. Inzwischen glaubt man sogar, daß es selbst dann therapeutische Vorteile hat, wenn die Krankheit bereits diagnostiziert wurde. Damit wurde Lycopin zum Medienstar. Es wird sich herausstellen, ob es im Rampenlicht bestehen kann.

Was ist Lycopin?

Lycopin ist das vorherrschende Karotinoid im menschlichen Blutserum; es macht etwa fünfzig Prozent aller darin enthaltenen Karotinoide aus. Und weshalb interessiert sich die Forschung so sehr für Lycopin? – Lycopin tritt in der Prostata in leicht höheren Konzentrationen auf. Darüber hinaus steigt der Lycopinspiegel im Plasma, wenn man viele Nahrungsmittel auf Tomatenbasis ißt. Mit zunehmendem Alter fallen die Lycopinwerte im Blut, während das Prostatakrebsrisiko steigt. Dies besagt noch nicht, daß hier ein kausaler Zusammenhang besteht. Die Forschung ist sich noch nicht sicher, ob die Werte aufgrund eines altersbedingten biologischen Mechanismus sinken oder weil Männer sich, wenn sie älter werden, anders ernähren und weniger Tomatenprodukte essen. Auf jeden Fall fällt der schützende Lycopinspiegel ab, während das Prostatakrebsrisiko steigt.

Der Zusammenhang zwischen Lycopin und Schutz vor Prostatakrebs

Giovannucci war der erste, der eine Verbindung zwischen Lycopin und Prostatakrebs sah. Sein Team untersuchte die Lycopinaufnahme über die Nahrung bei Männern der Anschlußstudie über die Gesundheitsberufe und entdeckte, daß zwischen dem Verzehr von gekochten Tomaten und einem niedrigeren Prostatakrebsrisiko ein Zusammenhang bestand. In seiner Studie mit dem Titel »Intake of Carotenoids and Retinol in Relation to Risk of Prostate Cancer« (Karotinoid- und Retinolaufnahme im Zusammenhang mit dem Prostatakrebsrisiko) untersuchte Giovannucci den Zusammenhang zwischen der Aufnahme verschiedener Karotinoide, Retinol, Obst und Gemüse und dem Prostatakrebsrisiko.[1] Er fand heraus, daß die Aufnahme von Lycopin tatsächlich mit einem niedrigeren Prostatakrebsrisiko verbunden war. Männer, die mehr als zehn Portionen Tomaten und Tomatenprodukte wöchentlich aßen, hatten ein um fünfunddreißig Prozent niedrigeres Prostatakrebsrisiko als Männer, die weniger als eineinhalb Portionen pro Woche verzehrten. Die drei Lycopinlieferanten, die mit einem niedrigeren Prostatakrebsrisiko zusammenhingen, waren, in dieser Reihenfolge, Tomatensauce, Tomaten und Pizza. Tomatensauce, der Hauptindikator für einen höheren Lycopinspiegel im Blut, war auch der Hauptindikator für ein gesunkenes Prostatakrebsrisiko.

Wie Lycopin wirkt

Von allen Karotinoiden, die sich in der Ernährung westlichen Stils finden, hat sich Lycopin bei Versuchen im Reagenzglas als dasjenige mit der höchsten antioxidativen Leistung erwiesen; diese ist tatsächlich mehr als doppelt so hoch wie bei Betakarotin.[2] Dadurch werden Schädigungen der DNA verhindert. Zusätzlich zu seiner antioxidativen Wirkung entwickelt

Lycopin auch andere biologische Aktivitäten hinsichtlich der Steuerung des Zellwachstums und der Kommunikation von Zelle zu Zelle.

Zwar gibt es bisher seitens der Forschung noch keine Empfehlungen bezüglich der tatsächlichen Menge Lycopin, die man zu sich nehmen sollte; denken Sie jedoch daran, daß Giovannucci feststellte, daß Tomatensauce, Tomaten und Pizza die wichtigsten Lycopinlieferanten sind. Lycopin in kleineren Mengen findet sich auch in einigen Früchten, doch Tomatenprodukte sind die reichhaltigste Quelle. Aus der folgenden Tabelle ersehen Sie die Nahrungsmittel mit hohem Lycopingehalt.

Lycopingehalt ausgewählter Nahrungsmittel

	Portionsgröße	Gewicht in Gramm	Lycopingehalt in Milligramm
Spaghetti mit Marinara-Sauce	½ Tasse	125	20,0
Tomatensauce	½ Tasse	123	19,6
Gemüsesauce auf Tomatenbasis	¾ Tasse	182	17,7
Tomatensaft	¾ Tasse	182	16,9
Dosentomaten	½ Tasse	120	11,6
Tomatenpüree	¼ Tasse	63	10,5
Tomatenmark	2 Eßlöffel	33	9,7
Tomatenketchup	2 Eßlöffel	30	5,1
Tomaten, roh	1 große	182	5,5
Tomaten, roh	½ Tasse, kleingehackt	90	2,7

Quelle: USDA-NCC-Datenbank für US-Lebensmittel, 1998

Was Sie jetzt tun können

Was Sie tun können, um mehr Lycopin aufzunehmen, und was Sie lieber nicht tun sollten

Was Sie tun können:

- Essen Sie täglich ein bis zwei Portionen Tomaten oder Tomatenprodukte.
- Verwenden Sie wärmebehandelte Tomatenprodukte. Lycopin wird erst dann richtig absorbiert, wenn es erhitzt wurde; daher liefern Tomatensauce, Tomatenmark und Ketchup das meiste Lycopin. Achten Sie jedoch darauf, daß der Ketchup nicht zu sehr gezuckert und gesalzen ist.
- Essen Sie Tomatensaucen, beispielsweise Spaghettisauce, jedoch ohne rotes Fleisch.
- Essen Sie Vollkornpizza mit Tomatensauce darauf, jedoch ohne fetten Käse und Fleisch.
- Essen Sie gekochte Tomaten.
- Kaufen Sie die Tomaten mit dem intensivsten Rot. Die verschiedenen Tomatensorten differieren in ihrem biochemischen Aufbau leicht voneinander, doch generell gilt: Je roter die Tomate, desto höher der Lycopingehalt.
- Kochen Sie Tomaten mit ganz wenig Olivenöl, dann kann der Körper das Lycopin leichter aufnehmen. Lycopin ist eine hochgradig lipidlösliche Verbindung, so daß das Kochen mit ganz wenig Öl bei der Freisetzung des Lycopins aus den Tomaten hilft. Auch die Absorption in den Darm wird durch ein wenig Fett oder Öl erleichtert. Hüten Sie sich jedoch davor, zuviel zu verwenden, da Sie sonst Ihren Fettverzehr und damit den größten ernährungsbedingten Risikofaktor für Prostatakrebs erhöhen.
- Wählen Sie Dosen- oder Flaschentomatensaft, da dieser wärmebehandelt und damit ein ausgezeichneter Lyco-

pinlieferant ist. Steve Clinton vom Zentrum für Gesundheitswissenschaften der Staatlichen Universität
Ohio betont, daß die meisten Leute genügend Fett mit
ihrer Ernährung aufnehmen und der Körper daher,
wenn man zu den Mahlzeiten ein Glas Tomatensaft
trinkt, problemlos dazu in der Lage ist, das Lycopin
aus dem Saft zu absorbieren.

Was Sie nicht tun sollten:
- Essen Sie keine lycopinreichen Lebensmittel, die gleichzeitig sehr fetthaltig sind, wie zum Beispiel fette Spa-
  ghettisaucen oder Pizza mit Teig aus weißem Mehl und
  fettreichem Käse- und Fleischbelag.
- Halten Sie sich bei frischen Tomaten nicht zurück. Sie
  enthalten jede Menge ausgezeichneter Nährstoffe. Clinton meint, daß »Tomatenprodukte aller Art potentiell
  krebsbekämpfende Stoffe liefern. Es spricht nichts dagegen, Tomaten in unverarbeitetem Zustand zu essen.«

Wenn Sie sich dazu entschließen, mehr lycopinhaltige Lebensmittel zu essen, können Sie nichts falsch machen. Zwar stehen
die endgültigen Beweise für die positive Wirkung von Lycopin
noch aus, doch wissen wir bereits, daß Lycopin keinerlei
Nachteile hat und der Lycopinspiegel im Blut erheblich steigt,
wenn man ein bis zwei Portionen Tomaten oder Tomatenprodukte täglich verzehrt. Betrachten Sie diese als Teil der fünf bis
neun vom Nationalen Krebsinstitut der USA empfohlenen
Portionen Obst und Gemüse pro Tag. Da teilweise kritisch an-
gemerkt wird, Lycopin sei nur eines unter vielen wichtigen Antioxidantien, ist es am besten, die vollen neun Portionen anti-
oxidantienreicher Früchte und Gemüse zu essen, um die
gesamte Palette abzudecken. Sie finden diese im Kapitel über
Antioxidantien (S. 96). Weitergehende kritische Abhandlungen zur Lycopinforschung siehe Anhang Zwei.

Stärke und Zucker

Im Zuge der fettarmen Revolution nahmen die Amerikaner durchschnittlich acht Pfund zu. Warum? Als wir das Fett aufgaben, ersetzten viele von uns es durch Stärke und Zucker statt durch Obst, Gemüse und Vollwertgetreide. Doch was ist schlecht an zuviel Stärke und Zucker? – Sie veranlassen den Körper zur Produktion großer Mengen des Hormons Insulin, welches wiederum die Fettablagerung beschleunigt. Die neuere Forschung beschäftigt sich mit der Rolle eines hohen Insulinspiegels beim Wachstum von Prostatakrebs. Gail McKeown-Eyssen, Epidemiologin an der Universität Toronto, meint: »Insulin ist ein Wachstumsfaktor; es hat möglicherweise Einfluß auf das Risiko für Prostatakrebs und andere Krebsarten.«

Wie Insulin Krebswachstum verursachen kann

Untersuchungen im Reagenzglas zeigten, daß Insulin ein Wachstumsfaktor für die Prostatazelle ist.[1] Auf Prostatakrebszellen befinden sich spezielle Rezeptoren. Diese sind wie Schlösser, in die ein speziell dazu passender Schlüssel eingeführt werden muß, damit eine bestimmte Funktion »eingeschaltet« wird, genau wie bei dem Schloß-Schlüssel-Prinzip bei den Fetten. Insulin kann diese Rezeptoren einschalten. Bei einem hohen Insulinspiegel kann der Krebs auf diese »Wachstumsfaktoren« reagieren und, wie Sie sich vorstellen können, sein Wachstum steigern.

Ein erhöhter Insulinspiegel kommt nicht aus heiterem Himmel. Er geht einher mit einem erhöhten Blutfett- und einem erhöhten Blutzuckerspiegel (= Glukosespiegel), die beide den Krebszellen jede Menge Extratreibstoff zum Wachsen liefern. McKeown-Eyssen vermutet nun, daß ein hoher Insulinspiegel mit dem damit einhergehenden hohen Glukosespiegel das Prostatakrebswachstum beim Menschen fördern kann: »Ein Mehr an Glukose kann eine Energiequelle sein und das Krebszellenwachstum steigern. Wenn Sie Krebszellen sowohl mit Energie als auch mit Wachstumsfaktoren versorgen, bereiten Sie Ihnen ein optimales Umfeld zum Wachsen.« Was sind die Ursachen für einen hohen Insulinspiegel? Er ist, kurz gesagt, eine Reaktion auf Unmäßigkeit beim Essen: zuviel Stärke, zuviel Zucker und zuviel Fett. Auf lange Sicht führt ein konstant hoher Insulinspiegel zu einem Syndrom namens Insulinresistenz, bei der dann sowohl der Insulin- als auch der Glukosespiegel im Blut hoch sind. Der hohe Glukosespiegel rührt daher, daß der Körper das Insulin nicht richtig dazu verwerten kann, den Glukosespiegel zu senken, daher die Bezeichnung Insulin*resistenz*. Normalerweise sollte man erwarten, daß bei einem hohen Insulinspiegel der Blutzuckerspiegel niedrig ist, da die Hauptaufgabe des Insulins darin besteht, das Ansteigen des Blutzuckerspiegels zu verhindern. Doch wenn das Insulin unwirksam wird, muß der Körper immer mehr davon produzieren, ohne daß es ihm gelingt, den Glukosespiegel zu senken. Das Resultat ist ein hoher Insulin-, Glukose- und Blutzuckerspiegel, alles potentielle Treibstoffe für ein erhöhtes Prostatakrebswachstum. Dieses Syndrom kann zu Altersdiabetes führen, und ein konstant hoher Insulinspiegel ist ein schneller Weg, dick zu werden und dick zu bleiben. Insulin ist das ultimative Fettablagerungshormon.

Wie kommt es zu einer Insulinresistenz? Dazu ist eine bestimmte genetische Veranlagung erforderlich, doch damit die Insulinresistenz auch wirklich eintritt, müssen normalerweise körperliche Inaktivität, Fettleibigkeit und der westliche Ernährungsstil dazukommen. Kennzeichnend für letzteren sind viel Fett und viel raffinierter Zucker, jedoch wenig Ballaststoffe, Obst und Gemüse; diese Art Ernährung begünstigt daher eine Insulinresistenz. Und diese wiederum könnte, zusammen mit den damit verbundenen Faktoren wie einem hohen Insulin-, Glukose- und Blutzuckerspiegel, das Prostatakrebswachstum fördern. Insulinresistenz kann auch zu Herzkrankheiten führen, da ein Blutfett mit der Bezeichnung Triglyzerid ebenfalls erhöht, das »gute« Cholesterin (HDL) dagegen nur in geringerem Maße vorhanden ist.

McKeown-Eyssen führt gerade eine Studie mit dem Titel »Insulinresistenz und Prostatakrebsrisiko« durch. Sie mißt den Lipid-, Glukose- und Insulinspiegel im Blut sowie die Wachstumsfaktoren bei Prostatakrebspatienten, um herauszufinden, ob sie sich von denen bei Personen unterscheiden, die keinen Prostatakrebs haben. Letztlich besteht ihr Ziel darin, Männer im frühen Krankheitsstadium zu finden und diesen eine Umstellung von Lebensweise und Ernährung zu empfehlen, die das Risiko senken könnte. Wenn es einen definitiven gemeinsamen Nenner für alle Gefahren des westlichen Lebensstils gibt, dann ist es das Insulin.

Wie hoch ist Ihr Insulinspiegel?

Den Insulinspiegel kann man leicht bei der jährlichen ärztlichen Kontrolluntersuchung messen lassen; fragen Sie Ihren Arzt, was Sie am Tag zuvor beachten müssen. Normalerweise mißt der Arzt den Insulinspiegel, nachdem man über Nacht nichts gegessen hat; das Ergebnis ist ein guter Indikator dafür, ob Sie Altersdiabetes haben. Bei Schlanken liegt der Insulinwert nach der Fastennacht unter fünf, bei Fettleibigen kann er bis auf dreißig hochschnellen. (Sicher können Sie sich vorstellen, wie soviel mehr Insulin sich auf die Fettproduktion und -ablagerung auswirkt.) Nehmen Sie einfach eine Hautfalte um ihren Nabel herum zwischen die Finger. Wenn es mehr als

zweieinhalb Zentimeter sind, besteht die Möglichkeit, daß Sie
einen hohen Insulinspiegel haben.

Was Sie jetzt tun können

Mit den folgenden Maßnahmen können Sie Ihren Insulinspiegel unter Kontrolle halten:

- Schränken Sie sich bei Zucker und Stärke ein. Rasch freigesetzte Kohlenhydrate wie Zucker, Stärke und raffiniertes Mehl werden schnell aufgespalten und führen zu einer Erhöhung des Blutzuckerspiegels. Wird dieser während des Tages durch den Verzehr vieler derartiger Lebensmittel aufrechterhalten, kommt es zu dem, was man als hohe Glukosebelastung bezeichnet. Je mehr rasch freigesetzte Kohlenhydrate Sie am Tag essen, desto höher Ihre Glukosebelastung. Die Atkins-Diät, die Zucker-»Knacker«-Diät, die Suzanne-Somers-Diät, die Dean-Ornish-Diät und mein Buch *The Revolutionary Weight Control Program* (Das revolutionäre Buch zur Gewichtskontrolle) können alle bei der Gewichtsabnahme helfen – alle verfolgen dasselbe Prinzip, nämlich den Abbau der Glukosebelastung. Ein oder zwei der erwähnten Lebensmittel pro Tag richten nicht viel Schaden an, aber vier oder mehr davon belasten Ihr System mit mehr Glukose, als es benötigt, und erhöhen das Risiko für Diabetes und Fettleibigkeit. Wenn Sie ganz auf diese Lebensmittel verzichten, ist das ein großartiger Start für ein hocheffizientes Programm zur Gewichtsabnahme. Eine sehr fett- und eiweißreiche Ernährung kann jedoch das Prostatakrebsrisiko erhöhen und wird hier nicht empfohlen.
- In den Tabellen auf den folgenden Seiten sind Lebensmittel mit hohem und mittlerem glykämischem Index aufgeführt – diese Lebensmittel sollten Sie meiden. Der glykämische Index ist eine Maßeinheit, die angibt, bis

Kohlenhydrate mit hohem Glukosegehalt

Lebensmittel	glykämischer Index
Hamburger-Brötchen	61
Eiscreme	61
Neue Kartoffel	62
Weizengrieß	64
Butterkeks	64
Rosinen	64
Makkaroni mit Käse (aus der Packung)	64
Rote Bete	64
Obstkuchen	65
Haferkorn	65
Roggenmehl	65
Couscous	65
Roggenknäckebrot, ballaststoffreich	65
Rohrzucker	65
Getreideflocken	66
Müsli	66
Pfeilwurz	66
Ananas	66
Biskuit	67
Croissant	67
Fanta	68
Maismehl	68
Marsriegel	68
Weizenbrot, glutenfrei	69
Weizenschrot	69

Lebensmittel	*glykämischer Index*
Toast	70
Weizenbiskuit	70
Kartoffel, weiß, püriert	70
Trockenobst	70
Cracker	71
Hirse	71
Karotte	71
Wassermelone	72
Rutabaga (gelbe Kohlrübe)	72
Popcorn	72
Kaisersemmel	73
Maischips	73
Honig	73
Brotfüllung	74
Pommes frites	75
Kürbis	75
Donut	76
Waffel	76
Vanillewaffeln	77
breite Bohnen	79
Geleebohnen	80
Reis-Krispies	82
Reiskuchen	82
Kartoffel, Instantpüree	83
Corn Flakes	84
Kartoffel, gebacken	85

Lebensmittel	glykämischer Index
Instantreis	87
Reis, weiß, stärkearm	88
Reisnudeln, braun	92
Baguette	95
Pastinake	97
Maltose (Malzzucker)	105
gefrorenes Tofudessert, milchfrei	115

Tabelle übernommen mit freundlicher Genehmigung des American Journal of Clinical Nutrition *62: 5, S. 871S–893S. Copyright © American Society for Clinical Nutrition*

Kohlenhydrate mit mittlerem Glukosegehalt

Lebensmittel	glykämischer Index
Makkaroni, 5 Minuten gekocht	45
Linguine, Hartweizen	46
Laktose (Milchzucker)	46
Früchtebrot (Weizen)	47
Instantnudeln	47
Bulgur	48
Bohnen, gebacken	48
Erbsen, grün	48
Mais, hoher Stärkegehalt	49
Schokolade	49
Roggenkorn	50
Eiscreme, fettarm	50
Tortellini mit Käsefüllung	50

Lebensmittel	glykämischer Index
Yams	51
Kiwi	52
Banane	53
Buchweizen	54
Süßkartoffel	54
Kartoffelchips	54
Leinsamen	55
Hafergrütze	55
Fruchtcocktail aus der Dose	55
Mango	55
Spaghetti, Hartweizen	55
Zuckermais	55
Sultaninen	56
Kartoffel, weiß	56
Pitabrot, weiß	57
Orangensaft	57
Dosenpfirsiche in Sirup	58
Reis-Vermicelli	58
Heidelbeeren	59
Feingebäck	59
Reis, weiß, mit hohem Stärkegehalt	59
Kleie	60
Pizzakäse	60

Kohlenhydrate mit niedrigem Glukosegehalt

Lebensmittel	glykämischer Index
Joghurt, fettarm, ungesüßt, geschmacksneutral	14
Sojabohnen	18
Reiskleie	19
Kirschen	22
Erbsen, getrocknet	22
Pflaume	24
Gerste	25
Grapefruit	25
Kidneybohnen	27
Pfirsich, frisch	28
Bohnen, getrocknet	29
Linsen	29
Bohnen, grün	30
Bohnen, schwarz	30
Aprikosen, getrocknet	31
Mondbohnen	31
Magermilch	32
Lima-Babybohnen, tiefgekühlt	32
halbe Erbsen, gelb, gekocht	32
Kichererbsen	33
Roggenreis	34
Apfel	36
Birne	36
Spaghetti, Vollwertweizen	37

Lebensmittel	glykämischer Index
Gartenbohnen	38
Suppennudeln, 5 Minuten gekocht	38
Tomate	38
Tortilla	38
braune Bohnen	38
Scheckenbohnen	39
Maisbrei	40
Schwarzkopferbsen	42
Trauben	43
Orange	43
Spiralnudeln, Hartweizen	43
Mischgetreide	45

Tabelle übernommen mit freundlicher Genehmigung des American Journal of Clinical Nutrition *62: 5, S. 871S–893S. Copyright © American Society for Clinical Nutrition*

zu welchem Höchstwert der Blutzucker nach dem Verzehr eines bestimmten Lebensmittels steigt. Die Skala reicht von null bis gut über hundert.

■ Ersetzen Sie schnell freigesetzte Kohlenhydrate durch andere Kohlenhydrate wie Bohnen, Gemüse, viele Obstsorten und ballaststoffreiche Lebensmittel. Diese Kohlenhydrate können Sie essen, da sie den Blutzuckerspiegel am wenigsten beeinflussen. Damit Sie sich für die richtigen Kohlenhydrate entscheiden, finden Sie auf S. 133 f. Lebensmittel mit niedrigem glykämischem Index.

■ Essen Sie Vollwertgetreide. Getreide ist die Basis der Ernährungspyramide; pro Tag werden bis zu sieben

Portionen empfohlen. Darüber hinaus wirkt Vollwertgetreide im Unterschied zu raffiniertem Mehl möglicherweise schützend gegen Prostatakrebs.

Eine Mailänder Studie zeigte einen Zusammenhang zwischen dem Verzehr von Vollwertgetreide und einer Risikosenkung für verschiedene Krebsarten, darunter Prostatakrebs. Und eine neundundfünfzig Länder umfassende Studie ergab, daß Getreide und Getreideflocken schützend gegen Prostatakrebs wirken.[2]

Welche Getreidesorten sollten Sie also essen? Am besten solche, die das Hungergefühl dämpfen und den Blutzuckerspiegel senken. Das sind die nahrhaftesten.

Die Tabelle auf S. 136 zeigt, wie das CPSI (Center for Science in the Public Interest), das Zentrum für Wissenschaft im Interesse der Öffentlichkeit in Washington, die verschiedenen Getreidesorten nach ihrem Ballaststoff-, Mineralien- und Vitamingehalt einstuft.

Der höchste Wert für ein Getreide beträgt 73, während der Höchstwert für ein Gemüse bei 461 und der für eine Bohne bei 300 liegt.

Viele Bevölkerungsgruppen auf der Welt sichern nicht nur ihr Überleben mit einer Kombination aus Bohnen und Getreide, sondern gedeihen dabei auch noch prächtig. Zusammen können diese beiden Nahrungsmittel fünfundneunzig Prozent aller Makro- und Mikronährstoffe liefern.

- Essen Sie weniger tierische Fette. Gesättigte Fettsäuren bewirken Veränderungen in der Außenschicht der Muskeln, der sogenannten Membran. Eine normale Muskelmembran läßt den Zucker leicht durch. Durch den Verzehr großer Mengen gesättigter Fettsäuren und einiger mehrfach ungesättigter Fettsäuren wird der Muskel viel resistenter gegenüber der Wirkung des Insulins und läßt dadurch den Blutzuckerspiegel steigen. Rotes

CPSI-Bewertungsskala für Getreide

Getreide (140 g, gekocht)	Wert
Quinoa	73
Makkaroni/Spaghetti, Vollkornweizen	69
Amarant	66
Buchweizengrütze	64
Spinatspaghetti	61
Bulgur	60
Perlgraupen	59
Wildreis	58
Hirse	53
Brauner Reis	51
Triticum	47
Spaghetti	42
Weizenkörner	41
Makkaroni	39
Kamut	37
Rollhafer	33
Dinkel	33
weißer Reis, behandelt	26
Couscous	23
weißer Reis, Instant	18
Soba-Nudeln	12
Maismehl, grob	10

Die CPSI-Werte für jedes Getreide ergeben sich durch Addition der seitens der USRDA vorliegenden Prozentsätze von fünf Nährstoffen (Magnesium, Vitamin B$_6$, Zink, Kupfer und Eisen) und der Ballaststoffe. Da für Ballaststoffe keine USRDA-Angaben vorliegen, wurde statt dessen der Tageswert von fünfundzwanzig Gramm angesetzt. Copyright © 2000 Center for Science in the Public Interest. Übernommen und nachgedruckt aus Nutrition Action Healthletter *(1875 Connecticut Ave. N. W., Suite 300, Washington, D. C., 2009–5728; $ 24 für zehn Ausgaben)*

Fleisch ist ein tierisches Fett mit einem besonders hohen Gehalt an gesättigten Fettsäuren; bei Studien wurde wiederholt ein Zusammenhang zwischen dem Verzehr von rotem Fleisch und einem erhöhten Prostatakrebsrisiko festgestellt.

- Bauen Sie Körperfett ab.[3] Eine Studie mit Adventisten vom Siebten Tage ergab, daß Fettleibigkeit im Vergleich zu Normalgewichtigkeit das Risiko von Prostatakrebs mit tödlichem Ausgang signifikant erhöht.[4] Männer mit weniger aggressiven Tumoren sind der Tendenz nach schlanker als Männer mit hochaggressiven Tumoren. Wenn Sie sich an die Ernährungsrichtlinien in diesem Buch halten, wird Ihnen dies allein ermöglichen, eine beträchtliche Zahl überschüssiger Pfunde an Körperfett abzubauen. Die Männer in Dean Ornishs Studie verloren durch eine Diät, die darauf zugeschnitten war, das Wachstum und die Entwicklung von Prostatakrebs zu beeinflussen, erheblich an Gewicht. In seinen früheren Studien zu Herzkrankheiten entdeckte Ornish, daß die Patienten im ersten Jahr fünfundzwanzig Pfund abnahmen, obwohl sie mehr und häufiger aßen als vorher. (Daraufhin verfaßte er sein Buch *Eat More, Weigh Less* [Mehr essen, weniger wiegen].) Zusätzliche körperliche Aktivität beschleunigt den Gewichtsverlust. Wenn Sie Streß abbauen, wird das Abnehmen noch viel leichter und macht auch mehr Spaß.

- Essen Sie ballaststoffreiche Lebensmittel. Diese verlangsamen die Absorption von Zucker in den Blutkreislauf. Ballaststoffe dämpfen auch das Hungergefühl und tragen dazu bei, daß Sie sich länger satt fühlen. Im Kapitel über Ballaststoffe (S. 150 f.) finden Sie eine Liste ballaststoffreicher Lebensmittel.

- Körperliche Aktivität hat einen sehr positiven Effekt auf den Abbau der Insulinresistenz im Körper, was wiederum den Insulinspiegel sinken läßt. Im Kapitel über körperliche Aktivität (S. 226) finden Sie Richtlinien dazu.

Zufällig sind viele der Maßnahmen, die dazu beitragen, den Insulinspiegel zu senken, dieselben, die Sie auch zur Vorbeugung vor Prostatakrebs treffen würden: viele Ballaststoffe, weniger gesättigte Fettsäuren und weniger raffinierte Kohlenhydrate. Gleichzeitig sind es Maßnahmen, die man gegen Fettleibigkeit, Herzgefäßkrankheiten und das Altersdiabetesrisiko einsetzen würde.

Anmerkung: Männer mit Diabetes mögen sich bitte den Anhang Vier »Hinweis für Männer mit Altersdiabetes« ansehen (S. 347). Eine ausführlichere Erklärung, wie Insulin das Krebsrisiko durch ein Hormon namens Insulinwachstumsfaktor 1 (IGF1) erhöhen kann, finden Sie auf S. 348.

Vitamin D

Wenn man auf einer Karte der Vereinigten Staaten die Anzahl der Prostatakrebsfälle absteckt, springt sofort ins Auge, daß um so mehr Prostatakrebs auftritt, je weiter man nach Norden geht. Es gibt tatsächlich ein Nord-Süd-Gefälle. Vereinfacht ausgedrückt, je weiter nördlich man lebt, desto höher das Prostatakrebsrisiko. Was ist der Grund dafür? Der Epidemiologe Gary Schwartz von der Universität Miami in Florida untersuchte den Zusammenhang zwischen der Prostatakrebshäufigkeit und der Menge ultravioletten Lichts, dem Männer ausgesetzt sind. Er hatte ins Schwarze getroffen! Das Diagramm zeigte, daß die Prostatakrebssterblichkeitsraten dort am höchsten waren, wo Männer dem wenigsten ultravioletten Licht ausgesetzt waren, nämlich in den nördlichen Teilen des Landes. Und das gilt nicht nur für Amerika. Die höchsten Prostatakrebssterblichkeitsraten weisen die skandinavischen Länder auf, wo die jährliche Menge an ultravioletter Strahlung gering ist.

Weshalb ist nun ultraviolettes Licht so wichtig? Das Bindeglied ist das Vitamin D. Schwartz beobachtete zunächst, daß bei Patienten mit einem höheren Vitamin-D-Spiegel weniger Prostatakrebs diagnostiziert wurde. Ultraviolettes Licht liefert dem Körper die erste Stufe zur Herstellung von Vitamin D. Gary Friedman und seine Kollegen vom Kaiser-Gesundheitsprojekt in Oakland, Kalifornien, sind ebenfalls der Ansicht, daß der Vitamin-D-Spiegel bei Menschen, die Prostatakrebs entwickeln, niedriger liegt. Eine Teilerklärung für das erhöhte

Prostatakrebsrisiko bei schwarzhäutigen Männern ist, daß sie aufgrund ihrer Hautpigmentierung weniger ultraviolettes Licht absorbieren. Damit hätten schwarzhäutige Männer, die in nördlichen Klimazonen leben, sogar ein noch höheres Risiko, bedingt durch die begrenzte Menge ultravioletten Lichts und ihre stärker pigmentierte Haut.

Welchen Einfluß nimmt nun Vitamin D auf die Prostatazellen? Prostatakrebszellen haben Vitamin-D-Rezeptoren, berichten David Feldman aus Stanford und Gary Miller von der Universität von Colorado. Stellen Sie sich die Rezeptoren als Ein-Ausschalter für das Zellwachstum vor. Feldman wies nach, daß sich das Krebswachstum verlangsamt, wenn Vitamin D sich an die Vitamin-D-Rezeptoren heftet. Desgleichen zeigte er, daß Vitamin D das Wachstum von nicht krebsbefallenen Zellen hemmt, die von einer normalen Prostata von Männern entnommen wurden, die nach einer benignen Prostatahyperplasie (BPH) vergrößert war. Mit anderen Worten: Vitamin D ist eine wichtige Bremse für das Prostatawachstum bei normalen wie auch bei krebsbefallenen Zellen.

Mit diesem Beweis in Händen wollte Feldman testen, ob Vitamin D auch das Wachstum von Prostatakrebs bei Männern verlangsamen würde, die bereits von der Krankheit befallen waren. Er verwendete dabei die aktive Form von Vitamin D, das sogenannte 1,25-Dihydroxyvitamin D, kurz 1,25-D genannt. Und seine Ergebnisse lieferten einen ersten Beweis dafür, daß 1,25-D tatsächlich wirkt, es bei Prostatakrebs also ein erfolgreiches Antiwachstumsmittel ist. Feldman arbeitete mit Patienten, die ein Prostatakrebsrezidiv hatten. Er verfolgte das Krebswachstum mit Hilfe eines allgemein üblichen Markers für Prostatakrebs und wartete ab, wie lange es dauern würde, bis dieser sich verdoppelte. Angenommen, der Marker beginnt bei zwei, so überprüft man, wie lange es dauert, bis er bei vier ist. Nachdem Feldman den Patienten 1,25-D gegeben hatte, dauerte es bis zur Verdoppelung fünfmal so lange. In einem Fall beispielsweise verlängerte sich die Zeit von vier auf zwanzig Monate. Wenn also der Marker zu Beginn auf zwei stand, war er nunmehr statt in vier Monaten erst in knapp zwei Jahren auf vier. Alle Einzelheiten zu der Studie finden Sie in Anhang Zwei. Sie sollten auch Feldmans ausgezeichnetes Buch *Vitamin D* lesen, in dem er alles erklärt, was Sie über Vitamin D wissen sollten.

Was Sie jetzt tun können

Hier ein paar praktische und sichere Methoden, die Sie schon jetzt anwenden können:

- Achten Sie darauf, mehr Sonnenlicht zu bekommen. Da das Risiko darin besteht, zu wenig ultraviolettes Licht zu erhalten, sollten Sie, wenn Sie in einer nördlichen Klimazone leben, versuchen, mehr nach draußen zu gehen. Die Sonnenstrahlung kann fünfundsiebzig Prozent der täglichen Vitamin-D-Zufuhr liefern. Glücklicherweise ist die für die Vitamin-D-Synthese erforderliche Menge an Sonne weitaus geringer als die, die Hautkrebs fördert. Sie brauchen nicht lange draußen zu bleiben, nicht so lange, bis Sie einen Sonnenbrand bekommen, und auch nicht dann, wenn die Sonne am intensivsten ist – nur gerade so lange, bis Sie eine gesunde Farbe haben. In der Praxis heißt das, daß Sie dreimal pro Woche für fünfzehn Minuten ins Freie gehen sollten.
- Nehmen Sie täglich ein Multivitaminpräparat. Es enthält die Vitamin-D-Menge, die Sie benötigen. Feldman meint: »Allerdings sollte man sich bewußt sein, daß Vitamin-D-Ergänzungsmittel kaum hilfreich sind, wenn der Patient bereits durch die Ernährung ausreichende Mengen Vitamin D zu sich nimmt.« Ein hoher Vitamin-D-Spiegel kann toxisch wirken. Wenn man es mit den Vitamin-D-Ergänzungsmitteln übertreibt,

kann der Kalziumspiegel im Blut verhängnisvoll steigen. Experten wie Donald Trump und Feldman sind
sich einig: »Es ist zwar noch zu früh, Vitamin D zur
Krebsvorbeugung zu empfehlen, doch sollten Männer
darauf achten, die täglich erforderliche Normalmenge
Vitamin D zu bekommen. Das sind bei einem Erwachsenen zwei- bis vierhundert Internationale Einheiten.«

Die meisten Fertiggetreideflocken sind mit fünfzig Internationalen Einheiten Vitamin D pro dreißig Gramm angereichert.

Kalzium

Kalzium ein Gesundheitsrisiko? Soll das ein Scherz sein? Wie oft haben Sie als Kind gehört, Sie müßten Milch trinken! Nun, daran besteht kein Zweifel – Kalzium stärkt die Knochen. Je mehr Kalzium sich in den Knochen ablagert, desto mehr langfristigen Schutz gegen Osteoporose haben Sie. Das gilt für Männer wie für Frauen. Und deshalb wundern sich die meisten Männer darüber, daß ein Übermaß an Kalzium in der Ernährung ein regelrechtes Risiko in bezug auf Prostatakrebs darstellen kann. Doch es stimmt. Frühe wissenschaftliche Studien zeigen, daß ein *erhöhtes* Prostatakrebsrisiko besteht, wenn Sie große Mengen Kalzium zu sich nehmen.

Die Studie, die Wissenschaftler und Ärzte so sehr alarmierte, ist die Anschlußstudie zu den Gesundheitsberufen. Dabei handelt es sich um eine sehr umfassende, hochseriöse Studie, die von der Universität Harvard durchgeführt wurde. Sie zeigte, daß sich bei Mannern, die große Mengen Kalzium zu sich nahmen, sei es über die Ernährung, durch spezielle Kalziumergänzungsmittel, Multivitaminpräparate oder sogar durch Mittel gegen Magensäure, das Prostatakrebsrisiko erhöhte. Edward Giovannucci, Hauptinitiator der Studie, stellte fest, daß eine hohe Kalziumzufuhr das Risiko für aggressiveren, weiter fortgeschrittenen, Metastasen bildenden und tödlich verlaufenden Prostatakrebs erhöhte. Bei Männern, die mehr als zweitausend Milligramm, also zwei Gramm, Kalzium täglich zu sich nahmen, war das Risiko für Prostatakrebs im fortgeschrittenen Stadium *dreimal* so groß wie bei Männern, die weniger als fünfhundert Milligramm Kalzium aufnahmen. Zusammenfassend kann man also sagen, daß eine hohe Kalziumzufuhr das Risiko, überhaupt Prostatakrebs zu bekommen, *und* das Risiko, daß dieser sich aggressiver entwickelt, *und* das Risiko, daß er tödlich enden könnte, erhöht – eine dreifache Gefahr.

June Chan, Forschungsstipendiatin an der Fakultät für Öffentliches Gesundheitswesen in Harvard, entdeckte bei einer schwedischen Fallkontrollstudie ebenfalls Risiken durch Kalzium, nämlich ein geringfügig erhöhtes Risiko für Prostatakrebs im Zusammenhang mit einer höheren Zufuhr von Kalzium und Milchprodukten. Die Männer, die größere Mengen Kalzium und Milchprodukte verzehrten, hatten gegenüber denjenigen, die weniger davon zu sich nahmen, ein erhöhtes Risiko für die Entwicklung weiter fortgeschrittener Tumoren.

Was bewirkt ein Übermaß an Kalzium? – Im vorhergehenden Kapitel wurde gezeigt, wie wichtig Vitamin D für die Prostatakrebsvorbeugung sein kann, da der Körper Vitamin D in das wirksame Antitumorhormon 1,25-D umwandelt. Eine hohe Kalziumzufuhr verringert jedoch die Fähigkeit des Körpers, 1,25-D zu erzeugen. Kalzium kann somit also die Wirksamkeit von Vitamin D einschränken.

Unter diesem Gesichtspunkt kann es doppelt nützlich sein, statt Kuhmilch Sojamilch zu trinken (und dreifach nützlich, wenn man wie T. Colin Campbell der Ansicht ist, daß tierisches Eiweiß, besonders Kasein, Krebs fördert).

Doch wie überall in der Wissenschaft besteht hier keine allgemeine Übereinstimmung. Richard Hayes vom Nationalen Krebsinstitut sah bei seiner Studie keinen Einfluß von Kalzium auf das Fortschreiten von Prostatakrebs. Auch viele andere Wissenschaftler bestreiten die Ergebnisse aus Harvard. Doch bevor Sie nun dieses Buch wütend zuknallen und sagen »Können sich die Wissenschaftler nicht einmal über etwas einig sein?«, lesen Sie weiter. Sie werden sehen, daß Sie bereits heute Konkretes unternehmen können.

Was Sie jetzt tun können

Machen Sie sich folgendes bewußt: Die empfohlene Tagesmenge an Kalzium beträgt tausend Milligramm für Männer zwischen neunzehn und fünfzig und eintausendzweihundert Milligramm für Männer über einundfünfzig Jahren. Viele Männer konsumieren davon auch nicht annähernd so viel, so daß ein Risiko für sie eine rein hypothetische Frage ist. Und wenn Sie nicht mehr als einen Viertelliter Milch pro Tag trinken, ist es unmöglich, daß Sie über die Ernährung zweitausend Milligramm Kalzium zu sich nehmen – das entspricht der Menge, die mit einem erhöhten Risiko für eine Erkrankung im fortgeschrittenen Stadium in Zusammenhang gebracht wurde. Mit anderen Worten, es bestehen gute Aussichten, daß Sie sich im Moment im Rahmen der Sicherheitsgrenzen bewegen.

Zur weiteren Klärung dieses Themas wollen wir uns die folgenden vier Fallmöglichkeiten ansehen:

- Bei Ihnen besteht nur ein geringes Prostatakrebsrisiko. In Anbetracht der vorliegenden, zum Teil widersprüchlichen Forschungsergebnisse könnten Sie nur schwer einen triftigen Grund für eine Reduzierung der Kalziumzufuhr sehen, besonders wenn bei Ihnen ein Osteoporoserisiko gegeben ist.
- Bei Ihnen besteht ein hohes Prostatakrebsrisiko. In diesem Fall lohnt es sich, durch einen Ernährungsspezialisten überprüfen zu lassen, wieviel Kalzium Sie über die Nahrung zu sich nehmen. Falls dies über der empfohlenen Menge liegt, sollten Sie mit Ihrem Urologen besprechen, ob es sinnvoll ist, sich hier einzuschränken, um sich der empfohlenen Menge anzunähern. Doch da sowohl für Männer als auch für Frauen ein Osteoporoserisiko besteht, sollten Sie sich auch nicht dazu verleiten lassen, sehr viel weniger als die empfohlene Menge Kalzium zu konsumieren.

- Sie haben bereits Prostatakrebs. Ziehen Sie eine geringere Kalziumzufuhr als möglichen Weg in Betracht, eine Ausbreitung des Krebses zu verhindern. Nehmen Sie keine Ergänzungsmittel, die Kalzium enthalten, auch keine Präparate gegen Magensäure. Verwenden Sie Sojaeiweißpulver mit niedrigem Kalziumgehalt.
- Sie haben Prostatakrebs im fortgeschrittenen Stadium. Hier liegt eine echte Konfliktsituation vor – Neil Fleshner von der Universität Toronto warnt: »Ich empfehle meinen Patienten nicht, sich auf eine Ernährung mit wenig Kalzium umzustellen, da wir wissen, daß eine hormonelle Behandlung von fortgeschrittenem Prostatakrebs Osteoporose beschleunigt.« Andere wiederum sorgen sich eher darum, daß zuviel Kalzium den Krebs verschlimmern könnte. Beraten Sie sich mit Ihrem Onkologen darüber, welche Kalziummenge für Ihre persönlichen Erfordernisse und Ihre momentane Behandlung angemessen ist.

Die nachstehende Tabelle gibt Ihnen eine Übersicht über den Kalziumgehalt ausgewählter Lebensmittel:

Kalziumgehalt ausgewählter Lebensmittel

	Portionsgröße	Gewicht in Gramm	Kalziumgehalt in Milligramm
Brot, Getreide, Reis, Nudeln			
Brot, Vollkornweizen	1 Scheibe	25	20
Brot, weiß	1 Scheibe	24	27
Cornflakes	1 Tasse	28	1
Nudeln, gekocht	1 Tasse	140	24
Reis, braun, gekocht	½ Tasse	97	10
Reis, weiß, gekocht	½ Tasse	100	8
Rosinenkleie	½ Tasse	28	20
Gemüse			
Brokkoli, gekocht	½ Tasse	78	47
Karotte, roh	1 kleine	70	13
Kartoffel, gebacken	1 mittelgroße	200	12
Maiskörner, gekocht	½ Tasse	82	3
Tomate, roh	1 mittelgroße	123	6
Obst			
Banane	1 mittelgroße	114	7
Beeren	½ Tasse	72	10
Kantalup-Melone	1/8 Melone	150	8
Orange	1 mittelgroße	140	52

	Portionsgröße	Gewicht in Gramm	Kalziumgehalt in Milligramm
Fleisch, Fisch, Geflügel, getrocknete Bohnen			
Hamburger, gebraten	1 mittelgroßer	100	5
Hühnerbrust, ohne Haut	1 mittelgroße	86	13
Schinken	1 Scheibe	28	2
Heilbutt, gekocht	1 kleines Filet	85	51
Lachs, gekocht	1 kleines Filet	85	14
Bohnen, gekocht	½ Tasse	120	80
Linsen, gekocht	½ Tasse	100	19
Tofu, fest		28	58
Eier			
ganz, gekocht	1 großes	17	23
Milch, Milchprodukte			
Milch, fettfrei	1 Tasse	24	302
Rahmkäse	2 Eßlöffel	28	23
Vollmilch	1 Tasse	28	148
Fette, Öle			
unerheblich			
Zucker			
brauner Zucker	1 Teelöffel	5	4
Honig	1 Teelöffel	7	0

Quelle: US-Landwirtschaftsministerium (USDA), Landwirtschaftlicher Forschungsservice, 1999. USDA-Nährstoffdatenbank Standard, Ausgabe Nr. 13

Ballaststoffe

Ballaststoffe sind heutzutage die am meisten unterschätzten Nährstoffe in unserem Essen – ob es sich um die Vorbeugung von Herzkrankheiten, Diabetes, Krebs oder Fettleibigkeit handelt. Die außergewöhnliche Wirkweise von Ballaststoffen erstreckt sich auf alle diese Krankheiten; weshalb, erfahren Sie gleich.

Lösliche Ballaststoffe haben die bemerkenswerte Eigenschaft, tatsächlich den Testosteronspiegel zu senken, wenn Männer viel davon essen. Wie aber wirken Ballaststoffe ihre Wunder? Neil Fleshner zeigte auf, daß durch sie der Sexualhormonspiegel im Blutplasma abnimmt und diese Hormone statt dessen vermehrt mit dem Kot ausgeschieden werden. Zusätzlich beobachtete Fleshner einen Prostatakrebsmarker und entdeckte, daß dieser nach vier Monaten um zehn Prozent fiel, wenn die Nahrung achtzehn Gramm lösliche Ballaststoffe täglich enthielt. Das wichtigste Ergebnis der Studie war, daß es *unbedingt* lösliche Ballaststoffe sein mußten; diese sind enthalten in Hafer und Reiskleie, bestimmten Gemüsen wie Rosenkohl und Karotten, den meisten Bohnensorten, auch Sojabohnen, einigen Obstsorten wie Äpfeln und Orangen und Trockenobst. Lösliche Ballaststoffe interagieren mit den Verdauungsflüssigkeiten und saugen Flüssigkeit auf, so daß man sich gesättigt fühlt.

Unlösliche Ballaststoffe dagegen finden sich unter anderem in Weizenkleie, Vollwertgetreide sowie Obst und Gemüse; sie beschleunigen den Transport der Nahrung in den Darm, wodurch sich die Verdauungszeit verkürzt.

Die nachstehende Tabelle listet die Nahrungsmittel mit dem höchsten Gehalt an löslichen Ballaststoffen auf.

Nahrungsmittel mit hochlöslichen Ballaststoffen

Nahrungsmittel	Portionsgröße	Gewicht in Gramm	Lösliche Ballaststoffe in Gramm
Getreideflocken			
All-Bran, Kellogg's	½ Tasse	30	1,5
All-Bran mit Extra-Ballaststoffen, Kellogg's	½ Tasse	28	0,9
Weizenkleie, allgemein	½ Tasse	46	3,5
Getreide			
Perlgraupen, ungekocht	½ Tasse	100	3,4
Roggenmehl	½ Tasse	51	2,0
Weizenkeime	½ Tasse	56	1,8
Weizenkleie	½ Tasse	30	1,0
Weizenvollwertmehl	½ Tasse	60	1,1
Brot			
Pumpernickel	1 Scheibe	32	1,2
Roggenbrot	1 Scheibe	25	0,7
Trockenobst			
getrocknete Aprikosen	2 Hälften	7	0,3
getrocknete Backpflaumen	2 Stück	17	0,6
getrocknete Feigen	1 Stück	19	0,5
getrocknete Pfirsiche	2 Hälften	26	1,0

Nahrungsmittel	Portionsgröße	Gewicht in Gramm	Lösliche Ballaststoffe in Gramm
Gemüse			
Okraschoten, frisch, geputzt	½ Tasse	50	1,5
Petersilie, frisch	¼ Tasse	15	0,4
Rosenkohl, frisch	½ Tasse	78	2,0
Rüben, gekocht	½ Tasse	78	1,7
Winterwirsing, frisch	½ Tasse	35	0,7
Hülsenfrüchte (getrocknet, gekocht)			
Gartenbohnen	1 Tasse	182	3,8
Kidneybohnen, dunkelrot	1 Tasse	177	5,7
Mondbohnen	1 Tasse	227	6,6
Preiselbeerbohnen	1 Tasse	177	5,5
Scheckenbohnen	1 Tase	171	3,8
schwarze Bohnen	1 Tasse	172	4,8

Nachgedruckt mit freundlicher Genehmigung der HCF Nutrition Research Foundations, Inc.

Wissenschaftler glauben, daß durch eine Reduzierung der Menge an Hormonen wie Testosteron der Verlauf von Prostatakrebs im Primärstadium beeinflußt werden könnte (die Mengen, um die es hier geht, sind so gering, daß sie keinesfalls die Virilität eines Mannes beeinträchtigen). Ein höherer Verzehr von Vollkornprodukten wird mit einem reduzierten Risiko für bestimmte Krebsarten in Verbindung gebracht, darunter auch Prostatakrebs[1], während mehrere Studien wiederum aufgezeigt haben, daß zwischen einem geringen Verzehr von

Vollwertgetreide und einem höheren Krebsrisiko ein Zusammenhang besteht. Eine der wichtigsten krebsbekämpfenden Substanzen in Vollwertgetreide sind Ballaststoffe.[2] Wie im Grunde alle in diesem Buch behandelten Elemente gehören Ballaststoffe zu einer robusten, gesunden Ernährung, die Ihnen auf mehrere Arten hilft. Fleshner meint: »Ich halte sehr viel von Ballaststoffen.« Hier einige ihrer weiteren Nutzwirkungen:

- Gewichtskontrolle: Ballaststoffe spielen eine wesentliche Rolle für die Steuerung des Hunger- und Sättigungsgefühls und ermöglichen es Ihnen somit, Ihr Gewicht unter Kontrolle zu halten. Ballaststoffe verlangsamen die Verdauung, so daß die Nahrung »länger vorhält« und das Hungergefühl gedämpft wird. Ballaststoffreiche Lebensmittel sind füllender, haben weniger Kalorien, und es dauert länger, sie zu essen, was Ihrem Gehirn die Chance gibt, die Nahrungsaufnahme zu registrieren, bevor Sie sich überessen. Lösliche Ballaststoffe wirken am besten gegen Hunger.

- Ein gesundes Herz: Es hat sich herausgestellt, daß lösliche Ballaststoffe den Cholesterinspiegel leicht senken. Experten sind der Meinung, dies würde dadurch bewirkt, daß Ballaststoffe Cholesterin direkt in den Darm saugen und dieses zusammen mit ihnen ausgeschieden wird. Die Fakultät für Öffentliches Gesundheitswesen in Harvard erklärt, daß durch jedes zusätzliche Gramm an Ballaststoffen, das man täglich ißt, das Herzkrankheitsrisiko um zwei Prozent sinkt. Und jede zweiprozentige Senkung des Cholesterinspiegels bewirkt eine vierprozentige Senkung des Herzkrankheitsrisikos.

- Steuerung des Blutzuckerspiegels: Ballaststoffe halten Zucker im Magen und geben ihn nur langsam in den Blutkreislauf ab, so daß sie Ihnen eine ausgezeichnete

Steuerung Ihres Blutzucker- und Insulinspiegels ermöglichen.

- Andere Krebsarten: Ob Ballaststoffe helfen können, Darmkrebs zu verhüten, ist im Moment ein heftig diskutiertes Thema. Eine wichtige Studie aus Harvard ergab, daß dies nicht der Fall ist. Doch Kritiker weisen darauf hin, daß die Teilnehmer an der Studie weder große Mengen an Ballaststoffen überhaupt noch speziell besonders viele lösliche Ballaststoffe aßen, die sich hauptsächlich in Kleie finden, so daß sich kaum eine Wirkung zeigen konnte.

Was Sie jetzt tun können

Wieviele Ballaststoffe sollte man essen? Das Nationale Krebsinstitut empfiehlt fünfundzwanzig bis dreißig Gramm täglich. Fleshner rät, ein Drittel der verzehrten Ballaststoffe sollten lösliche sein. Denken Sie daran, daß lösliche Ballaststoffe Ihnen auch dabei helfen, Ihr Hungergefühl und Ihr Gewicht unter Kontrolle zu bringen. Die Menüpläne in diesem Buch sind so konzipiert, daß Sie täglich fünfunddreißig Gramm Ballaststoffe zu sich nehmen, sowohl lösliche als auch unlösliche. Wenn Sie sich also nach den Menüplänen richten, brauchen Sie sich keine Gedanken mehr zu machen, wieviele lösliche und wieviele unlösliche Ballaststoffe Sie essen sollten, da ausreichende Mengen von beiden darin enthalten sind. Ballaststoffreiche Getreide- und Bohnensorten sind der praktischste Weg, viele lösliche Ballaststoffe aufzunehmen.

Ich bin der erste, der bereit ist zuzugeben, daß ich Ballaststoffen jahrelang keine Beachtung geschenkt habe. Doch jetzt bemühe ich mich sehr, möglichst viele zu mir zu nehmen. Der Einfachheit halber esse ich zum Frühstück ballaststoffreiche Getreideflocken und sowohl zum Mittag- als auch zum Abendessen eine Tasse Bohnen.

Bohnen sind die ballaststoffreichsten Nahrungsmittel überhaupt, doch sollten Sie langsam damit beginnen. Eine Tasse Bohnen mit reichlich löslichen Ballaststoffen kann für Stunden ein unangenehmes Völlegefühl hervorrufen – lösliche Ballaststoffe ziehen Wasser in den oberen Darmtrakt und erzeugen dadurch ein stärkeres Völlegefühl.

Ein anderes großes Problem ist die Gasbildung. Wenn Sie erst damit anfangen, ballaststoffreiche Nahrungsmittel zu essen, werden Sie feststellen, daß es anfangs zu vermehrter Gasbildung kommt. Um Beschwerden zu vermeiden, sollten Sie zunächst nicht mehr als eine halbe Tasse Lebensmittel mit löslichen Ballaststoffen täglich essen. Erhöhen Sie diese Ration alle paar Tage um eine Vierteltasse, bis Sie auf eineinhalb Tassen kommen.

Teil Drei
Lebensweise

Jeden Morgen rolle ich mich aus dem Bett und gehe dann in mein Arbeitszimmer, um zu schreiben. Während ich langsam meine Gedanken sammle, sage ich mir, daß dies genau die Art ist, wie wir leben sollten. Dabei denke ich an all die Jahre voll schlechter Mahlzeiten und langer Nächte. Und jetzt kann ich es einfach nicht fassen, wie wohl ich mich fühle. Die Ursache meines Wohlbefindens liegt in der Lebensweise, die ich mir als Teil meines Prostatakrebsvorbeugungsprogramms angeeignet habe. Ich bin sogar der Meinung, der Ausdruck »Lebensweise« würdigt das Konzept nicht genügend. Wie könnte man sich noch besser fühlen oder das Leben noch voller leben? Man sollte es »Lebensart der Könige« nennen! Die von mir verzehrten Lebensmittel und Mahlzeiten strotzen vor Nährstoffen, die jede Faser meines Körpers lebendiger werden lassen. Die Yoga-Übungen, die ich nun praktiziere, lassen meinen Streß gegen Null sinken. Und das Fitneßtraining gibt mir das Gefühl, wieder fünfundzwanzig zu sein. Ich bin mir sicher, daß es Ihnen genauso gehen wird. Natürlich könnten Sie dieses Programm auch als eine Art verordnete Medizin ansehen, aber damit würden Sie sich nur selbst etwas vorenthalten. Das Programm macht einfach Spaß! Ehrlich! Inzwischen bin ich begeistert, wenn ich von neuen Methoden höre, wie man den Körper heilen und ihn dabei gleichzeitig immer stärker machen kann.

In diesem Abschnitt finden Sie das Grundprogramm mit einer Reihe von Menüplänen, die Sie in ein gastronomisches Abenteuer entführen werden, und im Anschluß daran ein Kapitel über Streßbewältigung sowie eines zum Thema Fitneß. In diesem Teil wird nahezu alles, was je über Prostatakrebsvorbeugung bekannt wurde, zu einem praktikablen Programm zusammengefaßt, mit dem es sich hervorragend leben läßt. Nach diesem Programm leben Millionen von Männern in traditionellen Gesellschaften in Fernost seit Jahrhunderten. Und vorläufige Studien zeigen, daß nur eine Kombination dieser drei Elemente – Ernährung, Streßabbau und körperliche Aktivität – zu einem größeren und auch meßbaren Rückgang der wichtigsten Prostatakrebsmarker führt, selbst bei Männern, die die Krankheit bereits haben. Ich hoffe, Sie werden lernen, diese Lebensweise so zu lieben, wie auch ich es gelernt habe.

Falls Sie bereits an Prostatakrebs erkrankt sind, sollten Sie mit Ihrem Arzt ausführlich darüber sprechen, welche Rolle Ihr Lebensstil für Ihre Behandlung spielt. Dean Ornish meint dazu: »Wenn Sie sich *irgendeiner* Behandlung gegen Prostatakrebs unterziehen, könnte das Ihre Sexualfunktionen beeinträchtigen, aber wenn Sie sich an diese Ernährung und an diesen Lebensstil halten, werden sich Ihre Sexualfunktionen mit Sicherheit *verbessern*.«

Ernährung

Wie gut mir doch diese Gerichte schmecken! Als sie erstmals zusammengestellt wurden, hatte ich keine Ahnung, daß eine so großartige Ernährung so vorzüglich schmecken könnte. Ich traf deren Chefinitiatorin, Rita Mitchell, zum ersten Mal in einer Fernsehshow in Chicago. Sie ist Ernährungswissenschaftlerin am Fachbereich für Ernährung der Universität von Kalifornien in Berkeley. Wer hätte je gedacht, daß Ernährungswissenschaftler auch so vorzügliche Küchenchefs sein können! Im Zuge einer einstündigen Sendung über Brustkrebsvorbeugung hatte sie verschiedene Mahlzeiten zubereitet, für die sie gesundheitsfördernde Zutaten von Soja über Brokkoli bis zu Kohl und Süßkartoffeln verwendete. Ehrlich gesagt, dachte ich zuerst, dies könne unmöglich gut schmecken. Doch Mitchell sagte mir in ihrer freundlichen Art: »Kosten Sie doch einfach.« Das tat ich, und es schmeckte himmlisch. Eigentlich gönnen wir uns nur selten neue Geschmackserlebnisse. Und nun explodierten all die neuen Aromen buchstäblich in meinem Mund. Ich war völlig verblüfft. Doch die tatsächliche Überraschung war die Wirkung danach: Wenn man sich ein Stück Gänseleber oder Hummer in den Mund steckt, schmeckt das wunderbar und vermittelt auch ein mentales »Glücksgefühl«. Doch das legt sich bald wieder und geht über in eine Empfindung von Schwere mit einem Beigeschmack von Schuld, wenn die reichhaltigen, fetten Inhaltsstoffe ihren Tribut fordern. Nach Ritas Essen war es jedoch ganz anders. Ich fühlte mich geistig rege wie selten zuvor. Ich fragte mich, wie

es nur möglich war, köstlich schmeckende Mahlzeiten zu kochen, nach denen man sich ungeheuer wohl fühlte und die einem noch dazu unglaublich gut taten. Nun, Rita und ihre Kollegin, Barbara Sutherland, vereinen in sich die Eigenschaften
erstklassiger Ernährungswissenschaftlerinnen und exzellenter
Köchinnen. Es gelingt ihnen, aus Zutaten, die uns einst schaudern ließen, wenn wir nur daran dachten, die phantastischsten
Gerichte zu zaubern. Das Geniale an Ritas und Barbaras Menüplänen ist, daß sie dem Schutzprogramm gegen Prostatakrebs etwas Spielerisches geben. Ohne sie käme man sich vor
wie ein Chemiker, der versucht, die Speisen so zusammenzustellen, daß sie genügend Lycopin, Genistein, Selen und andere
Zutaten enthalten. Doch so hat man das alles schon für Sie erledigt: Rita und Barbara haben alle diese Bestandteile mit akribischer Genauigkeit in wunderbar schmeckende Mahlzeiten
integriert.

Alle in diesem Kapitel enthaltenen Menüpläne und Rezepte
wurden von Rita Mitchell und Barbara Sutherland von der
Universität von Kalifornien in Berkeley entwickelt und auf
meine Bitte hin auf die in diesem Buch ausgesprochenen Empfehlungen abgestimmt. Ich habe die einfach und schnell zuzubereitenden Gerichte selbst nachgekocht. Bei den Gerichten,
von denen ich dachte, daß Sie sie vielleicht nicht kennen, habe
ich die jeweiligen Rezepte mit angegeben. Mein in Kürze erscheinendes Anti-Krebs-Kochbuch enthält die Rezepte für *alle*
in dem vorliegenden Buch erwähnten Gerichte. Für weitere
Rezeptideen empfehle ich wärmstens die beiden Bücher von
Michael Milken, *The Taste for Living Cookbook* und *The Taste for Living WORLD Cookbook*. Mike ist bei der Konzeption der Mahlzeiten noch einen Schritt weiter gegangen und
hat Gerichte entwickelt, die aussehen und schmecken wie beliebte amerikanische Lebensmittel, jedoch alle wichtigen Strategien für den Schutz vor Prostatakrebs berücksichtigen. Auch
in Dean Ornishs Büchern *Eat More, Weigh Less, Everyday
Cooking with Dr. Dean Ornish* (Mehr essen, weniger wiegen)

und *Herzgesunde Kost. Herzkrankheiten lindern und vorbeugen* finden Sie viele ausgezeichnete Rezepte mit wenig Fett. Bei seinem klinischen Versuch zur Behandlung von Prostatakrebspatienten mit Hilfe der richtigen Ernährung verwendet Dean Ernährungspläne, die denen in diesem Buch sehr ähnlich sind. Je nachdem, wie offensiv Ihr Schutzprogramm gegen Prostatakrebs ist, könnte es sein, daß Sie die Rezepte geringfügig abändern müssen, indem Sie beispielsweise weniger Milchprodukte als angegeben verwenden, wenn die Kalziumzufuhr eingeschränkt werden soll.

K. Dun Gifford, Präsident und Gründer des Oldways Preservation Trust, der führenden US-Strategiekommission zum Thema Nahrungsmittel, wirbt für gesundes Essen auf der Basis traditioneller Erzeugungswege.

Seine Organisation wählt Diäten im Hinblick auf drei Aspekte aus. Der erste ist ernährungswissenschaftlicher Art und berücksichtigt die folgenden Kriterien: epidemiologische Studien, die aufzeigen, daß Männer in China und Japan niedrigere Prostatakrebsraten haben; Laboranalysen von Nahrungsmitteln mit den Meßergebnissen von deren antioxidativen Eigenschaften, dem Gehalt an gesättigten Fettsäuren und so weiter sowie Versuche, in denen die Probanden über einen Zeitraum von ein paar Monaten oder Jahren entsprechende Diäten einhalten, damit man untersuchen kann, ob dadurch Veränderungen im Blut erzielt werden können, beispielsweise in bezug auf den Cholesterinspiegel.

Das zweite Kriterium für die Auswahl der Diäten ist die Vertrautheit mit den jeweiligen Lebensmitteln und deren Zugänglichkeit. Menschen ändern ihre Eßgewohnheiten nicht, wenn sie sich auf unbekannte, fremde Nahrungsmittel umstellen müssen. Glücklicherweise enthalten die gesündesten Ernährungsstile der Welt Zutaten, die außerordentlich schmackhaft und uns vertraut sind und die wir gern essen – italienisches und griechisches, chinesisches und japanisches Essen.

Das dritte Kriterium ist die Frage, ob hinter diesen Diäten

eine starke, dauerhafte kulturelle Tradition steht. Die beiden in diesem Buch vorgestellten traditionellen Ernährungsstile, der mediterrane und der asiatische, wurden von Oldways gründlich untersucht. Beide existieren bereits seit Jahrtausenden. Sie bieten eine vorzügliche Ausgewogenheit an Nährstoffen und enthalten kein verarbeitetes, sondern Vollwertgetreide. Darüber hinaus finden Sie einen Plan für den neuen Ernährungsstil, bei dem Lebensmittel zur Anwendung kommen, die für uns »heimischer« sind.

Sehen wir uns das Ganze näher an. Zunächst müssen Sie folgendes wissen:

- Jeder der drei Menüpläne enthält vierzig Gramm Sojaeiweiß täglich – zwanzig Gramm über die Mahlzeiten und zwanzig Gramm aus einem Shake. Denken Sie also daran: Egal, für welchen Plan Sie sich entscheiden, Sie sollten jeden Tag zusätzlich einen Sojashake trinken.

Rezept für einen Sojaeiweißshake

Dieser Shake enthält zwanzig Gramm Sojaeiweiß. Er ist eine ausgezeichnete, nahrhafte Nachmittagsstärkung. Wenn Sie möchten, können Sie auch die Hälfte der Menge vormittags oder am späteren Abend und die andere Hälfte am Nachmittag trinken.

Statt Bananen und Erdbeeren können Sie auch andere Früchte verwenden. Wenn der Shake dickflüssiger ausfallen soll, frieren Sie die Früchte kurz zuvor ein.

Zutaten für eine Portion:
1 Tasse fettfreier Sojadrink
2 Eßlöffel Sojaeiweißpulver
1 Eßlöffel Orangensaftkonzentrat
½ Banane, in Stücke geschnitten
½ Tasse Erdbeeren

Geben Sie alle Zutaten in einen Mixer, und mixen Sie sie so lange, bis sie sich gut vermischt haben.

- Zusätzlich zu den Mahlzeiten sollten Sie täglich ein Glas (170 Gramm) Tomatensaft aus der Dose oder Flasche trinken, und zwar zu den Mahlzeiten, damit sichergestellt ist, daß die maximale Lycopinmenge absorbiert wird.
- Jeder der Menüpläne entspricht den diätetischen Empfehlungen in Teil Zwei dieses Buchs.
- In allen Menüplänen sind achthundert Milligramm Kalzium enthalten, was etwas unterhalb des täglichen Bedarfs liegt. Falls Sie und Ihr Arzt der Ansicht sind, Sie bräuchten mehr Kalzium, sollten Sie lieber auf einige der in dem Kapitel über Kalzium angegebenen Quellen zurückgreifen, statt Ergänzungsmittel oder Medikamente gegen Magensäure zu nehmen.

Die asiatische Küche

Dies sind die Speisen, die, was den Schutz vor Prostatakrebs betrifft, an erster Stelle stehen. Die Weltgesundheitsorganisation (WHO) ist die höchste unparteiische Beurteilungsinstanz für das Scheitern oder den Erfolg eines Landes bei der Krankheitsvorbeugung. Sie berichtete, daß in den Vereinigten Staaten zwischen 1990 und 1993 17,5 Prostatakrebstote auf hunderttausend Männer kamen, während die Quote in Japan lediglich vier auf hunderttausend betrug. Die fettarme, obst- und gemüsereiche, auf Soja basierende Ernährung könnte der wichtigste Grund für die unterschiedlichen Zahlen sein. Von allen gesunden Ernährungsstilen auf der Welt kommen die der Prostatagesundheit am meisten zuträglichen durchweg aus Fernost. Die folgenden Speisepläne enthalten Vollwertgetreide und mindestens neun Portionen Obst und Gemüse täglich, darunter zwei Kreuzblütlergemüse und eine Portion lycopinreicher Tomatenprodukte. Die Mahlzeiten sind fettarm (zehn Prozent der Gesamtkalorienmenge), enthalten *keine* Milch- oder andere tierische Produkte und insgesamt etwa fünfunddreißig Gramm Ballaststoffe pro Tag. Zusätzlich liefern sie rund zwanzig Gramm Sojaeiweiß aus den Speisen selbst. Denken Sie daran, zusätzlich jeden Tag einen Sojaeiweißshake zu trinken sowie ein Glas (circa 170 Gramm) Tomatensaft aus der Dose oder Flasche täglich zusammen mit einer Mahlzeit. Wenn bei Ihnen ein hohes Risiko besteht oder Sie bereits Prostatakrebs haben, sind das die Speisen, die ich Ihnen am stärksten empfehle, da sie dem Essen entsprechen, das von Männern in Fernost verzehrt wird.

Frühstück

Frühstücks-Sojashake
*fettfreie Sojamilch, Banane, Orangensaft und
Sojaeiweißpulver mit Vanille- und Muskatgeschmack*

Reis und Gemüse

Tempeh mit Zuckerschoten, Pilzen und Karotten
*Gemüse und Sojatempeh, gewürzt mit Hoisin-Sauce, Mirin
(Reisweinwürze) und frischem Ingwer, Beilage brauner Reis*

Apfel- und Birnenscheiben

Gemüse »Pho«
*würzige Brühe mit Reisnudeln, frischen grünen Sojabohnen,
Tomaten, grünen Zwiebeln, Bohnensprossen und Koriander*

Orangenspalten

Reispfannkuchen mit Curry-Tofu
*braune Kurzkornreis-Pfannkuchen mit Zwiebel-Paprika-
Tofu-Curry, mit Koriander bestreut*

Frisches Papaya-Mango-Chutney

Miso-Suppe
Brühe mit Miso-Aroma mit Karotten, Shiitake-Pilzen,
Tofu-Stückchen, grünen Zwiebeln und braunem Reis

Frische Kirschen und Spalten von Mandarinen

Mittagessen

Tofu-Pilz-Suppe
Julienne-Streifen von festem Tofu, schwarzen Pilzen,
Knopfpilzen, Shiitake-Pilzen, Bok Choy und Lauch
in Gemüsebrühe, leicht gewürzt mit Miso- und Austernsauce

Gemischtes Gemüse, in der Pfanne gerührt

Orangenspalten in Orangenwasser

*

Gemüse Mu Shu
Bohnensprossen, schwarze Pilze, geschnetzelte Karotten, Bok
Choy, Zwiebeln und Kohl, in Mu-Shu-Wickel gerollt, garniert
mit Pflaumensauce und gehackten grünen Zwiebeln

Salat aus Karotten und Daikon-Rettich

Birnen- und Apfelscheiben

*

Brokkoli und Pilze, pfannengerührt, mit Tofu
Brokkoliröschen, Shiitake-Pilze, Zuckerschoten,
Wasserkastanien, grüne Zwiebeln und Tofu, pfannengerührt,
gewürzt mit Chili und frischem Ingwer, dazu brauner Reis

Brunnenkressesalat

Kiwi- und Birnenscheiben

*

Süß-saurer Tofu
Ananasstücke, rote Paprika, Brokkoliröschen, Zwiebelstücke
und Tofu in süß-saurer-Sauce, dazu brauner Reis

Spargel-Radieschen-Salat

Mandarinenspalten

*

Gemüse und Tofu mit Nudeln
herzhaft gewürzter Brokkoli, Blumenkohl, Bok Choy,
schwarze Pilze, rote Paprikaschoten, Zwiebeln,
Wasserkastanien, Tofu, pfannengerührt, dazu Reisnudeln,
garniert mit Koriander

Bohnensprossensalat

Banane und getrocknete Kranbeeren

Abendessen

Blumenkohl-Karotten-Curry mit Tofu
Tofu mit Tomaten, Karotten, Zwiebeln, Blumenkohl und grü-
nen Bohnen, in einem Curry aus Knoblauch, Ingwer,
Kurkuma, Koriander und Kreuzkümmel, dazu brauner Reis

Minz-Chutney

Lychees und Mango-Eis

*

Laotische Suppe
Frische grüne Sojabohnen, grüne Zwiebeln, Tomaten,
Karotten und Brokkoli in Gemüsebrühe, gewürzt
mit Zitronengras, geröstetem Knoblauch, Hoisin-Sauce
und Koriander, dazu brauner Reis

Saure Gurken und Zwiebeln

Banane, in Orangenwasser gebacken

*

Süß-saurer Bok Choy und Tempeh
Soja-Tempeh mit Bok Choy, Karotten, grünen Paprika-
schoten, roten Zwiebeln, Ananasstücken und Ingwer
in einer scharfen, süß-sauren Sauce, dazu Reis

Vietnamesische Salatröllchen

Mango-Sorbet

Gegrillter Tofu und Tomaten

*

Gemischtes frisches Gemüse

Zwiebeln, Brokkoli, Blumenkohl, Zuckerschoten,
rote Paprikaschoten und frische grüne Sojabohnen
in einer leichten, mit Chili abgeschmeckten Sauce

Papaya und Erdbeeren

*

Reisnudeln mit Gemüse und Tofu in schwarzer Bohnensauce

fester Tofu, grüne Bohnen, Zwiebeln, Bok Choy, Brokkoli,
Shiitake-Pilze, Karotten und rote Paprikaschoten,
pfannengerührt, mit schwarzer Bohnensauce,
dazu Reisnudeln

Bohnensprossensalat

Mungbohnenkuchen

Rezepte für die asiatischen Gerichte

Gemüse »Pho«

Menge: 2 Portionen · Zubereitungszeit: 15 Minuten · Kochzeit:
25 Minuten

Zutaten:
4 Tassen Gemüsebrühe, selbst zubereitet oder aus der Dose
3 Zehen gerösteter Knoblauch, fein gehackt
1 Teelöffel frischer Ingwer, gerieben
1 Stück (ca. 2,5 cm) Zitronengras, mit einer Messerbreitseite
 zerdrückt
1 Stück (ca. 2,5 cm) Zimtstange

¼ Teelöffel Fischsauce
¼ Teelöffel Sojasauce
¼ Teelöffel Chilipulver
¼ Teelöffel Zucker
ca. 115 g Pho-Reisnudeln
1 mittelgroße Tomate, gehackt
1 mittelgroße grüne Zwiebel, zuerst in ca. 2,5 cm große Stücke
   und dann der Länge nach in dünne Scheiben geschnitten
½ Tasse frische grüne Sojabohnen
1 Tasse Mungbohnensprossen, gut abgespült
6 Zweige Koriander, nur die Blätter

1. Gemüsebrühe, Knoblauch, Ingwer, Zitronengras, Zimt,
   Fischsauce, Sojasauce, Chilipulver und Zucker in einer großen Kasserolle zum Kochen bringen. Hitze zurückschalten
   und zugedeckt 20 Minuten leicht köcheln lassen.
2. In der Zwischenzeit knapp 2 l Wasser in einem großen
   Kochtopf zum Sieden bringen. Von der Platte nehmen, die
   Nudeln hineinlegen und 10 bis 15 Minuten stehen lassen,
   bis die Nudeln weich sind, dabei gegentlich umrühren. Nudeln abseihen.
3. Brühe durchsieben und wieder in die Kasserolle gießen. Tomate, grüne Zwiebel und Sojabohnen zufügen. 5 Minuten
   erhitzen.
4. Nudeln auf Suppentellern anrichten. Mungbohnensprosen
   darüber geben. Brühe und Gemüse in die Teller schöpfen.
5. Mit Korianderblättern bestreuen.

Brokkoli und Pilze, pfannengerührt, mit Tofu

Menge: 2 Portionen · Zubereitungszeit: 10 Minuten · Kochzeit:
15 Minuten

Zutaten:
¼ Teelöffel Rapsöl

1 Tasse Brokkoliröschen (traubengroße Stücke)
2 Zehen gerösteter Knoblauch, fein gehackt
18 Zuckerschoten
4 kleine Shiitake-Pilze, gehackt
4 mittelgroße grüne Zwiebeln, gehackt
½ Tasse Wasserkastanien, in Scheiben geschnitten
6 Tropfen Chiliöl
6 Tropfen Sojasauce
1 Teelöffel Sherryessig
1 Teelöffel frischer Ingwer, gerieben
ca. 115 g fester Tofu, in unregelmäßige Stücke geschnitten
2 Tassen gekochter brauner Reis

1. Öl in einer großen Bratpfanne oder einem Wok auf mittlerer Hitze heiß werden lassen. Brokkoli und Knoblauch in die Pfanne geben, etwa 5 Minuten unter fortwährendem Rühren braten.
2. Zuckerschoten, Pilze, grüne Zwiebeln und Wasserkastanien dazugeben. Weitere 5 Minuten unter ständigem Rühren braten.
3. Chiliöl, Sojasauce, Sherryessig und Ingwer zufügen und vorsichtig unter das Gemüse rühren.
4. Tofu zugeben. Vorsichtig umrühren. Weitere 2 bis 3 Minuten braten, bis der Tofu heiß ist.
5. Auf braunem Reis angerichtet servieren.

Blumenkohl-Karotten-Curry mit Tofu

Menge: 2 Portionen · Zubereitungszeit: 15 Minuten · Kochzeit: 15 Minuten

Zutaten:
2 Eßlöffel Stärkemehl
1¾ Tassen Wasser
½ Teelöffel Rapsöl

¼ mittelgroße Zwiebel, gehackt
2 Zehen gerösteter Knoblauch, fein gehackt
½ Teelöffel frischer Ingwer, gerieben
1 Teelöffel Kreuzkümmelpulver
1 Teelöffel Korianderblätter, getrocknet
⅛ Teelöffel Kurkuma
1 Tasse kleine Blumenkohlröschen
1 kleine Karotte, in dünne Scheiben geschnitten
1 Tasse grüne Bohnen, in Stücke geschnitten
1 kleine Tomate, gehackt
ca. 115 g extrafester Tofu, in Würfel geschnitten
2 Tassen gekochter brauner Reis
1 Eßlöffel frischer Koriander, gehackt

1. In einer kleinen Schüssel Stärkemehl und ¼ Tasse Wasser zu
   einer geschmeidigen Paste verrühren. Das übrige Wasser unterrühren. Beiseite stellen.
2. Rapsöl in einer mittelgroßen Bratpfanne oder einem Wok
   auf mittlerer Hitze heiß werden lassen. Zwiebel und Knoblauch hineingeben. 3 Minuten braten.
3. Ingwer, Kreuzkümmel, Koriander und Kurkuma unterrühren. Blumenkohl, Karotte und grüne Bohnen zufügen. 4 Minuten braten.
4. Tomaten vorsichtig daruntergeben und weitere 3 Minuten
   braten, bis die Tomaten heiß sind.
5. Die Stärkemischung über das Gemüse gießen. Unter ständigem Rühren zum Kochen bringen.
6. Tofu zugeben, vorsichtig umrühren und noch 1 Minute kochen, bis der Tofu heiß ist.
7. Auf braunem Reis anrichten und mit frischem Koriander
   garnieren.

Gemischtes frisches Gemüse

Menge: 2 Portionen · Zubereitungszeit: 15 Minuten · Kochzeit:
15 Minuten

Zutaten:
½ Eßlöffel Stärkemehl
¼ Tasse kaltes Wasser
4 Tropfen Chiliöl
1 Teelöffel Rapsöl
¼ Tasse Zwiebeln, gehackt
½ Tasse kleine Brokkoliröschen
½ Tasse kleine Blumenkohlröschen
½ Tasse Zuckerschoten, diagonal durchgeschnitten
¾ Tasse frische grüne Sojabohnen
¼ Tasse rote Paprikaschoten, in gut 1 cm lange Stücke
    geschnitten
¼ Tasse Wasserkastanien, in Scheiben geschnitten
8 mittelgroße Kirschtomaten
2 Tassen gekochter brauner Reis

1. In einer kleinen Schüssel Stärkemehl und ¼ Tasse Wasser zu
   einer geschmeidigen Paste verrühren. Chiliöl zufügen. Verrühren und beiseite stellen.
2. Rapsöl in einer mittelgroßen Bratpfanne oder einem Wok
   auf mittlerer Hitze heiß werden lassen. Zwiebeln dazugeben
   und 3 Minuten braten.
3. Brokkoli, Blumenkohl, Zuckerschoten und Sojabohnen zufügen. Weitere 3 Minuten braten.
4. Rote Paprikaschoten und Wasserkastanien zufügen. Weitere
   2 Minuten braten.
5. Stärkemischung über das Gemüse gießen. Unter ständigem
   Rühren zum Kochen bringen. Kirschtomaten dazugeben
   und vorsichtig unterrühren.
6. Auf braunem Reis angerichtet servieren.

Die neue westliche Küche

Vielleicht denken Sie sich jetzt: »Gut, Dr. Arnot, Sie haben Ihr Bestes versucht, aber *mich* können Sie nicht dazu bringen, diese ganzen exotischen Gerichte zu essen.« Sollte das der Fall sein, dann sind die nachfolgenden Speisepläne das Richtige für Sie. Es sind einfache Gerichte, die jedoch all das enthalten, was im vorhergehenden Abschnitt behandelt wurde. Die neuen westlichen Menüs enthalten neun Portionen Obst und Gemüse täglich, darunter zwei Kreuzblütlergemüse und eine Portion lycopinreicher Tomatenerzeugnisse. Sie sind fettarm (Fett macht zehn Prozent der Gesamtkalorienmenge aus), ballaststoffreich (etwa fünfunddreißig Gramm pro Tag) und liefern rund zwanzig Gramm Sojaeiweiß täglich aus den Speisen selbst. Sie enthalten keine tierischen Produkte. Zusätzlich sollten Sie jeden Tag einen Sojashake trinken (siehe Rezept auf S. 162). Desgleichen sollten Sie täglich zusätzlich ein Glas (circa 170 Gramm) Tomatensaft aus der Dose oder Flasche zu einer der Mahlzeiten trinken. Auch diese Gerichte sind für Männer konzipiert, bei denen ein hohes Prostatakrebsrisiko besteht. Abschließend noch ein wichtiger Punkt: Die Erfahrungen von Nathan Pritikin, dem Wegbereiter einer fettarmen Ernährung, haben gezeigt, daß man selbst bei der rigorosesten Diät, das heißt, wenn man darauf abzielt, nur zehn Prozent Fett zu essen, auf fünfzehn oder sogar zwanzig Prozent kommen kann. Aus diesem Grund sollten Sie ein noch strikteres Programm in Erwägung ziehen, eben indem Sie sich bewußt machen, daß Sie auf jeden Fall mehr Fett zu sich nehmen könnten als gewollt.

Frühstück

Hausgemachtes Müsli
*eine Mischung aus Rollhafer, Weizenflocken, Sojaeiweiß-
pulver, Haferkleie und getrockneten Aprikosen*

Orangenspalten

Grapefruitsaft

*

Grobe Haferkleie mit sonnengetrockneten Kranbeeren

Orangensaft

*

Gebratener Tofu Florentiner Art
*würziger gebratener Tofu auf gedünstetem Spinat, darüber
fettarme Sauce und geröstete Brotkrümel aus Vollkornweizen*

Siebenkornbrot

Apfel-Kranbeeren-Saft

*

Buchweizenpfannkuchen mit Beeren
dicke, körnige Buchweizenpfannkuchen mit frischen Beeren

Mango-Guave-Nektar

*

Kleie-Frühstücksflocken mit einem Soja-Drink
und Bananen-Ananas-Saft

Mittagessen

Gemüse-Kartoffel-Salat
*Karotten, Spargel, Kartoffeln, gehobelter Rotkohl, Äpfel, rote
Zwiebeln und Petersilie mit einem leichten Dressing aus
Balsamessig und einem Tropfen Olivenöl, angerichtet
auf einem Bett aus jungen Bok-Choy-Blättern*

Sesamsemmel

Kiwi

*

Bohnen-Brokkoli-Burrito mit Tomaten-Mais-Sauce
*Vollkornweizen-Tortilla, gefüllt mit schwarzen Bohnen,
braunem Reis, Brokkoliröschen und grünen Zwiebeln, serviert
mit frischer Tomaten-Mais-Sauce und Koriander*

Erdbeer-Orangen-Teller

*

Grünkohl-Gurken-Suppe
*eine cremige Suppe aus Grünkohl, Gurken und grünen
Zwiebeln, gewürzt mit geröstetem Knoblauch und Dill*

Weizenkleiesemmel

Zitronen-Himbeer-Sorbet

*

Sandwich mit Linsenbällchen
*Linsenbällchen, darüber sonnengetrocknete Tomaten,
bestreut mit gehackten grünen Zwiebeln, warm serviert auf
einem Vollkornweizenbaguette*

Salat aus frischem Spinat und Rotkohl

Getrocknete Feigen

*

Frühlingssalat mit Artischockenherzen
*Babyartischockenherzen, rote Paprikaschoten, Blumenkohl,
Pilze, grüne Bohnen, mit einem leichten Dressing aus
Balsamessig und einem Tropfen Olivenöl, dazu brauner Reis*

Fettarme Vollkornweizen-Cracker

Mandarinenspalten

Abendessen

Schwarze Bohnen und Pilze mit Petersilienpolenta
*Shiitake- und Knopfpilze mit schwarzen Bohnen in einer
Tomaten-Gemüse-Brühe, dazu Petersilienpolenta*

Gedünsteter Brokkoli

Gartensalat

Pfirsichscheiben und Himbeeren mit Zitronensorbet

*

Gegrillter Tofu mit geröstetem Mais und Chilisauce

Quinoa

Karotten mit Zitrone und Kohl

Knusprige Semmel

Cremetofu mit Ingwer

*

Chili aus dreierlei Bohnen

*würziges Chili aus Sojabohnen, schwarzen Bohnen
und Limabohnen, Zwiebeln, Sellerie, Grünkohl und grünen
Chilischoten in einem Tomaten-Gemüse-Sud*

Warme Vollkornweizen-Tortillas

Gemischte grüne Salate und Tomaten

Honigmelone und Heidelbeeren

*

Reissuppe mit schwarzen Bohnen

*eine herzhafte Suppe mit schwarzen Bohnen, braunem Reis,
Gemüse und Tempeh*

Knuspriges Baguette

Spinat-Orangen-Salat

Frische Feigen und Melonenscheiben

*

Gefüllte rote Paprikaschoten

*große rote Paprikaschoten, gefüllt mit braunem Reis,
Wildreis, Brokkoliröschen, grünen Zwiebeln und Rosinen,
mit Tomatensauce, bestreut mit gerösteten
Vollkornweizenbrotbröseln*

Gedünsteter frischer Spargel

Vollkornweizensemmel

Gebackener Apfel

Rezepte für die neuen westlichen Gerichte

Hausgemachtes Müsli

Menge: 2 Portionen à ½ Tasse · Zubereitungszeit: 10 Minuten · Kochzeit: keine

Zutaten:

2 Portionen	16 Portionen	*(auf Vorrat)*
½ Tasse	4 Tassen	Rollhafer
¼ Tasse	2 Tassen	Weizenflocken
2 Eßlöffel	1 Tasse	Sojaeiweißpulver aus der Packung
1 Eßlöffel	½ Tasse	Haferkleie
4 Hälften	32 Hälften	getrocknete Aprikosen, gehackt
¼ Tasse		fettfreie Sojamilch

1. Vermengen Sie alle Zutaten.
2. Geben Sie je ½ Tasse davon in eine Müslischüssel.
3. Gießen Sie die Sojamilch darüber.

Bohnen-Brokkoli-Burrito mit Tomaten-Mais-Sauce

Menge: 2 Portionen · Zubereitungszeit: 30 Minuten · Kochzeit: 10 Minuten

Zutaten:
¼ Teelöffel Rapsöl
⅔ Tasse Brokkoliröschen (traubengroße Stücke)

4 mittelgroße grüne Zwiebeln, gehackt
⅔ Tasse gekochter brauner Reis
⅔ Tasse schwarze Bohnen aus der Dose, abgegossen, nicht
  abgespült
½ Tasse Tomaten, gehackt
¼ Tasse weißer Mais, frisch oder tiefgefroren
2 Eßlöffel Korianderblätter, gehackt
2 Mehltortillas (25 cm Durchmesser)
rotes Chilipulver nach Wunsch

1. Öl bei mittlerer Hitze in einer Pfanne mit Antihaftbeschichtung heiß werden lassen. Brokkoli und grüne Zwiebeln in
   die Pfanne geben. Unter fortwährendem Rühren 3 bis 5 Minuten braten, bis das Gemüse weich ist.
2. Braunen Reis und schwarze Bohnen zufügen. Unter leichtem
   Rühren so lange braten, bis die Mischung heiß ist.
3. Tomate, Mais und Koriander in einer Schüssel zu einer Sauce vermischen.
4. Die Tortillas einige Sekunden in eine heiße Pfanne legen, so
   daß sie weich werden.
5. Reis-Bohnenmischung in die Mitte der Tortillas geben. Sauce darüber gießen. Nach Wunsch mit Chilipulver bestäuben.
6. Die Tortillas auf den zwei gegenüberliegenden Seiten etwa
   2,5 cm über die Füllung schlagen und sie dann über der Füllung aufrollen.

Gegrillter Tofu mit gebratenem Mais und roter Pfeffersauce

Menge: 2 Portionen · Zubereitungszeit: 25 Minuten · Kochzeit:
10 Minuten

Zutaten:
1 Maiskolben
½ mittelscharfe rote Paprikaschote

2 85-g-Portionen gebackener Tofu
½ Tasse kleingehackte Tomaten
1½ Teelöffel gehackter Koriander
⅛ Teelöffel Salz

1. Herd auf 200° C vorheizen.
2. Hülsen und Fäden vom Maiskolben entfernen. Maiskolben
   abspülen, Körner vom Kolben schneiden und auf eine Backfolie legen.
3. Stiel, Samen und Häutchen von der Paprikaschote entfernen. Paprikaschote waschen und zu den Maiskörnern auf
   die Backfolie legen.
4. Mais und Paprikaschote 15 Minuten im Ofen rösten, danach herausnehmen und abkühlen lassen. Grill vorheizen.
4. Tofu auf den Grillrost legen und auf jeder Seite 2 bis 3 Minuten grillen.
5. In der Zwischenzeit die Schale von der Paprikaschote abpel-
   len und die Schote in feine Würfel schneiden. Paprikaschote,
   Mais, Tomaten und Koriander vermengen, salzen und umrühren.
6. Tofu mit der Sauce darauf servieren.

Chili aus dreierlei Bohnen

Menge: 6 Portionen · Zubereitungszeit: 20 Minuten · Kochzeit: 15 Minuten

Zutaten:
1 Teelöffel Olivenöl
1 mittelgroße Zwiebel, fein gehackt
2 Tassen gekochte Limabohnen
1 85-g-Dose schwarze Bohnen (abtropfen lassen, jedoch nicht
   abspülen)
1 85-g-Dose Sojabohnen (abtropfen lassen, jedoch nicht
   abspülen) **oder** 2 Tassen gekochte reife Sojabohnen

1 mittelgroße Rübe, in Würfel geschnitten
2 Stangen Sellerie, in Stücke geschnitten
2 Tassen Gemüsebrühe
1½ Tassen Tomatensaft
1 100-g-Dose grüne Chilischoten, in Würfel geschnitten
1 Teelöffel rotes Chilipulver
1 Teelöffel Kreuzkümmelpulver

1. Olivenöl in einem großen Topf auf mittlerer Hitze heiß werden lassen. Zwiebeln in den Topf geben und 15 Minuten schmoren lassen, bis sie eine tiefgoldene Färbung angenommen haben.
2. Alle anderen Zutaten dazugeben, vorsichtig umrühren.
3. Aufkochen lassen. Hitze zurückstellen und 10 bis 15 Minuten köcheln lassen, bis das Gemüse gar ist.

Die mediterrane Küche

Diese Speisepläne sind für Männer gedacht, bei denen ein niedrigeres Risiko besteht oder die sich keiner sehr strengen Diät unterziehen möchten. (Eine solche kann jedoch gar nicht streng genug sein, wenn Sie bereits Prostatakrebs haben oder stark risikogefährdet sind.) Die Zutaten sind leicht im Supermarkt zu bekommen. Männer aus dem Mittelmeerraum leiden weitaus seltener an Prostatakrebs und an Herzkrankheiten als amerikanische Männer, jedoch nicht in so geringem Maße wie Männer in Fernost. Die Speisepläne enthalten mindestens neun Portionen Obst und Gemüse täglich, darunter zwei Kreuzblütlergemüse und eine Portion eines lycopinreichen Tomatenprodukts. Sie enthalten nur mäßig viel Fett (fünfzehn bis zwanzig Prozent des täglichen Kalorienbedarfs), größtenteils in Form von Olivenöl. Aufgrund des hohen Bestandteils an Vollwertgetreide, Obst, Gemüse und Hülsenfrüchten sind sie reich an Ballaststoffen. Etwa zwanzig Gramm Sojaeiweiß kommt aus den Speisen selbst; dazu müssen Sie jeden Tag einen Sojaeiweißshake trinken (siehe Rezept auf S. 162). Zusätzlich sollten Sie auf jeden Fall ein Glas (170 g) Tomatensaft aus der Dose oder Flasche zu mindestens einer Mahlzeit täglich trinken.

Frühstück

Ziegenkäse mit Melone und Feigen

Getoastetes Vollkornweizenbrot

Orangensaft

*

Artischocken-Omelette
fettarm zubereitetes Omelette mit Artischockenherzen, grünen und roten Paprikaschoten und würzigem gebackenem Tofu

Focaccia mit schwarzen Oliven

Grapefruitsaft

*

Maismehlwaffeln mit Pfirsichen und Beeren
knusprige Waffeln aus einem Teig aus Vollkornmehl, Maismehl und Sojaeiweißpulver

Ananassaft

*

Buchweizen-Crêpes mit Dattel-Orangen-Füllung
Crêpes aus Buchweizen und Weizenmehl, gefüllt mit Orangen und Datteln, garniert mit fettfreiem, mit Orangensaft abgeschmecktem Joghurt

Erdbeer-Guave-Nektar

*

Frühstücksshake
in Stücke geschnittene Pfirsiche, Joghurt, Orangensaftkonzentrat und Sojamilch mit Vanillegeschmack

Getoastetes Vollkornweizen-Nuss-Brot

Mittagessen

Pita-Sandwich
*ein ganzes Pitabrot aus Vollkornweizen, gefüllt mit Soja-
bohnenhummus, roten Paprikaschoten und in feine Streifen
geschnittenem Kohl, garniert mit feingehackten schwarzen
Oliven, Petersilie und fettfreiem neutralem Joghurt*

Tomaten mit Olivenöl

Apfelscheiben und Feigen
*

Minestrone
*eine herzhafte Mischung aus Kartoffeln, Karotten, Sellerie,
Kohl, grünen Bohnen, Rutabaga (Kohlrüben), in feine Streifen
geschnittenem Kohl, Garbanzobohnen, Kidneybohnen und
frischen grünen Sojabohnen in einer Tomaten-Gemüse-Brühe*

Vollkornweizen-Focaccia

Birnenscheiben
*

Frühlingssalat mit Weizenschrot
*Spargel, Pilze, Rotkohl, grüne Zwiebeln und Walnüsse mit ei-
nem leichten Dressing, serviert auf einem Bett aus Weizenschrot und gekochten Sojabohnen, bestreut mit zerbröckeltem
fettarmen Feta-Käse*

Grissini

Kiwi- und Bananenscheiben
*

Griechisches Sandwich
*knusprige Semmel, gefüllt mit Birnen, Walnüssen und einer
cremigen Mischung aus Cremetofu und Sojaeiweißpulver
auf Romanasalat, bestreut mit zerbröckeltem fettarmen
Feta-Käse*

Brokkolisalat

Erdbeeren

*

Gebratene Paprikaschoten und Auberginensalat
*Aubergine, rote, gelbe und grüne Paprikaschoten, Zucchini,
grüne Zwiebeln und Blumenkohl mit einem leichten
Knoblauch-Joghurt-Dressing, garniert mit Rosinen*

Fladenbrot mit Sojabohnenhummus

Pflaumen

Abendessen

Bohnen-Gemüse-Ragout auf Couscous
*Kichererbsen, Sojabohnen, rote Paprikaschoten, Zwiebeln,
Rüben und Grünkohl, abgeschmeckt mit Koriander, Zimt,
Kardamom und Kurkuma, serviert auf Couscous*

Gartensalate

Apfel- und Grapefruitscheiben mit Korinthen

*

Kohl mit Bulgur-Gemüse-Füllung
*Kohlblätter mit einer Füllung aus Bulgur, Pilzen,
Butterkürbis, Sojabohnen, Zwiebeln, Rosinen, Sonnen-
blumenkernen und getrockneten Feigen, abgeschmeckt mit
Muskatnuß und Kreuzkümmel*

Gebackene Fleischtomate mit frischem Basilikum

Vollkornweizensemmel

Frische Erdbeeren mit Zitronensorbet

*

Bouillabaisse
*verschiedene Sorten frischer Fisch mit Lauch, Sellerie,
Tomaten, roten Paprikaschoten, Rutabaga (Kohlrüben) und
Brokkoli in einer reichhaltigen Brühe, abgeschmeckt mit
Knoblauch, Basilikum, Safran und Orangenschalen*

Baguette

Romanasalat mit Balsamessig-Dressing

Gemischtes Beereneis

*

Ratatouille
*ein herzhafter Eintopf aus Auberginen, grünen Paprika-
schoten, Zucchini, Tomaten, Rutabaga (Kohlrüben) und
frischen grünen Sojabohnen, abgeschmeckt mit Basilikum
und Oregano*

Grissini

Spinat-Orangen-Salat

Melonenscheiben mit Minze

*

Linguine mit Linsen
*Linguine mit einer würzigen Tomatensauce mit Grünkohl,
Linsen und Sojatempeh, überstäubt mit frisch geriebenem
Parmesan*

Gedünstete grüne Bohnen

Herzhaftes Brot

Pflaumen mit Joghurt

Rezepte für die Mittelmeergerichte

Maismehlwaffeln mit Pfirsichen und Beeren

Menge: 2 Portionen · Zubereitungszeit: 20 Minuten · Kochzeit: 20 Minuten

Zutaten:
1 großer Pfirsich, in Scheiben geschnitten

1 Tasse Heidelbeeren
½ Tasse Vollkornweizenmehl
½ Tasse Maismehl
2 Eßlöffel Sojapulver
1 Prise Salz
2 Teelöffel Backpulver
1 Eßlöffel brauner Zucker
1 großes Ei, Eigelb und Eiweiß getrennt
1 Tasse fettfreie Sojamilch

1. Waffeleisen gemäß Bedienungsanleitung vorheizen.
2. In einer kleinen Schüssel Pfirsich und Heidelbeeren vermengen. Beiseite stellen.
3. In einer mittelgroßen Schüssel Mehl, Maismehl, Sojapulver, Salz, Backpulver und Zucker vermischen.
4. In einer kleinen Schüssel Eigelb verschlagen, Sojamilch zugeben und rühren, bis beides gut vermischt ist.
5. In einer anderen Schüssel Eiweiß so lange schlagen, bis es Spitzen zieht.
6. In den trockenen Zutaten (siehe 2.) eine Mulde formen. Eigelb-Sojamilch-Mischung (siehe 3.) hineingießen. Behutsam unterrühren, bis sich alles vermischt hat.
7. Das geschlagene Eiweiß vorsichtig unterheben. Nicht verrühren.
8. Im vorgeheizten Waffeleisen gemäß der Bedienungsanleitung Waffeln backen.
9. Mit den Früchten belegen.

Pita-Sandwich

Menge: 2 Portionen · Zubereitungszeit: 10 Minuten · Kochzeit: keine

Zutaten:
2 Pitabrote pro Portion

½ Tasse Sojabohnenhummus (Rezept nachstehend)
½ Tasse rote Paprikaschote, in Stücke geschnitten
1 Tasse Grünkohl, in feine Streifen geschnitten
½ Tasse Tomaten, in Stücke geschnitten
¼ Tasse fettfreier neutraler Joghurt
2 Eßlöffel schwarze Oliven, in Scheiben geschnitten
2 Eßlöffel Petersilie, fein gehackt

1. Pitabrot durchschneiden oder an einer Ecke ein kleines Stück abschneiden und das Innere herausnehmen, so daß eine Tasche entsteht.
2. Hummus auf dem Pitabrot verstreichen beziehungsweise ganz unten in die Tasche einfüllen. Paprikaschote, Kohl und Tomate darauf verteilen beziehungsweise in die Tasche füllen.
3. Joghurt darüber geben. Mit den Oliven und der Petersilie bestreuen.

Sojabohnenhummus

Menge: 1 Tasse · Zubereitungszeit: 5 Minuten · Kochzeit: keine

Zutaten:
1 Tasse gekochte reife Sojabohnen oder Sojabohnen aus der Dose
1 Teelöffel Tahini (Knoblauch-Sesam-Sauce)
5 Teelöffel Zitronensaft
1 Eßlöffel Olivenöl
4 Tropfen Sesamöl
2 Eßlöffel Wasser
⅛ Teelöffel Cayennepfeffer

1. Alle Zutaten in einen Mixer geben.
2. So lange mixen, bis alles zu einer glatten Masse verbunden ist.

Minestrone

Menge: 6 Portionen · Zubereitungszeit: 30 Minuten · Kochzeit:
insgesamt 1 Stunde

Zutaten:
2 Eßlöffel Olivenöl
½ mittelgroße Zwiebel, fein gehackt
2 Stangensellerie mit Blättern, in Stücke geschnitten
2 geröstete Knoblauchzehen, in feine Stückchen gehackt
1 mittelgroße Kartoffel mit Schale, abgeschrubbt und in
   Würfel geschnitten
1 mittelgroße Steckrübe, geschält und in Würfel geschnitten
1 große Karotte, geschält und in Würfel geschnitten
4 Tassen Gemüsebrühe, selbst zubereitet oder aus der Dose
4 Tassen Tomatensaft
2 Eßlöffel Tomatenmark
1 Tasse grüne Bohnen, geputzt und in der Mitte entzwei-
   geschnitten
1 Tasse Grünkohl, fein gehackt
1 Tasse Kohl, in feine Streifen geschnitten
1 Tasse Nudeln (Muscheln), ungekocht
1 425-g-Dose Kichererbsen, abgetropft, jedoch nicht abgespült
1 425-g-Dose rote Kidney-Bohnen, abgetropft, jedoch nicht
   abgespült
2 Tassen frische grüne Sojabohnen
½ Teelöffel Salz
¼ Teelöffel Pfeffer
¼ Teelöffel Oregano

1. Olivenöl in einem großen, schweren Topf erhitzen.
2. Zwiebel, Sellerie und Knoblauch hineingeben und etwa 5
   Minuten sautieren, bis das Gemüse leicht gebräunt ist.
3. Kartoffeln, Steckrüben und Karotten zufügen, weitere 5 Minuten sautieren.

4. Gemüsebrühe, Tomatensaft und Tomatenmark zufügen, aufkochen lassen.
5. Grüne Bohnen, Grünkohl und Kohl dazugeben.
6. Sobald die Suppe erneut aufkocht, Nudeln zugeben. 20 Minuten leicht köcheln lassen.
7. Garbanzo- und Sojabohnen sowie Gewürze zufügen. Noch 2 Minuten kochen lassen.

Linguine mit Linsen

Menge: 2 Portionen · Zubereitungszeit: 15 Minuten · Kochzeit: 25 Minuten

Zutaten:
2 Eßlöffel Olivenöl
½ mittelgroße Zwiebel, fein gehackt
2 geröstete Knoblauchzehen, in feine Stückchen gehackt
1 Tasse Tomatensauce
¾ Tasse Gemüsebrühe, selbst zubereitet oder aus der Dose
¼ Teelöffel Oregano
¼ Teelöffel Basilikum
¼ Teelöffel Salz
⅛ Teelöffel Pfeffer
½ Tasse gekochte Linsen
115 g Soja-Tempeh, zerkrümelt
3 Tassen Grünkohl, in feine Streifen geschnitten
115 g Linguine
1 Eßlöffel geriebener Parmesan

1. Olivenöl auf mittlerer Hitze in einer Kasserolle mit Antihaftbeschichtung erhitzen.
2. Zwiebel und Knoblauch hineingeben und etwa 5 Minuten sautieren, bis sie weich sind.
3. Tomatensauce, Gemüsebrühe, Gewürze, Linsen und Tempeh dazugeben.

4. Aufkochen lassen, Hitze reduzieren und 10 Minuten köcheln lassen.
5. In einer anderen Kasserolle den Grünkohl 10 Minuten dünsten, dann in die Sauce geben. Gut umrühren.
6. In der Zwischenzeit 4 l Wasser zum Kochen bringen. ⅛ Teelöffel Salz und wenige Tropfen Olivenöl zufügen.
7. Linguine ins Wasser geben und etwa 15 Minuten kochen lassen, bis sie weich sind. Abtropfen lassen, jedoch nicht abspülen.
8. Nudeln auf Teller oder Schüsseln verteilen, die Sauce darüber gießen und mit Parmesan bestreuen.

Ergänzungsmittel

Bei allen Speiseplänen können Sie nach Rücksprache mit Ihrem Arzt zusätzlich einige wenige Basisergänzungmittel einnehmen:

- 200 bis 800 IE (Internationale Einheiten) Vitamin E
- 200 Mikrogramm Selen
- Multivitaminpräparate, die wenig Kalzium, jedoch 200 bis 400 IE Vitamin D enthalten.

Auswärts essen

»Wählen Sie möglichst Restaurants, in denen die Speisen so zubereitet werden, wie es es Ihren gesundheitlichen Bedürfnissen entspricht. Die Zeit und Mühe, die Sie dafür aufwenden müssen, ein paar Restaurants und Cafés ausfindig zu machen, in denen Sie das für Sie richtige Essen erhalten, lohnt sich.« Mit diesen Worten möchte ich diesen Abschnitt beginnen, und ich meine, was ich sage! Doch sicher denken Sie sich: »Klar, Dr. Arnot! Ich erzähle meinem besten Kunden ganz einfach, daß wir in eine Tofu-Bar gehen! Oder ich sage meiner Frau, daß wir unseren Hochzeitstag in einem vegetarischen

Restaurant feiern. Oder meinem sechsjährigen Sohn, daß wir zu seinem Geburtstag zu einem Gesundheitsbüffet gehen. Das kommt bestimmt gut an!« Ich hoffe tatsächlich, daß Restaurants, die gesündere Mahlzeiten anbieten, künftig besser bei Kunden und bei der Familie ankommen. Doch bis es so weit ist, hier ein paar Tips, worauf Sie bei Restaurantbesuchen achten sollten! Und vergessen Sie nicht: Wenn Sie Stammgast werden, werden Küchenchef und Bedienungspersonal stärker darum bemüht sein, Ihren Bedürfnissen entgegenzukommen.

»Normale« Restaurants

»Normale« Restaurants, in denen das Essen vor Ort zubereitet und nicht angeliefert wird, sind die beste Wahl, da die Gerichte auf Bestellung gekocht werden und der Küchenchef so Änderungswünsche bei der Zubereitung Ihres speziellen Gerichts berücksichtigen kann. Bestimmte Lebensmittel werden in Restaurants immer vorrätig gehalten. So können Sie beispielsweise eine Extraportion frisches Gemüse oder gegrillte Tomaten als Beilage bestellen. Bitten Sie auch um besonders viel frisch gehackte Petersilie statt Parmesan zum Bestreuen von Suppen oder Nudelgerichten. Wählen Sie Gemüse in Gemüsebrühe statt Fleisch- und Cremesuppen. Bestellen Sie statt fritierter Gerichte mit Panade gegrillte, gebratene, pochierte oder gebackene Speisen. Bitten Sie darum, daß diese ohne Sauce zubereitet werden. Bitten Sie gleichfalls darum, daß Ihr Salat ohne Dressing serviert wird, und richten Sie diesen mit Essig und wenig Olivenöl selbst an.

Auch wenn es nicht auf der Speisekarte steht – Sie können immer um einen Teller gedünstetes Gemüse ohne Butter oder Öl bitten. Das erfordert keinen großen Aufwand, der alle Aufmerksamkeit auf Sie lenkt – und Sie werden sehen, daß Ihre Gerichte besser aussehen als die aller anderen Gäste!

Feinkostläden und Läden / Theken mit Gerichten zum Mitnehmen

Feinkostläden werden immer aufgeschlossener für das Bedürf-
nis der Menschen, gesünder zu essen. Pilafs und Salate aus
Bohnen und Linsen oder aus Bulgur, braunem Reis und anderem Vollwertgetreide sind immer häufiger erhältlich. Wenn Sie
diese kaufen, so bitten Sie darum, daß möglichst viel von dem
Dressing abgegossen wird. Es gibt Sandwiches aus Vollwertgetreide mit gebratenem Gemüse oder mit Salat, Tomate und
Gurkenstückchen. Nehmen Sie lieber die mit würzigem Senf
als die mit Mayonnaise. Auch frisches Obst oder frische Obstsalate können Sie normalerweise überall bekommen. Falls
nicht, fragen Sie danach.

Saftstände

Saftstände bieten gewöhnlich Shakes und gemischte Frucht-
drinks auf Bestellung an. Die meisten davon passen sehr gut
zu Ihrem Speiseplan, da sie mit einer Vielfalt an frischen
Früchten zubereitet werden. Wenn Sie sich unsicher sind, fragen Sie nach den Zutaten. Viele Saftbars verwenden auch Ei-
weißpulver. Prüfen Sie nach, ob es Sojapulver ist, da dieses die
höchste Konzentration an Sojaeiweiß enthält. Wenn Sie
Stammkunde sind, können Sie Ihr eigenes Sojaeiweißpulver
mitbringen und die Angestellten bitten, es Ihrem Shake beizu-
mischen.

Vegetarische Restaurants

Inzwischen gibt es viele vegetarische Restaurants. Die dort an-
gebotenen Gerichte sind zwar fleischlos, jedoch nicht immer
fettarm. Treffen Sie daher eine überlegte Auswahl, und erkundigen Sie sich vorher nach der Zubereitungsmethode. Dies
sollten Sie auch tun, wenn Sie vegetarische Gerichte in »nor-

malen« Restaurants bestellen. Fragen Sie auch nach, welche Öle verwendet werden. Meiden Sie mehrfach ungesättigte Fettsäuren.

Salatbüffets und -theken

Dort können Sie aus einem reichhaltigen Sortiment an Gemüse, Hülsenfrüchten und Bohnen wählen. Richten Sie Ihren Salat mit Essig und wenig Olivenöl an. Nehmen Sie statt Croutons, die oft sehr viel Fett enthalten, lieber gesalzene Cracker. Lassen Sie Nüsse und Kerne, Speckstückchen, gehacktes Ei und Käse unbedingt weg. Meiden Sie Salate, die bereits angemacht sind, zum Beispiel mit Mayonnaise. Prinzipiell sollten Sie vorher lieber eine Gemüsebrühe mit Gemüseeinlage essen statt einer Fleisch- oder Cremesuppe.

Pizzerien

Wenn Sie in einer konventionellen Pizzeria Pizza bestellen, bitten Sie um extra viel Tomatensauce. Desgleichen um einen extra Gemüsebelag (Zwiebeln, Paprikaschoten, Tomaten, Pilze), dafür kein Käse. Entscheiden Sie sich für Vollkornpizza, sofern erhältlich. Höherklassige Pizzerien bieten häufig auch eine reiche Auswahl an geschmortem Gemüse an. Bitten Sie auch hier um einen Extraschuß Tomatensauce. Nehmen Sie *keine* Wurst, Peperoni, Oliven, Anchovis oder Käse als Belag.

Fast-Food-Restaurants

In Fast-Food-Restaurants und in Lokalen, die fertig zubereitetes Essen verkaufen, ist es schwierig, die Ernährungsempfehlungen bezüglich Prostatakrebs zu befolgen. Wenn Sie es gar nicht vermeiden können, an einem solchen Ort zu essen, erkundigen Sie sich gründlich. Die Angaben zu den Ernährungswerten liegen den Restaurants vor. Finden Sie heraus, welche der Gerichte Ihren Erfordernissen am besten entsprechen – beispielsweise Grillhähnchen (ohne Mayonnaise oder sonstige Saucen!), Salate (ohne Dressing beziehungsweise mit fettfreiem Dressing, sofern erhältlich) oder Burritos mit Bohnen.

Allgemeine Richtlinien für das Essen auswärts

Essen zu gehen wurde einmal als das Theater der 90er Jahre beschrieben. Das ist es im neuen Jahrtausend immer noch: der große Auftritt, wenn man durch das Foyer schreitet, der hochmütige Blick des Oberkellners, der Tischkellner, der sich wie ein Rundfunksprecher mit fröhlicher Stimme vorstellt, das Brimborium, mit dem der Wein entkorkt und serviert wird. Wie gibt man nun in einem solchen Ambiente seine speziellen diätetischen Bedürfnisse bekannt? – Lassen Sie dem Küchenchef über den Kellner ausrichten, er möge Ihre Mahlzeit so fettarm wie nur möglich zubereiten. Und da die grundsätzliche Regel fürs Geschäft lautet: »Je mehr Kunden, desto mehr Gewinn«, werden Restaurants, wenn sie wissen, daß die Gäste bestimmte Gerichte haben möchten, diese für sie zubereiten oder vorrätig halten.

Sagen Sie beispielsweise: »Ich habe ein Ernährungsproblem und darf nur Gerichte ohne Fett essen. Ich hätte gern eine gegrillte Tomate ohne Parmesan.« Oder: »Ich muß viel Gemüse essen. Bringen Sie mir bitte eine doppelte Portion Brokkoli.« Oder: »Ich versuche mehr Sojaprodukte in meinen Speiseplan zu integrieren. Halten Sie bitte Sojabohnen in Dosen und frische grüne Sojabohnen für mich auf Lager.«

Wenn Sie auswärts essen oder wenn jemand anders Ihre Mahlzeiten kocht, haben Sie natürlich weniger Kontrolle über das fertige Essen, als wenn Sie frische Zutaten selbst aussuchen und die Gerichte eigenhändig zubereiten. Die folgenden Richtlinien helfen Ihnen dabei, sich möglichst eng an die Prostatakrebsernährungsempfehlungen zu halten. Hier also ein paar Ideen, welche Gerichte Sie wählen sollten, wenn Sie auswärts essen (und die es in den meisten Restaurants geben dürfte):

Frühstück

Frisches Obst
Grissini
Fruchtsaftmix
Vollwertgetreideflocken
   mit fettfreier Milch oder
   Fruchtsaft

Hafergrütze
Gegrillte Tomaten
Gemüsesaftmix

Suppen

Tomatensuppe
Gemüsebrühe mit Gemüse

Consommé

Salate

Gemüsesalate
Salat aus Gerste oder Bulgur,
   zum Beispiel Tabuleh

Salate mit Hülsenfrüchten oder
   Linsen
Obstsalate

Hauptgerichte

Pasta mit Tomatensauce
Vollkornpizza mit Gemüse
Gerichte mit Gerste oder
   Bulgur
Gegrillter, gebackener, ge-
   bratener oder pochierter
   Fisch oder Hühnerbrust

Burritos mit Bohnen
Gebackene Bohnen
Gerichte mit Hülsenfrüchten,
   Linsen oder Reis
Pfannengerührtes Gemüse mit
   Tofu

Beilagen

Gebackene oder gegrillte   Gebackene Bohnen
   Tomaten   Quinoa
Brauner Reis   Vollwertpilafs
Couscous   Gebackene Süßkartoffeln
Geschmortes oder
   gedünstetes Gemüse

Desserts

Biskuit   Sorbets
Gebackener Apfel oder Birne   Frisches Obst, Obstsalat

Essen »zwischendurch«

Schnell mal »zwischendurch« zu essen prägt heutzutage den
Lebensstil von Millionen amerikanischer Männer, so auch den
meinen. Wenn es länger als eine Minute dauert, bis ich wieder
aus einer Flughafen-Cafeteria draußen bin, kommt es mir vor,
als hätte ich auf ein Vier-Gänge-Menü warten müssen. Seien
wir uns dessen bewußt – wir glauben, keine Zeit zu haben, um
richtig zu essen, und konsumieren daher Dinge, die so gut wie
pures Gift für uns sind. Ich bin einfach entsetzt über das Essen,
das man bei den meisten Fluglinien, in den meisten Flughäfen,
den Minibars der meisten Hotels und den meisten Fast-Food-
Läden bekommt. Selbst Salate und Gemüsegerichte triefen gewöhnlich von irgendeinem scheußlichen, undefinierbaren Öl,
von dem man schwer sagen kann, ob es nicht vielleicht übrigge-
bliebenes Maschinenöl ist. Doch schnell zwischendurch zu essen muß nicht automatisch heißen, daß man ungesund ißt. Es
folgt ein Führer für den Guerillakrieg des modernen Straßen-
kämpfers, gedacht für diejenigen, die zu beschäftigt sind, um
selbst zu kochen, die aber auch nicht jede Mahlzeit im Restau-

rant einnehmen. Nutzen Sie die reichhaltige Auswahl an frischem, fertig geputztem Gemüse, Fertiggerichten und schnell zuzubereitenden Mahlzeiten. Viele der hier empfohlenen Gerichte können Sie in Reformhäusern bekommen. Doch sie sind nicht nur in Spezialgeschäften, sondern auch in den Naturkostabteilungen und an den Feinkosttheken vieler Supermärkte erhältlich. Diese bieten immer mehr – profitieren Sie davon und bedienen Sie sich aus dem reichhaltigen Angebot.

Mit ein wenig Überlegung und Planung können Sie sich eine Liste von Lebensmitteln zusammenstellen, die immer greifbar sein sollten. Wenn Sie ein- oder zweimal die Woche im Supermarkt einkaufen, können Sie sich einen Vorrat an den Artikeln zulegen, die Sie benötigen, um sich mit einem Minimum an Zeit und Aufwand Ihre Mahlzeiten zuzubereiten. Nachstehend eine Einkaufsliste, die Sie ins Geschäft mitnehmen können. Kaufen Sie sich ein paar Plastikvorratsbehälter, und bereiten Sie sich Ihre Fertigmahlzeiten für unterwegs selbst zu. Wenn Sie dann für Ihre Bonusmeilen einen Sitz in der ersten Klasse bekommen haben, gibt es nichts Schöneres, als die von der Fluggesellschaft vorgesehene »Luxusmahlzeit« abzulehnen und statt dessen Ihr eigenes Spitzenessen zu verzehren! Wenn Sie landen, werden Sie sich besser fühlen, als Sie je gedacht hätten. Vergleichen Sie das mit dem üblichen vagen Verdacht, daß man Sie möglicherweise langsam vergiftet, damit Sie keine weiteren Bonusmeilen mehr einlosen konnen! Wenn Sie Essen mit ins Flugzeug nehmen, so achten Sie darauf, daß es nichts leicht Verderbliches ist – schließlich wollen Sie ja nicht das Risiko eingehen, sich selbst zu vergiften!

Einkaufsliste:
Gewaschene und geputzte frische Salate
Gewaschene und geputzte Gemüse
Ganze und in Stücke geschnittene frische Früchte
Instant-Hafergrütze
Vollwertgetreideflocken

Fettfreie Milch oder fettfreie Sojamilch
Dosentomaten in Stücken
Sojabohnen, andere Bohnen und gebackene Bohnen in der
   Dose
Tomatensaft
Fleischlose Spaghettisauce mit Gemüse
Vollkornweizenspaghetti
Tomatenpüree
Tomatensauce
Gebackener Tofu für Sandwiches
Vollkornweizenbrot oder Pitataschen
Päckchensuppen

Hier ein paar Ideen, was Sie alles machen können:

- Streuen Sie getrocknete Kranbeeren, Kirschen oder Rosinen und Weizenkeime auf Ihre fertige Instanthafergrütze.
- Belegen Sie Vollkornweizenbrötchen oder -toast mit Obst.
- Richten Sie sich aus vorgeputzten Salaten, Gemüsemischungen zum Pfannenrühren und anderen vorgeputzten Gemüsen schnell und einfach einen Salat an. Sie können auch Dosenbohnen zufügen. Versuchen Sie die aromatisierten Essige, die es nunmehr auf dem Markt gibt. Aromatisierter Essig und ein wenig Olivenöl können eine Salat- oder Gemüseschüssel aufpeppen. Halten Sie eine Auswahl an aromatisierten Essigen in Ihrem Büro vorrätig (oder in Ihrem Auto, falls dieses Ihr Büro ist!), dann sind sie immer zum Würzen Ihrer Salate zur Hand.
- Wenn Sie Ihr Abendessen zusammenstellen, machen Sie sich gleichzeitig ein Lunchpaket für den nächsten Tag. Wenn Sie Gemüse zubereiten, auch am Wochenende, dann kochen Sie eine Extraportion zum Mitnehmen ins Büro für Gemüsesalate.

- Probieren Sie das reichhaltige Angebot an Trockenge-friersuppen und Instantsuppen aus der Packung. Sie brauchen nur kochendes Wasser direkt zu der Mischung in die Packung zu gießen und ein paar Minuten zu warten. Normalerweise überall erhältlich sind Linsensuppe, Gemüsesuppe mit Nudeln, Bohnensuppe und Erbsensuppe. Sie finden diese Suppen in Supermärkten und in Läden für Trekking- und Freizeitbedarf. (Hüten Sie sich vor Suppen mit Ramen-Nudeln, die oft sehr fetthaltig sind.) Eine ganz einfache Methode, um an die empfohlene Lycopinmenge zu kommen, besteht darin, diese Suppenmischungen als Grundlage zu nehmen und Tomaten in Stücken aus der Dose hinzuzufügen oder einen Teil des Wassers durch Tomatenpüree zu ersetzen.
- Sie können sich rasch ein Sandwich zubereiten, indem Sie Vollkornweizenbrot mit Scheiben von gebackenem Tofu, Kopfsalat und Tomaten belegen oder diese in eine Pitatasche füllen. Geben Sie etwas Salsa und Koriander darauf.
- Machen Sie eine Dose gebackene Bohnen auf. Lassen Sie Sojabohnen aus der Dose abtropfen, und mischen Sie sie zusammen mit etwas Tomatenpüree unter die gebackenen Bohnen. Einen Teil der Mischung können Sie sich zum Abendessen warmmachen. Den Rest können Sie sich am nächsten Tag zum Mittagessen in der Mikrowelle erhitzen oder für den nächsten Abend aufheben.
- Erhitzen Sie Spaghettisauce aus dem Glas, und kochen Sie gleichzeitig Spaghetti (möglichst aus Vollkornweizen). Vermischen Sie beides, und streuen Sie ein wenig frische Petersilie darüber.
- Legen Sie für das Abendessen eine Süßkartoffel oder Yams in den Ofen oder in die Mikrowelle.
- Servieren Sie Vollkornweizengrissini als knusprige Beilage zu einer Mahlzeit.
- Waschen Sie ein paar Weintrauben, und legen Sie sie auf

einer Backfolie ins Gefrierfach. Wenn sie gefroren sind, verpacken Sie sie in eine Plastiktüte. Sie eignen sich wunderbar für einen Imbiß zwischendurch.

- Zum Nachtisch können Sie Biskuitscheiben mit Früchten oder Sorbet essen.

Besonderer Hinweis für Frauen

Zwischen den Ernährungsplänen zur Prostatakrebsverhütung und denen zur Brustkrebsverhütung bestehen nur geringfügige Unterschiede. Sehr viele Gerichte eignen sich wunderbar für beides. Hier die wenigen Unterschiede:

- Was Risiken und Nutzen von Fischölen für Männer betrifft, sind die Experten geteilter Meinung. Falls es stark risikogefährdete männliche Familienmitglieder gibt, sollten Sie fetten Fisch nur in begrenzter Menge auf den Tisch bringen.
- Manche Urologen schränken bei Männern, bei denen bereits Prostatakrebs diagnostiziert wurde, die Kalziumzufuhr ein, während Frauen Kalzium benötigen, damit die Knochen stark bleiben. Sie sollten daher kalziumarme Mahlzeiten zubereiten, jedoch dafür sorgen, daß Sie und Ihre Töchter genügend Kalzium bekommen, indem Sie Ihr Essen mit fettarmen Milcherzeugnissen, Kalziumergänzungsmitteln, Joghurt und anderen kalziumreichen Produkten ergänzen.
- Die einer gesunden Prostata förderliche Ernährung für Männer zeichnet sich durch einen äußerst geringen Fettgehalt aus. Bei Frauen gibt es noch keinen Anhaltspunkt, daß die Fettmenge bei der Entwicklung von Brustkrebs eine Rolle spielt. Wenn in Ihrem Haushalt stark risikogefährdete Männer leben, sollten Sie sich an die asiatische und die neue westliche Küche halten.
- Das für beide von Ihnen sicherste Fett ist Olivenöl.

Dr. Arnots persönliche Methode

In den USA gab es zu meiner Jugendzeit den Slogan: »Besser leben durch Chemie.« Nun, manchmal hat man so wenig Zeit zum Essen, daß man gerade eben etwas aus dem Regal nehmen und es sich auf dem Weg zur Haustür in den Mund stopfen kann, als würde man Chemikalien in einen Container schütten. Manchmal muß ich morgens für einen Auftritt in der *Today Show* so rasch aus dem Haus, daß mir nicht mehr als dreißig Sekunden Zeit für die Zubereitung meines Frühstücks bleiben. Das läuft dann so – stoppen Sie mit: Kühlschranktür öffnen, fettarmen Joghurt herausnehmen, Deckel abziehen, Hafergrütze aus dem Schrank nehmen, ein wenig davon in ein Pappschälchen schütten, Rosinen, Erdbeeren oder Heidelbeeren dazugeben, sich einen Plastiklöffel schnappen, und raus geht's zur Tür. Sobald Sie in der Arbeit sind, können Sie frühstücken, oder, wenn Sie nicht selbst fahren, auch auf dem Weg. Dieses Frühstück ist äußerst nährstoffreich und hält den ganzen Morgen vor.

Ich bin kein besonderer Feinschmecker und mache mir nicht viel daraus, in Edelrestaurants zu gehen. Für mich ist Essen ganz einfach ein Treibstoff – ein Treibstoff, der meine Leistungsfähigkeit erheblich steigern kann. Ich betrachte es wie eine Feldration – man soll genau das bekommen, was man braucht. Ich bin jedes Jahr viel unterwegs, mindestens einen Monat davon an Orten wie beispielsweise Somalia, dem Kosovo oder dem Sudan. Ich will nur das, was man benötigt, um bestmöglich leistungsfähig zu bleiben. Wenn es Ihnen auch so geht und Sie ein Programm ohne große Schnörkel möchten, bitte sehr, hier ist es. Es ist nicht perfekt, bietet Ihnen jedoch ein paar Grundlagen.

Auf den Seiten 286 bis 304 finden Sie die persönlichen Speisepläne und weitere Tips von Männern wie Charles Myers oder Mike Milken und von Prostatakrebspatienten.

Shake morgens vor dem Sport

40 g Soja
Banane
Eis
Wasser
Optifuel II (Ergänzungsmittel von der Fa. Twinlab)
oder
Frisches Obst

Frühstück nach dem Sport

½ Kantalup-Melone
Vollwertfrühstücksflocken mit Sojamilch
Erdbeeren
Heidelbeeren

Mittagessen

Suppe mit schwarzen Bohnen
Schwertfischsteak
4 Portionen frisches Gemüse
Multivitaminsaft

Nachmittagsimbiß

Süßkartoffel

Abendessen

Suppe mit schwarzen Bohnen
Boca-Burger
Multivitaminsaft
Frisches Gemüse

Streß

Nach der Veröffentlichung des *Anti-Brustkrebs-Buchs* lautete die häufigste Frage, die mir von krebskranken Frauen gestellt wurde: »Warum haben Sie in Ihrem Buch nicht auf Streß hingewiesen?« Diese Frauen hatten das Gefühl, Streß sei mehr als alle anderen Faktoren für ihren Krebs verantwortlich. Auch viele Männer mit Prostatakrebs führen ein aufreibendes, streßreiches Berufs- und Privatleben als potentiellen Verursachungsfaktor an; alle sind in dem Alter, in dem einem alles zu schnell zu gehen und zu große Ausmaße anzunehmen scheint. Ich sage den Männern und Frauen, die mich nach einem Zusammenhang zwischen Streß und Krebs fragen, daß es immer noch viel zu früh für eine definitive Aussage sei, Streß würde Krebs verursachen. Doch ein neuer Bericht aus Fernost läßt vielleicht darauf schließen, daß Streß die DNA-Oxidation steigert, welche wiederum Teil eines Prozesses ist, der zur Genmutation fuhren kann. Und eine Studie, die vor kurzem von der Staatlichen Universität New York in Stony Brook durchgeführt wurde, ergab, daß bei Männern, die ein sehr streßreiches Leben hatten, mit dreimal größerer Wahrscheinlichkeit ein hohes Niveau eines wesentlichen Prostatakrebsmarkers vorlag als bei Männern mit wenig Streß; und bei Männern, denen es an guten, tragfähigen Beziehungen im Familien- und Freundeskreis fehlte, war die Wahrscheinlichkeit eines hohen Spiegels ebendieses Prostatakrebsmarkers doppelt so hoch wie bei Männern mit stabilen sozialen Bindungen. Die interessanteste Beobachtung bei dieser Studie war, daß diejenigen Männer, die

bereits Prostatakrebs hatten und sich einem Streßabbau-
programm mit regelmäßiger körperlicher Aktivität unterzogen, die größten Erfolge bei der Reduktion des besagten Prostatakrebsmarkers aufwiesen. Ohne Streßabbau ist das
Programm weit weniger wirksam. Man weiß bereits, daß Streß
das Immunsystem nachteilig beeinflußt und das Immunsystem
eine der Schlüsselabwehrstrategien unseres Körpers gegen
Krebs ist. Aus diesem Grund habe ich ein größeres Streßab-
bauprogramm in meinen Lebensplan sowie in dieses Buch aufgenommen.

Ich besuchte eine Gruppe von Männern, die Prostatakrebs
hatten und an Ornishs Studie teilnahmen, und fragte sie nach
ihren Angstgefühlen. Diese Männer befanden sich in einem
sogenannten *Watchful-Waiting*-Programm, das bedeutet kontrolliertes Zuwarten, beobachtendes Abwarten – ihr Krebs
war *nicht* entfernt worden. Ehrlich gesagt, hatte ich erwartet,
daß sie Angst hätten. Die Gruppenleiterin hatte eines dieser
freundlichen, offenen Lächeln, bei denen man sich sofort
wohlfühlt. Sie bat uns alle, vor der Gruppe zu sagen, wie man
sich fühle. Als ich, der Gast, an der Reihe war, äußerte ich, der
Gedanke an das, was diese Männer täten, erfülle mich mit auf-
geregter Spannung, doch irgendwie auch mit Nervosität. Zu
meiner großen Überraschung antworteten die anderen Männer auf die Frage nach ihrer Befindlichkeit mit Worten wie *zufrieden*, *froh* und *dankbar*. Wie bitte? Ich war verblüfft und
sprang buchstäblich von meinem Sitz auf, als ich sie mit klarer,
ruhiger Stimme verkünden hörte, wie entspannt und angstfrei
sie seien. Ich hätte eher Aussagen erwartet wie »Ich wache um
drei Uhr morgens schweißgebadet auf« oder »Den ganzen Tag
über laufe ich herum in dem Bewußtsein, daß ein Damokles-
schwert über mir schwebt«. Doch ich bekam das genaue Gegenteil zu hören. Diese Männer waren gefestigt. Jeder von ihnen fühlte sich den anderen, die um den Tisch herum saßen,
tief verbunden. Auch strahlte jeder von ihnen ein Gefühl des
Friedens aus, wie man es in unserer verrückten Welt nur selten

erlebt – und erlangt hatten sie diesen Frieden durch das Essen, das sie zu sich nahmen, durch ihre regelmäßige Gruppentherapie und mit Hilfe eines effizienten individuellen Meditationsprogramms, das sie in die Lage versetzte, ihren Streß auf ein Niveau zu senken, das eher für das eines Mönchs typisch gewesen wäre. Nachdem ich mit diesen Männern zusammengekommen war, die mit einer potentiellen Todesrealität konfrontiert waren, und nachdem ich gesehen hatte, welche Gelassenheit sie zeigten, wurde mir klar, daß das Problem nicht darin besteht, der Realität ins Gesicht zu sehen – sondern darin, wie man mit ihr umgeht.

Damit wir verstehen, wie Streß sich auf die Abwehr des Immunsystems gegen Krebs auswirken kann, sehen wir uns das Immunsystem kurz an.

Streß und das Immunsystem

Die Zusammenhänge zwischen Körper und Seele klangen für mich immer ein wenig nach Hokuspokus, wie wohl für viele andere Männer ebenfalls. Doch wenn man die harten wissenschaftlichen Fakten betrachtet, ist es doch verblüffend, welch starke Verbindung zwischen Geist und Immunsystem besteht. Man muß nur folgendes in Erwägung ziehen: Die weißen Blutkörperchen machen einen großen Teil des Abwehrsystems unseres Körpers gegen Krebs aus. Sie tragen spezielle Bezeichnungen wie T-Lymphozyten, B-Lymphozyten, Makrophagen und natürliche Killerzellen. Sie sind darauf programmiert, nach spezifischen Viren, Bakterien und Krebszellen zu suchen. Zwar haben sie sehr stark »ihren eigenen Kopf« – wie einsame Wachtposten, die eine abgelegene Grenze beobachten –, doch ebenso verfügen sie über hochentwickelte Steuer- und Kontrollfunktionen, die vom Zentralnervensystem dirigiert werden. Wie bei allen »bürokratischen« Systemen sind die Anweisungen recht allgemein gehalten. Unglücklicherweise kann einer der Schlüsselbefehle seitens des Zentralnervensystems darin bestehen, die Abwehrzellen auszuschalten, was deren Wirkung stark beeinträchtigt – wie ein Auflösungsbefehl aus dem Großen Hauptquartier. Als Boten für die Befehle bedient sich das Zentralnervensystem der Hormone im Körper. Da es sich hier um Verknüpfungen handelt, die vom Gehirn über das Zentralnervensystem zum Hormonsystem und von dort wiederum zum Immunsystem führen, nennt man dieses Fachgebiet Psychoneuroimmunologie.

Das wichtigste Streßhormon im Körper ist Kortisol. Es wird Streßhormon genannt, weil es die Reaktionen des Körpers auf Streß koordiniert und viele weitere Hormone und Systeme darauf abstimmt. Wie wirkt nun Kortisol? An den weißen Blutkörperchen befinden sich Rezeptoren. Wie bei den anderen in diesem Buch erwähnten Rezeptoren können Sie sich diese als Schalter vorstellen, die eingeschaltet werden, wenn ein besonderer Schlüssel in das dazu passende Schloß gesteckt wird. In diesem Fall ist der Schlüssel das Streßhormon Kortisol, und das Schloß ist der Rezeptor auf dem weißen Blutkörperchen. Sobald der Kontakt zwischen beiden hergestellt ist, wird das Immunsystem »heruntergeschaltet«, wie es ein Dimmer bei der Deckenbeleuchtung macht. Man weiß, daß Kortisol die Funktion der weißen Blutkörperchen schwächt. Tatsächlich wird Kortisol beispielsweise Patienten nach einer Nierentransplantation verabreicht, damit die Immunreaktion abgeschwächt beziehungsweise unterdrückt und das transplantierte Organ nicht abgestoßen wird. Desgleichen setzt Kortisol die Immunabwehr bei Asthma- und Arthritispatienten herab. Und was ist der Grund für den Befehl des Zentralnervensystems an das Immunsystem, »herunterzuschalten«? – Streß!

Mehrere Studien bestätigen, daß Streß die Immunabwehr schwächt. Ronald Glaser, Professor für Molekularvirologie, Immunologie und Medizinische Genetik, und seine Frau, Janice Kiecolt-Glaser, Professorin für Psychiatrie, beide am Medizinischen Zentrum der Staatlichen Universität Ohio, sind Top-Experten auf dem Gebiet »Streß und Immunologie«. In einer

Studie fand Kiecolt-Glaser heraus, daß Medizinstudenten, die einsamer waren, weniger natürliche Killerzellen (NK) hatten als ihre nicht so einsamen Kommilitonen.[1] Und daß jemand verheiratet war, half seinem Immunsystem nichts, wenn es in der Ehe viel Streit gab. Kiecolt-Glaser und ihre Kollegen führten Studien durch, die zeigten, daß Ehekonflikte das Immunsystem schwächen. In einer Studie beobachteten sie über vierundzwanzig Stunden hinweg das Problemlösungsverhalten und die Immunabwehr bei neunzig frisch verheirateten Paaren. Sie entdeckten, daß es bei Paaren, die während der dreißigminütigen Diskussion von Eheproblemen mehr negative oder feindselige Verhaltensweisen offenbart hatten, im Laufe der vierundzwanzig Stunden zu einem größeren Abfall des Immunsystems kam, was sich daran zeigte, daß die Fähigkeit der natürlichen Killerzellen, gefährliche Zielzellen zu zerstören, meßbar abgenommen hatte. Auch führte die Diskussion von Eheproblemen zu einem Blutdruckanstieg, der bei negativer eingestellten Personen länger erhöht blieb. Personen, die ein positives oder konstruktives Problemlösungsverhalten an den Tag legten, zeigten weder eine herabgesetzte Immunabwehr noch gestiegene Blutdruckwerte.[2] Als Kiecolt-Glaser und ihre Kollegen eine ähnliche Studie mit älteren Erwachsenen (Paare mit einem Durchschnittsalter von siebenundsechzig Jahren) durchführten, die durchschnittlich zweiundvierzig Jahre verheiratet waren, kamen sie zu ähnlichen Ergebnissen: Je größer die ehelichen Konflikte, desto stärker wurde das Immunsystem heruntergeschaltet.[3]

Die weitergehende Frage lautet: Welche Auswirkungen hat dies auf die Gesundheit? Wissenschaftler sind gerade dabei, streßbedingte Veränderungen des Immunsystems zu untersuchen, und ihre Studien zeigen überraschende Ergebnisse.

Die praktischste Methode herauszufinden, ob Dauerstreß das Immunsystem angreift, besteht darin zu beobachten, ob jemand sich dann leichter erkältet. Sheldon Cohen und seine Kollegen von der Carnegie-Mellon-Universität in Pittsburgh, Pennsylvania, impften Personen mit fünf verschiedenen Formen von Erkältungsviren und stellten fest, daß zwischen psychischem Streß und dem Auftreten von Erkältungssymptomen sowie der Stärke der Erkältung ein Zusammenhang bestand: Je größer der psychische Streß, desto stärker die Erkältungssymptome.

Kiecolt-Glaser und ihre Kollegen untersuchten auch die Auswirkungen von chronischem Streß auf Verheiratete, die den an Alzheimer erkrankten Ehepartner pflegten. Dreizehn Monate lang beobachteten sie neundsechzig Personen, die den alzheimerkranken Partner bereits seit durchschnittlich fünf Jahren pflegten. Sie verglichen diese Personen mit einer Kontrollgruppe und kamen zu dem Ergebnis, daß bei den mit der Pflege befaßten Ehepartnern ein merklich höheres Gesundheitsrisiko vorlag: Sie litten häufiger an Infektionskrankheiten, speziell der oberen Atemwege. Desgleichen traten weit mehr depressive Verstimmungen auf als bei den Kontrollpersonen. Bei der Anschlußstudie zeigte sich, daß bei denjenigen mit dem geringsten sozialen Rückhalt die größten und konstantesten negativen Veränderungen im Immunsystem auftraten.[4]

Das läuft auf folgende interessante Schlußfolgerung hinaus: Kiecolt-Glaser entdeckte, daß es bei den mit der Pflege des an Alzheimer erkrankten Ehegatten beschäftigten Personen durchschnittlich um vierundzwanzig Prozent länger dauerte, bis eine Wunde heilte, als bei entsprechenden Kontrollpersonen.[5] Daraufhin realisierten die Glasers eine weitere Studie zur Wundheilung. Sie führten bei sechsunddreißig Frauen durch Unterdruck künstlich Blasen auf dem Unterarm herbei und fanden heraus, daß stärker streßbelastete Frauen einen merklich niedrigeren Spiegel an zwei wichtigen Zytokinen hatten. Zytokine werden von Lymphozyten gebildet und sind Moleküle, die Zellen veranlassen, miteinander zu kommunizieren und so den Heilungsprozeß zu fördern. Die beiden wichtigen Zytokine, die bei gestreßten Frauen in viel geringerer Konzentration auftraten, waren Interleukin-1α und Interleukin-8. Diese Frauen hatten zudem einen höheren Kortisolspiegel in ihrem Speichel als Frauen mit höheren Zytokinkonzentrationen.[6] Diese Studie legt nahe, daß psychischer Streß spürbare Auswirkungen auf die Zytokinproduktion im Wundbereich hat.

Streß kann auch die Reaktion des Immunsystems auf Impfstoffe beeinflussen. In einer Studie, die sich mit der Reaktion von Medizinstudenten auf einen Impfstoff befaßte, zeigten Glaser und Kiecolt-Glaser, daß der Streß des universitären Lebens die Zellimmunabwehr herunterschalten und bei den Studenten die Art der Reaktion auf einen Impfstoff gegen Viren beeinflussen konnte. Die Glasers und ihre Kollegen entdeckten, daß Streß sowohl auf die Reaktion der Antikörper als auch auf die der virusspezifischen T-Zellen, auch T-Lymphozyten genannt, eine hemmende Wirkung bezüglich des Impfstoffs hatte; damit sich dessen Schutz entfaltet, sind sowohl die Antikörper- als auch die T-Zellen-Reaktion erforderlich.[7] Und in einer weiteren Studie, die sich damit beschäftigte, wie Streß die Immunabwehr bei älteren Erwachsenen beeinflußt, entdeckten die Glasers, daß chronischer Streß die Immunreaktion auf den Impfstoff gegen das Grippevirus veränderte – sowohl die Antikörperreaktion als auch die virusspezifische T-Lymphozyten-Reaktion waren gehemmt.[8]

Dennoch, von häufigeren Erkältungen bis zu Krebs ist es ein weiter Weg, oder?! – Könnte tatsächlich ein Zusammenhang zwischen Streß und Krebs bestehen?

Die Glasers zeigten in einer Reihe von Studien, daß psychischer Streß, Kummer und Depression die Reparatur beschädigter DNA behindern und zu Veränderungen bei der Apoptose, dem programmierten natürlichen Zelltod, führen kann. Und da sowohl die Instandsetzung beschädigter DNA als auch die Apoptose von großer Bedeutung für die Zellgesundheit sind, könnte eine hemmende Wirkung auf diese Prozesse das Krebsrisiko steigen lassen.[9]

Harold G. Koenig, planmäßiger außerordentlicher Professor für Psychatrie und Medizin an der Duke-Universität, meint:

»Streß erhöht das Kortisol, und Kortisol kann den Interleukin-6-Spiegel im Blut beeinflussen. Ein hoher Interleukin-6 Spiegel ist ein Zeichen für ein instabiles Immunsystem.« Diese Veränderungen im Immunsystem können die Anfälligkeit für bestimmte Krebsformen erhöhen.

Studien zu Streß und mit Hormonen in Zusammenhang stehenden Tumoren wie Prostatakrebs gibt es bislang noch nicht. Glaser vermutet: »Wenn ein mit Hormonen in Zusammenhang stehender Tumor (wie zum Beispiel Prostatakrebs) vorliegt und Streß dahingehend Veränderungen bei den Hormonen bewirkt, daß bei der fraglichen Person nunmehr ein Risiko besteht, diesen Tumor zu entwickeln, dann, ja dann könnten wir in der Lage sein zu sagen, daß Streß Krebs beeinflußt. Doch derartige Studien müssen erst noch durchgeführt werden.«

Studien haben bisher also noch nicht definitiv bewiesen, daß zwischen Streß und Krebs ein Zusammenhang besteht. Das bedeutet jedoch *nicht*, daß Sie Streß nicht reduzieren sollten, um generell Ihre Gesundheit zu verbessern und möglicherweise zur Krebsvorbeugung beizutragen. Doch es ist auch unwahrscheinlich, daß Streß der *einzige* krebsauslösende Faktor ist.

Was ist Streß?

Sehen wir uns nun genauer an, was Streß eigentlich ist und wie man ihn abbauen kann.

»Die Reaktion auf Streß ist Kampf oder Flucht«, sagt Herbert Benson von der Universität Harvard, der Vater der meditativen Entspannungsreaktion. Und eine Streßreaktion tritt immer dann auf, wenn man irgendeine Art von Gefahr verspürt, sei es physischer oder psychischer Art.

Glaser und Kiecolt-Glaser sprechen von bestimmten Stressoren oder Streßfaktoren, beispielsweise universitärem Streß, Arbeitsstreß oder Beziehungsstreß. »Ein Streßfaktor«, so Glaser, »ist etwas, das bei einer Person eine physiologische Reaktion auslöst, die zur Aktivierung der Hypothalamus-Hypophy-

sen-Nebennierenrinden (HPA)-Achse und des Sympathikus-
Nebennierenmark (SAM)-Systems führt. HPA und SAM sind
zwei Netzwerke, die aus verschiedenen Organen bestehen,
welche über Hormone wie Kortisol, Adrenalin, Noradrenalin
oder Wachstumshormone miteinander kommunizieren.« Somit kann man also alles, was stark genug ist, HPA und SAM
zu aktivieren, als Streßfaktor bezeichnen.

Alle Verhaltensänderungen bedeuten Streß. Es gibt zwei Typen von Streßfaktoren: akute und chronische. Akut bedeutet
unmittelbar, chronisch langfristig. Wir Menschen sind wider-
standsfähige Lebewesen und können die akuten alltäglichen
Streßfaktoren gut aushalten, beispielsweise das Steckenbleiben
im Stau und das Zuspätkommen zu einer Besprechung. Glaser
meint: »Diese vorübergehenden akuten Stressoren beeinträchtigen die Gesundheit wahrscheinlich nicht. Es kommt zu hormonellen Umstellungen, und ein paar Stunden später pendeln
sich die Hormone wieder auf ihr normales Niveau ein. Doch
wenn diese Stressoren über lange Zeit fortbestehen, hat das
Auswirkungen auf die Gesundheit. Auch der genetische Hin-
tergrund, Alter und Geschlecht stehen mehr oder weniger in
Wechselwirkung mit diesen Stressoren, die das Immunsystem
beeinträchtigen.«

Das Gegenteil von Streß beziehungsweise Kampf-oder-
Flucht ist Entspannung. Entspannung ist ein physiologischer
Zustand, der durch eine Verlangsamung des Stoffwechsels, einen Rückgang der Pulsschlag- und Atemfrequenz und langsamere Hirnwellen gekennzeichnet ist. Entspannung beseitigt
die negativen Auswirkungen von Streß, und eine solche Entspannungsreaktion sollte das Ziel Ihres Streßbewältigungspro-
gramms sein. Weiter unten in diesem Kapitel werden Entspannungstechniken besprochen, zum Beispiel Meditation, Beten,
Yoga, Tai Chi und Qi Gong. Höchstwahrscheinlich haben Sie
den Ausdruck »Entspannungstherapie« schon oft gehört – ja,
er ist ein wenig abgenutzt, *aber* wenn Sie es einmal richtig ausprobiert haben, werden Sie überrascht sein. Richtige Entspan-

nung bringt Sie, was Streß angeht, wieder auf Stufe Null zurück. Im Ernst, Sie werden sehen, daß Sie ruhiger sein werden,
als Sie es je für möglich gehalten hätten, selbst inmitten einer
größeren Krise.

Streßabbau

Um den Streß in Ihrem Leben effizient bewältigen zu können,
werden Sie wahrscheinlich mehrere Elemente in Ihr Programm
aufnehmen müssen. Natürlich muß dieses auf Ihre spezifischen
Bedürfnisse abgestimmt werden, doch sollte sichergestellt sein,
daß es zumindest die wesentlichen nachstehend genannten
Blöcke enthält. Wenn es Ihnen Schwierigkeiten bereitet, ein
Streßbewältigungsprogramm aufzustellen und einzuhalten,
sollten Sie versuchen, dieses Thema bei Ihrem Arzt anzuspre-
chen, da Sie so Anleitung und Unterstützung bekommen können. Das beste übergreifende Konzept von Streß, das Sie im
Kopf behalten sollten, ist folgendes: »Streß ist eine Gewohnheit. Eine Streßreaktion ist eine erlernte Gewohnheit, die man
wieder ablegen kann, doch dies erfordert Wiederholung, Er-
folgserlebnisse und Untermauerung«, so David Larson, Präsident des Nationalen Instituts für Gesundheitsfürsorgeforschung und außerordentlicher Professor am Fachbereich für
Psychiatrie des Duke-Medizinzentrums und der Northwestern
Medical School.

Hier nun die Schlüsselkomponenten des Programms. Denken Sie daran: Die Techniken, mit denen man Streß wirklich
abbauen kann, sind die, bei denen der Verbindung von Geist
und Körper am stärksten Rechnung getragen wird. Daher be-
fassen sich längere Abschnitte mit den Techniken Meditation
und Beten.

Programme für Geist und Körper

Für die Prostatakrebspatienten in Dean Ornishs Ernährungsstudie sind Yoga und Meditation ein integrativer Bestandteil der Studie. Ich traf mich mit ihnen in einer Kirche hoch über dem Ort Sausalito in Kalifornien; es war die Szene, die ich einleitend zu diesem Kapitel beschrieben habe. Ornish: »Wir verlangen von ihnen, daß sie eine volle Stunde täglich mit Meditation, Yoga und anderen Streßbewältigungstechniken zubringen. Wir leiten sie an, so zu meditieren, daß sie dies mit ihren eigenen religiösen oder weltanschaulichen Einstellungen vereinbaren können. Dabei geht es nicht um alles oder nichts – je mehr man tut, desto mehr bringt es einem.« Eine volle Stunde scheint ungeheuer viel Zeit zu sein. Doch wenn ich im Lauf der Jahre eines von Ornish gelernt habe, dann ist es dieses: Man kann versuchen, Streß zu »bewältigen«, oder man kann ganz einfach versuchen, seinen Streßpegel auf Null zurückzusetzen. »Wenn die Leute meditieren und Yoga praktizieren, dann erzählen sie oft, ihre Sicherungen würde länger halten«, so Ornish. »Probleme machen ihnen einfach nicht mehr so viel aus.« Ich dachte lange, das sei unmöglich, doch schließlich schaffte ich es durch eine ausgedehnte Yogasitzung in der Disziplin Bikram-Yoga. Natürlich kann man den Streß nicht auf Null halten, wenn man nicht gerade in einem Kloster lebt, doch was man tun kann, ist, über einen streßreichen Tag hinweg ein Gefühl von Frieden und Ruhe in sich wachzurufen und sich daran festzuhalten.

Bikram-Yoga

Wenn Sie ähnlich veranlagt sind wie ich, fällt es Ihnen vielleicht auch schwer, lange genug stillzusitzen, um zu meditieren. Ich gebe zu, daß auch ich es nie gekonnt hätte – doch dann entdeckte ich eine relativ neue Form des Yoga, das sogenannte Bikram-Yoga. Dies praktiziere ich nun. Sie werden es anstrengend finden, aber mit Bikram-Yoga kann man emotio-

nal besser reinen Tisch machen als mit irgendeiner anderen
Methode, die ich bisher ausprobiert habe. Falls Sie Zweifel haben, versuchen Sie es doch einmal mit einer einzelnen Sitzung,
um zu sehen, ob Ihr Streß dabei verschwindet. Auf der Website
www.bikramyoga.com finden Sie alle nötigen Informationen.
Was mir selbst am besten gefällt, ist die Art, wie man in einen
Muskel »hineintaucht«. Die Dehnung ist unglaublich, in höchstem Maße aerob und bewirkt, daß man wunderbare lange,
tiefe Atemzüge macht. Jedes Mal, wenn man denkt, der Muskel sei nun bis zum äußersten gedehnt, gibt er ein weiteres
Stückchen nach. Yoga verändert buchstäblich Ihren Körper
und die Art, wie Sie sich fühlen. Es ist auch eine großartige
Methode, einen alternden Körper wieder fitzumachen, ihm
neue Flexibilität zu geben und ihn von den kleineren und größeren Wehwehchen zu befreien, die sich einstellen, wenn man
vierzig, fünzig und älter ist. Beim Bikram-Yoga konzentriert
man sich nicht auf ein Wort, sondern auf jeden Atemzug. Dahinter steckt die Idee, daß Sie Energie aus dem Universum ein-
atmen. Sollten Sie zuvor Probleme mit dem Meditieren gehabt
haben, so werden Sie sehen, daß die Konzentration auf die in-
tensive körperliche Erfahrung und die wunderbar langen, tiefen Atemzüge ein erstaunliches Erlebnis ist.

Sobald Sie das tiefe Gefühl der Entspannung erlebt haben,
können Sie dieses, wenn Sie unter Streß stehen, jederzeit zu-
rückholen. Bei mir verspannen sich in Streßsituationen Schultern und Nacken. Dann atme ich tief ein, rufe eine Entspannungsreaktion wach, und im Nu ist die Spannung weg!
Ehrlich! Ich kann gar nicht stark genug betonen, wie wirksam
diese Technik ist – sie kann wirklich Ihr Leben verändern. Und
wenn Sie jetzt sagen, dazu sind Sie nicht elastisch genug, dann
kann ich nur sagen, je unelastischer, desto besser. Warum?
Nun, dann finden Ihre Muskeln um so mehr Widerstand vor,
gegen den sie sich stemmen können. Dadurch können Sie sich
noch besser körperlich »ausarbeiten«, und langfristig machen
Sie viel mehr Fortschritte!

Traditionelle Meditation

Entspannung kann auch durch Meditation erzielt werden, die
auf vielen unterschiedlichen Techniken beruht, die man in den
alten östlichen und westlichen religiösen Traditionen findet –
Christentum, Judentum, Buddhismus und Hinduismus. Heute
setzen Ärzte überall in den USA Meditation und andere Entspannungstechniken bei der Behandlung ihrer Patienten ein.
Christina Puchalski, Lehrbeauftragte für Innere Medizin an
der George-Washington-Universität und Ausbildungsleiterin
am Nationalen Institut für Gesundheitsfürsorgeforschung,
gibt folgende Richtlinien zum Thema Meditation:

Suchen Sie sich zunächst ein Wort, das für Sie etwas Spirituelles bedeutet, zum Beispiel »Frieden«, »Liebe«, »Licht«,
»eins«. Wenn Sie gläubig sind, können Sie ein Wort wählen,
das mit Ihrer Religion zu tun hat, beispielsweise »Christus«
oder »om« (»om« kommt aus der hinduistischen Glaubensleh-
re). Im Christentum nennt man diese Praxis »Gebet der Samm-
lung« oder »kontemplatives Gebet«. Pater Thomas Keating,
Zisterziensermönch und Priester am Kloster des Heiligen Be-
nedikt in Snowmass, Colorado, war einer der Begründer dieser
Gebetsrichtung, die etwa 1975 ihren Ausgang nahm, wie auch
der Organisation »Kontemplative Ausschau«, deren Ziel in
der Unterstützung von Adepten besteht. Die Praxis des fokus-
sierten Gebets stützt sich weitgehend auf *The Cloud of Unkno-
wing* (*Wolke des Unwissens*), im vierzehnten Jahrhundert von
einem unbekannten englischen spirituellen Führer verfaßt, der,
als er einen Schüler lehrte, kontemplativ zu beten, diesem folgendes sagte: »Such dir ein Wort, ein einfaches Wort, am besten ein einsilbiges Wort wie beispielsweise Gott, aber es muß
ein Wort sein, das eine Bedeutung für dich hat.«

Danach suchen Sie sich ein ruhiges Plätzchen. Nehmen Sie
sich einen bequemen Stuhl und setzen Sie sich darauf, halten
Sie den Rücken gerade, schlagen Sie die Beine nicht übereinan-
der, setzen Sie die Füße fest auf dem Boden auf und schließen

Sie dann die Augen. Wenn Sie es auf einem Kissen bequemer finden als auf einem Stuhl, so setzen Sie sich im Schneidersitz auf ein Kissen und achten Sie darauf, den Rücken gerade zu halten.

Atmen Sie langsam und tief, ein und aus, ein und aus. Beim Ausatmen sprechen Sie im stillen oder auch laut das von Ihnen gewählte Wort. Tun Sie dies während des gesamten Zeitraums, in dem Sie meditieren. Konzentrieren Sie Ihre ganze Aufmerksamkeit auf das Wort. Wenn Ihnen Gedanken durch den Kopf gehen, dann lassen Sie sich nicht darauf ein und halten Sie sie nicht fest; lassen Sie sie einfach wegziehen, indem Sie sich wieder auf das Wort konzentrieren. Um tiefes Atmen richtig zu lernen, können Sie eine Yogastunde nehmen, in der speziell Atemtechnik gelehrt wird – Sie werden überrascht sein, wie gut es danach funktioniert. Am Ende Ihrer Meditationssitzung öffnen Sie langsam wieder die Augen.

Wenn Sie mit dem Meditieren beginnen, werden Sie merken, daß Ihr Geist zunächst sehr rege ist und ständig Gedanken auftauchen. Machen Sie sich keine Sorgen, lassen Sie sie einfach weiterziehen, konzentrieren Sie sich wieder auf das Wort, und allmählich wird Ihr Geist ruhig werden. Seien Sie nicht ungeduldig. Es erfordert Zeit und eine gewisse Praxis, bis man gelernt hat, seinen Geist zur Ruhe zu bringen. Meditieren Sie zunächst fünf Minuten täglich. Sie brauchen nicht den Wecker zu stellen, doch sollten Sie eine Uhr so plazieren, daß Sie sie sehen können, wenn Sie vielleicht nach einer Minute die Augen öffnen. Beginnen Sie also mit fünf Minuten und steigern Sie sich langsam bis zu dem Zeitraum, den Benson auf der Grundlage seiner Versuche empfiehlt: auf zehn bis zwanzig Minuten ein- oder zweimal täglich.

Studien haben ergeben, daß Meditation und andere Entspannungstechniken sich positiv auf Angstzustände, Depressionen, Herzkrankheiten, Bluthochdruck, chronische Schmerzen und Kopfschmerzen sowie bei Frauen auch auf das Prämenstruelle Syndrom (PMS) auswirken.

Qi Gong

Körperlich aktiven Männern kann ich auch Qi Gong empfehlen. Wie Akupunktur ist Qi Gong eine medizinische Technik, die es seit Tausenden von Jahren in China gibt. Bei Qi Gong geht es um langsame, rhythmische körperliche Bewegung in Verbindung mit tiefem Atmen und Meditation, sozusagen von allem das Beste. Es taucht immer mehr wissenschaftliche Literatur über die Wirksamkeit von Qi Gong auf, beispielsweise zur Senkung des Blutdrucks. Man kann dem Thema nicht in ein paar Absätzen gerecht werden; ich möchte Ihnen daher empfehlen, es so zu machen wie ich: Nehmen Sie einfach ein paar Stunden, damit Sie »reinkommen«. Selbst eine einzige Stunde ist ausreichend, um Grundlegendes zu erfahren und abschätzen zu können, ob diese Technik das Richtige für Sie ist. Ich glaube, was Sie mehr als alles andere beeindrucken wird, ist das Gefühl inneren Friedens, das viel stärker ist, als es irgendein Medikament gegen innere Unruhe vermitteln kann. Wenn Sie, nachdem Sie ein paar Stunden genommen haben und dann zu Hause mit Qi Gong weitermachen, Probleme haben, Ihre Konzentration aufrechtzuerhalten, nehmen Sie einfach weiterhin Stunden. Dann wissen Sie nämlich von vornherein, daß Sie, so lange die Stunde dauert, dort »festsitzen«, und sind viel eher bereit, loszulassen und sich in den Übungen zu verlieren.

Beten

Inzwischen beweisen wissenschaftliche Studien, daß Beten Wunder für die Gesundheit wirkt. Das Nationale Institut für Gesundheitsforschung fand heraus, daß fünfundsiebzig Prozent der über dreihundert in wissenschaftlichen Zeitschriften veröffentlichten Studien über Spiritualität zeigen, daß Religion und Gebet eine positive Wirkung auf die Gesundheit haben. Wenn Sie also Ihre Religion oder Ihren spirituellen Glauben praktizieren, ist das außerordentlich gut für Ihre Gesundheit.

Tatsächlich ist Religion eine der wirkungsvollsten gesundheitsfördernden Maßnahmen. Berücksichtigen Sie folgendes:
   Eine neuere Studie von Robert A. Hummer von der Universität von Texas in Austin zeigte auf, daß bei Menschen, die
häufiger als einmal wöchentlich einen Gottesdienst besuchen,
die Lebenserwartung um sieben Jahre ansteigen kann; bei
Afroamerikanern sind das potentiell vierzehn Prozent![10] Eine
andere Studie, die von Harold K. Koenig und seinen Kollegen
am Studienzentrum für Religion/Spiritualität und Gesundheit
der Duke-Universität durchgeführt wurde, zeigte, daß von
3968 Mitgliedern einer Gemeinde im Alter zwischen vierundsechzig und hunderteins Jahren bei denjenigen, die häufig einen Gottesdienst besuchten, während der sechsjährigen Anschlußstudie das Sterberisiko um sechsundvierzig Prozent
niedriger lag als bei denen, die dies selten taten.[11] Somit besteht
eine der wirksamsten Einzelmaßnahmen zur Erhaltung der
Gesundheit darin, religiös zu werden, wie dieser verblüffende
Anstieg an Langlebigkeit nachmeßbar zeigt.
   Bei einer Studie der Medizinischen Fakultät Dartmouth
stellte sich heraus, daß von zweihundertzweiunddreißig Patienten, die sich einer Herzoperation unterzogen, diejenigen,
die sehr religiös waren, mit dreimal höherer Wahrscheinlichkeit genasen als die, die es nicht waren. Der am meisten konsistente Indikator für Überleben war das Ausmaß an Stärke oder
Trost, das die Patienten nach ihren Worten aus ihrem religiösen Glauben schöpften. Tatsächlich – als je gläubiger sie sich
selbst beschrieben, desto höher war die Schutzwirkung. Von
siebenunddreißig Patienten, die sich selbst als »tiefgläubig«
bezeichneten, starb kein einziger. Desgleichen fanden die Wissenschaftler heraus, daß bei den sozial aktiveren Patienten die
Überlebensrate höher lag. Und das Mehr an Zeit, das bei religiösen Aktivitäten verbracht wurde, korrelierte mit einem
Mehr an Glücklichsein und Zufriedenheit insgesamt.[12]
   Harold G. Koenig entdeckte, daß »die Wahrscheinlichkeit
eines diastolischen Blutdrucks von neunzig oder höher, das

entspricht dem Wert, der zumeist mit einem gestiegenen Risiko für Schlaganfälle und Herzinfarkte in Zusammenhang gebracht wird, bei den Patienten, die mindestens einmal pro Woche einen Gottesdienst besuchten und beteten oder in der Bibel lasen, um vierzig Prozent niedriger lag als bei denjenigen, die dies weniger oft taten«[13]. In einer weiteren Studie mit älteren Menschen fanden Koenig und David Larson heraus, daß bei Personen ab sechzig Jahren, die mindestens einmal pro Woche einen Gottesdienst besuchten, in dem der Untersuchung vorangegangenen Jahr die Wahrscheinlichkeit eines Krankenhausaufenthalts um sechsundfünfzig Prozent niedriger lag als bei denjenigen, die weniger oft einen Gottesdienst besuchten.[14] Die gesundheitsfördernde Aktivität, aus der die größte Langlebigkeit resultiert, ist also tatsächlich der Glaube.

Wie kommt das? Zum Teil liegt es auf der Hand: Viele Glaubensrichtungen, wie beispielsweise die Jesus-Christus-Kirche der Heiligen der Letzten Tage, propagieren der Gesundheit förderliche Lebensstile. Zum Teil liegt es daran, daß Religion Kraft vermittelt durch das Empfinden, einer Gemeinschaft anzugehören. Doch der vielleicht wichtigste Faktor ist das Gefühl von Optimismus, das der Glaube einem gibt; so lauten die Forschungsergebnisse von Professor Martin Seligman von der Universität von Pennsylvania. Er meint:

Wir haben herausgefunden, daß die autoritäreren Religionen mehr Hoffnung und Optimismus hervorbringen. Aus dem Fragebogen sowie der Analyse von Predigten und Liturgien ergab sich, daß fundamentalistisch gesinnte Personen wesentlich optimistischer und hoffnungsvoller waren als gemäßigt denkende, welche wiederum optimistischer und hoffnungsvoller waren als Personen mit liberaler Einstellung. Je öfter die Leute an fundamentalistischen religiösen Aktivitäten teilnahmen, mit desto weniger großer Wahrscheinlichkeit berichteten sie von emotionaler Not. Ein kausales Modell, das den Einfluß der Religion auf das tägliche Leben berücksichtigt sowie die Auswirkungen von religiösem Engagement, religiöser Hoffnung und religiöser Liturgie auf die Lebenseinstellung, scheint den Einfluß einer fundamentalistischen Gesinnung auf den Optimismus erschöpfend zu erklären.

Natürlich mögen die gläubigeren Personen von Anfang an optimistischer gewesen sein, doch der Glaube stärkte ihren Optimismus nur noch weiter. Und wie wir gesehen haben, hat eine positive Lebenseinstellung eine unglaublich starke Wirkung – genauso stark wie die von Medikamenten – bei der Behandlung von Depressionen und zwangsneurotischen Störungen.

Laut Experten reagieren Patienten auf das Gebet, weil es ihnen Hoffnung, einen Weg der Problembewältigung, eine Empfindung von Frieden und ganz allgemein ein Gefühl des Wohlbefindens gibt. Gebet fungiert auch als Form der Meditation und wirkt streßverursachenden Gedanken entgegen, während es die Herzschlag- und Atemfrequenz herabsetzt, die Gehirnwellen verlangsamt und die Muskeln entspannt. Bei einer Studie maß Harold Koenig den Interleukin-6-Spiegel bei einer Gruppe von Menschen in einer Kirche. Ein hoher Interleukin-6-Spiegel ist, wie wir gesehen haben, normalerweise ein Indikator für ein instabiles Immunsystem und legt nahe, daß die Immunabwehr erhöht ist. Tatsächlich war die Wahrscheinlichkeit eines hohen Interleukin-6-Spiegels im Blutkreislauf bei Menschen, die an Gottesdiensten teilnahmen, nur halb so hoch wie bei Nichtteilnehmern.

»Meiner Meinung nach sollten wir nicht nur auf Gebet und religiöses Engagement sehen, sondern auch auf Spiritualität im allgemeineren Sinne des Begriffs«, so David Larson. Unter Spiritualität versteht er eine Beziehung zum Transzendenten, die dem Leben Bedeutung und Sinn gibt. Das Transzendente kann ein göttliches Wesen sein, Gott oder etwas anderes wie die Natur, eine energetische Kraft oder sogar die Kunst. »Es scheint, daß eine Struktur der Spiritualität dienlich ist«, meint

Larson. Mit anderen Worten, wenn Sie Ihre Spiritualität mit anderen im Rahmen eines Glaubenssystems praktizieren (also beispielsweise in die Kirche oder Moschee oder Synagoge gehen), so ziehen Sie daraus anscheinend größere Vorteile für die Gesundheit.»Wir sollten zunächst auf Spiritualität sehen, dann auf religiöses oder spirituelles Engagement und danach auf die Rolle des Gebets bei religiösem oder spirituellem Engagement.«

Gebet ist die Kommunikation mit dem Absoluten, dem Göttlichen oder Gott. Diese Kommunikation kann in zwei Formen ablaufen: Gebet als Sprechen zu Gott oder Meditation als betrachtende Zuwendung zu Gott oder dem Göttlichen beziehungsweise als das Horchen auf Gott oder das Göttliche.

Entwickeln Sie Ihr eigenes spirituelles Programm

Obwohl die Entscheidung für einen bestimmten Glauben keine medizinische, sondern eine persönliche Frage ist, empfehlen viele Ärzte heute, die Menschen sollten Spiritualität in ihr Leben integrieren.»Ich rege ein spirituelles Programm an, das aus a) Beten, b) dem Lesen der Heiligen Schrift, c) dem Besuch von Gottesdiensten und d) dem Engagement in einer Glaubensgemeinschaft besteht«, so Dale A. Matthews, Autor des Buchs *The Faith Factor* (Der Glaubensfaktor) und ehemaliger Professor für Medizin an der Fakultät für Medizin der Universität Georgetown.

Gebet: Da kann ich natürlich keine Formel für Sie entwerfen, denn die Bestandteile eines Gebets sind ganz individuell. Doch versuchen Sie täglich zu beten.

Lesen der Heiligen Schrift: Welchem Glauben Sie auch angehören, lesen Sie jeden Tag etwas in der Heiligen Schrift.

Gottesdienstbesuch: Wenn Sie einem religiösen Glauben an-

hängen, so besuchen Sie mindestens einmal wöchentlich einen
Gottesdienst.

Engagement in einer Glaubensgemeinschaft: Engagieren Sie
sich in einer Glaubensgemeinschaft und finden Sie Ihren Platz
darin. Die Menschen in einer solchen Gemeinschaft unterstützen und ermutigen sich gegenseitig in guten wie in schlechten
Zeiten.

Sollten Sie derartige Impulse verspüren, wird sich das Praktizieren Ihres religiösen oder spirituellen Glaubens außerordentlich vorteilhaft auf Ihre Gesundheit auswirken. Falls
nicht, versuchen Sie es mit Meditation an sich. Natürlich muß
der religiöse oder spirituelle Impuls zunächst aus einem Glauben tief im Inneren kommen, den zu vermitteln weit außerhalb
der Reichweite dieses Buchs liegt. Doch eine spirituelle Einstellung, das werden Sie sehen, trägt in hohem Maße dazu bei, Sie
wieder ruhig zu machen, wenn Sie unter der nicht enden wol-
lenden, bohrenden Unsicherheit des Lebens in unserer modernen Zeit leiden; einfach dadurch, daß Sie an etwas Höheres
glauben.

Viele von uns verbinden Religion mit Furcht, Schuld und
Angst. Ich habe einmal mit einigen Trappistenmönchen zu
Abend gegessen – und erwartete, sie würden höchst streng
und ernst sein. Doch sie waren, ganz im Gegenteil, gleichsam
berauscht von ihrem Gefühl einer spirituellen Verbindung. Sie
hatten einen Zustand geistigen Bewußtseins erreicht, der Be-
wunderung und Respekt hervorrief.

Visuelle Meditation

Visuelle Meditation ist eine großartige Möglichkeit für ein gei-
stig-körperliches Programm, wenn Sie es nicht schaffen oder
keine Neigung verspüren, zu beten oder zu meditieren. Visua-
lisierungen mit Anleitung fordern Sie dazu auf, sich ganze Sze-
nen zu vergegenwärtigen. Es gibt dazu viele gute Videokasset-

ten, beispielsweise in den USA die ausgezeichnete Reihe von Martin Rossman oder die von Andrew Weil.

Weitere Maßnahmen zur Streßbekämpfung

Zwar sollten Sie ein Programm für Geist und Körper in Betracht ziehen, das Ihnen ganz allgemein ein Gefühl des Friedens und der Ruhe vermittelt, doch es gibt noch weitere Maßnahmen zur Streßbekämpfung, die Sie zusätzlich einsetzen können.

Ernährung

Nahrungsmittel sind enorme Stressoren. Viele von uns schaffen sich ihre chronischen, ermüdungsartigen Symptome selbst, indem sie raffinierte Nahrungsmittel essen, die dem Blutzuckerspiegel übel mitspielen, und indem sie zuviel Koffein zu sich nehmen, welches über den Tag hindurch zu Adrenalinstößen führt und ebenfalls den Blutzucker steigen läßt. Dann trinken wir Alkohol, um uns zu entspannen, und geraten so in einen Teufelskreis. Wenn Sie die Menüpläne in diesem Buch befolgen, werden Sie sich um vieles ruhiger fühlen. Sie sollten auf Koffein, Kohlenhydrate aus raffiniertem Mehl, Alkohol und Tabak verzichten, desgleichen auf Kokain, Marihuana und andere Drogen, falls Sie solche konsumieren. Sie verschaffen Ihnen vielleicht eine momentane symptomatische Erleichterung, doch sie kurbeln den physischen und psychischen Streß in Ihrem System an. Wenn es Ihnen schwerfällt, auf ungesundes Essen zu verzichten, dann werden Sie feststellen, daß der Abbau von Streß mit den in diesem Kapitel beschriebenen Maßnahmen sehr dazu beitragen wird, auch Ihr Verlangen danach abzubauen. Ich kann beschwören, daß ich vier Stunden Produktivität am Tag mehr gewonnen habe, nur weil ich Lebensmittel meide, die mich belasten, speziell stärkehaltige und raffinierte Kohlenhydrate.

Schlaf

Schlafmangel führt mit größter Sicherheit dazu, daß Sie sich gestreßter fühlen. Zwar gibt es gerade bei der Frage, wieviel Schlaf jemand benötigt, eine große Bandbreite, doch steht eine geringere Menge Schlaf in Zusammenhang mit einer schlechteren Gesundheit und einer geringeren Lebensdauer. Großartige Einschlaftechniken finden Sie in meinem Buch *Wer sich wohlfühlt, hat Erfolg. Die 9 Strategien für Ihr ideales Bioklima,* oder Sie konsultieren einen Spezialisten für Schlafstörungen.

Körperliche Aktivität

Bewegung wirkt sich am schnellsten und dramatischsten auf Streß aus. Ihre Routineübungen sollten sowohl eine aerobische als auch eine Stretching-Übung mit tiefem Atmen umfassen.

Aerobic-Übung: Wenn wir gestreßt sind, steigen unser Streßhormon- und unser Adrenalinhormonspiegel. Puchalski zeigte auf, daß Aerobic-Übungen diese wieder sinken lassen.

Dafür müssen Sie sich kräftig bewegen, damit Ihre Herzschlagfrequenz steigt. Puchalski empfiehlt ihren Patienten daher regelmäßig dreimal die Woche dreißig Minuten lang derartige Übungen.

Stretching und tiefes Atmen: Es hat sich gezeigt, daß tiefes Atmen das hervorruft, was Benson als Entspannung bezeichnet und weswegen ich auch in dem Abschnitt über Programme für Geist und Körper über Yoga und Qi Gong gesprochen habe.

In einer Studie verglichen Bonnie G. Berger und David R. Owen, in welchem Maß sich verschiedene Arten von Bewegung positiv auf die Stimmung auswirkten, und sie fanden heraus, daß das Wesentliche die Bauchatmung und nicht der aerobische

Bestandteil einer Übung ist. Sie berichteten, daß »die positive Wirkung von Hatha-Yoga auf den Streßabbau ähnlich der war, die zuvor für Joggen und Schwimmen gemeldet wurde«[15]. Yoga, Tai Chi und Qi Gong beinhalten alle tiefes Atmen. Man kann sich sogar dehnen und strecken und tief atmen, wenn man am Schreibtisch sitzt. Puchalski schlägt ihren Patienten vor, ihre Schreibtischarbeit für ein paar Minuten zu unterbrechen, tief zu atmen, ihre Schultern kreisen zu lassen und den Kopf von einer auf die andere Seite zu drehen. Das Ganze sollte vier- bis fünfmal wiederholt werden.

Massage

Um von Massage wirklich zu profitieren, sollten Sie sich diese regelmäßig gönnen – je nachdem, wieviel Sie sich leisten können, einmal pro Woche oder einmal pro Monat. Auf jeden Fall sollten Sie aber zu einem ausgebildeten Massagetherapeuten gehen, der weiß, was er tut, und Sie nicht verletzt.

Kräutertees

Kräutertees wie Kamillentee, Passionsblumentee, Baldriantee oder Ginsengtee eignen sich ebenfalls sehr gut zum Entspannen.

Aromatherapie

Wissenschaftler sind gerade dabei, die Aromatherapie zu erforschen und deren positive Wirkungen auszuloten, unter anderem bei Schlaflosigkeit, Beklemmungen, Gewichtsverlust, Schmerzbewältigung, Konzentrationsproblemen und Herzleiden.

Entspannende Aromen
Lavendel
Ylang Ylang (eine tropische Blume, die in Malaysia und Indien
   wächst)

Rose	Geranie	Weihrauch
Kamille	Sandelholz	Jasmin

Mein Buch *Wer sich wohlfühlt, hat Erfolg* enthält einen gründlichen Führer zur Anwendung der Aromatherapie.

Musiktherapie

Klänge können heilen. Musiktherapie wird wirksam zur Stimmungsänderung von Patienten eingesetzt. Wenn Sie einen Musiktherapeuten konsultieren möchten, so sollten Sie nur zu einem gehen, der auf diesem Gebiet ausgebildet ist.

Es gibt jede Menge wunderbarer CDs mit entspannender Musik. Ich mag ganz besonders Don Campbells *The Mozart Effect*, Volume 2, »Heal the Body: Music for Rest and Relaxation« (»Heile den Körper: Musik zum Ausruhen und Entspannen«). Eine umfassende Besprechung zur Musiktherapie finden Sie in meinem Buch *Wer sich wohlfühlt, hat Erfolg*.

Diverses

- Finden Sie für sich ganz persönlich heraus, was Sie von Streß entlastet; das können Bäder sein oder Heizkissen oder Sex.
- Streicheln Sie Tiere. Studien zeigen, daß der Blutdruck sinkt, wenn man Tiere streichelt, besonders Katzen.

Wenn Sie sich ständig gestreßt oder deprimiert oder ängstlich fühlen, sollten Sie Ihren Arzt aufsuchen und mit ihm über eine Psychotherapie und/oder die Verordnung von Medikamenten sprechen.

Sie werden sehen, daß die Durchführung der in diesem Kapitel besprochenen Programme vielleicht die einschneidendste Veränderung überhaupt für Ihr Lebensgefühl und Ihr Alltagsleben nach sich zieht. Wie viel müssen Sie tun? In Ornishs Pro-

gramm verbringen die Männer eine volle Stunde mit Entspannungstechniken. Vielleicht sagen Sie sich jetzt: »Woher soll ich
denn je so viel Zeit nehmen?« Ich habe entdeckt, daß die Inve-
stition dieser einen Stunde pro Tag mich mit vielen Stunden
mehr an konzentrierter mentaler Energie entschädigt. Doch
wie sagt Ornish? »Wenn ich sehr beschäftigt bin, spiele ich
ein kleines Spiel mit mir selbst. Ich frage mich: ›Habe ich eine
Minute Zeit zum Meditieren?‹ Eine Minute Zeit kann ich normalerweise schon erübrigen – ansonsten müßte ich zugeben,
daß mein Leben aus den Fugen geraten ist. Und wenn ich eine
Minute meditiert habe, meditiere ich gewöhnlich länger; der
Anfang ist immer am schwersten. Doch selbst eine Minute
pro Tag wirkt sich schon positiv aus. Beständigkeit ist wichtiger als die Dauer selbst. Natürlich ist mehr Zeit besser, doch
versuchen Sie einfach, jeden Tag ein bißchen Meditation zu
machen.«

Körperliche Aktivität

Ralph Paffenbarger ist einer der legendärsten Epidemiologen unserer Zeit. Er war der erste, der schlüssig nachwies, welch enorme Auswirkungen körperliche Aktivität auf die Langlebigkeit, das Herzkrankheitsrisiko und plötzlichen Tod hat. Seine Studien waren für Ärzte immer eine verläßliche Informationsquelle. Es überrascht nicht, daß er einer der ersten war, der Daten über den Zusammenhang zwischen Prostatakrebs und körperlicher Aktivität erschloß.

Paffenbarger zeigte, daß Männer über siebzig, die konstant in hohem Maß körperlich aktiv gewesen waren, ihr Prostatakrebsrisiko dadurch um fünfzig Prozent senkten. Aber wieviel körperliche Aktivität ist notwendig? Die Studie ergab, daß sich bei denjenigen eine Nutzwirkung zeigte, die mehr als viertausend Kalorien pro Woche verbrauchten, wenn man sie mit Männern verglich, bei denen es weniger als tausend Kalorien in der Woche waren.[1] Desweiteren untersuchte Edward Giovannucci aus Harvard eine etwaige Verbindung zwischen körperlicher Aktivität und Prostatakrebs bei den Angehörigen von Gesundheitsberufen männlichen Geschlechts, die in der Anschlußstudie zu der Studie über Angehörige von Gesundheitsberufen erfaßt waren, und fand heraus, daß bei Männern, die sich sehr viel körperlich bewegten – mindestens drei Stunden ausgiebige Aktivität pro Woche – mit nur etwa halb so großer Wahrscheinlichkeit Prostatakrebs mit Metastasenbildung diagnostiziert wurde.

Welcher mögliche Zusammenhang könnte zwischen körper-

licher Aktivität und Prostatakrebs bestehen? Die vorherrschende Theorie lautet, daß ein hohes Maß an physischer Aktivität akut und auch chronisch den im Blut zirkulierenden Testosteronspiegel senkt. A. C. Hackney und andere zeigten, daß
längere körperliche Verausgabung zu einem Anstieg des Testosterons während der Bewegungsphase führen kann, gefolgt
von einem Absinken desselben. Wenn die Aktivität länger als
zwei Stunden dauerte, lag der Testosteronrückgang irgendwo
zwischen fünfundzwanzig und fünfzig Prozent! Männer, die
Ausdauertraining betrieben, hatten einen bleibenden Gesamt-
testosteronspiegel, der lediglich sechzig bis fünfundachtzig
Prozent dessen untrainierter Männer desselben Alters betrug.[2]
Verschiedene Studien – durchgeführt von T. Buss, K. Häkkinen
und G. D. Wheeler – zeigen alle, daß ein bis sechs Monate Bewegungstraining zu einer merklichen Reduktion des Testosteronspiegels führt.[3] In Wheelers Studie sank bei den Männern,
denen sechs Monate lang körperliche Aktivität verordnet worden war und die schließlich durchschnittlich fünfundfünfzig
Kilometer pro Woche liefen, das Gesamttestosteron um rund
dreißig Prozent.

Weshalb nun sollte ein niedrigerer Testosteronspiegel möglicherweise einen Einfluß auf Prostatakrebs haben? Aus dem
Grund, weil Prostatakrebs auf Testosteron und andere männliche Sexualhormone (Androgene) reagiert, wie wir in dem Kapitel über Soja gesehen haben. Wenn Ärzte bei einer Hormontherapie die Androgenstimulation unterbinden, regrediert der
Prostatakrebs oft. Kastrierte Männer, die einen abnorm niedrigen Testosteronspiegel haben, leiden so gut wie nie an Prostatakrebs.[4] P. H. Gann zeigte, daß selbst ein Testosteronspiegel
im Niedrig- bis Normalbereich – mit anderen Worten, in einem Bereich, den man durch körperliche Aktivität beeinflussen kann – das Prostatakrebsrisiko senken kann.[5] Meine erste
Reaktion darauf war: Na wunderbar, aber was ist dann mit
meinem Sexualleben? Würde sich weniger Testosteron nicht
negativ darauf auswirken? Wissenschaftler versicherten mir,

daß ein Rückgang des Testosteronspiegels von hoch auf normal keinerlei Auswirkungen auf die Potenz habe.

P. H. Gann bietet eine andere Hypothese an, weshalb körperliche Aktivität das Prostatakrebsrisiko beeinflussen könnte. In einer Studie legt er nahe, daß körperliche Aktivität die Freisetzung von Wachstumsfaktoren reduziere, welche die Zellteilung im Epithelgewebe der Prostata stimulieren.[6]

Während diese Studien also zeigen, daß körperliche Aktivität das Prostatakrebsrisiko mindert,[7] gibt es andere, bei denen ein derartiger Zusammenhang nicht aufgedeckt wurde, vielleicht weil die körperliche Aktivität weniger intensiv war oder über eine kürzere Zeitdauer erfolgte.[8] Es müssen noch weitere Studien durchgeführt werden, um zu klären, welche Art Bewegung am besten ist, wie intensiv sie sein und wie lange sie dauern soll, wie häufig man sie betreiben sollte und ob es einen bestimmten Abschnitt im Leben eines Mannes gibt, in dem körperliche Aktivität besonders sinnvoll ist. Da physische Aktivität jedoch ein derart leicht zu beeinflussender Risikofaktor und zudem der Gesundheit allgemein zuträglich ist, wurde sie in das Schutzprogramm gegen Prostatakrebs integriert.

Körperliche Aktivität hat viele allgemeine Antikrebswirkungen: Sie stärkt das Immunsystem und die antioxidative Abwehr, beeinflußt die Verdauung, reguliert den Blutzuckerspiegel und baut Körperfett ab. Wir wissen mit Sicherheit, daß eine erhöhte Antioxidationsabwehr und der Verzehr von weniger Fett schützende Wirkung gegen Prostatakrebs haben. Hinzu kommt, daß körperliche Aktivität die Stimmung hebt und daher auch durch psychisches Wohlbefinden und wirkungsvollen Streßabbau vor Krankheit schützen kann.

Paffenbarger empfiehlt als allgemein gesundheitsfördernde Maßnahme, man solle »eintausendfünfhundert bis zweitausend Kalorien pro Woche verbrennen. Man sollte zweimal pro Woche ein angemessenes Pensum an körperlicher Verausgabung haben.« Zusätzlich meint Paffenbarger, daß die körperliche Aktivität in jüngeren Jahren ein wenig höher sein soll-

te, im späteren Alter dann etwas niedriger. Ich zwinge mich
streng dazu. In Anbetracht der Tatsache, daß vorläufige Studi-
en erkennen lassen, daß ein hohes Maß an körperlicher Aktivität sich vorteilhaft auswirkt, strebe ich mindestens zehn Stunden nachhaltiger aerobischer Aktivitäten pro Woche an.

Richtlinien für körperliche Aktivitäten

Für welche Art von Bewegung soll man sich entscheiden?

Ich bin der Meinung, die beste Art körperlicher Aktivität ist
die, die Sie am längsten und ausdauerndsten schaffen. Nehmen
wir an, Sie zielen darauf ab, viertausend Kalorien pro Woche
zu verbrennen. Natürlich – wenn Sie ein Olympia-Ruderer wären, könnten Sie dies mit zweieinhalb Stunden intensivem Ru-
dertraining erledigen, bei dem Sie eintausendfünfhundert Kalorien pro Stunde verbrauchen. Doch wenn Sie lediglich
langsam gehen, könnte es zehn Stunden dauern! Aus diesem
Grund bevorzuge ich Übungen, die Gelenke und Bänder nur
minimal belasten, jedoch ein Maximum an Wirkung auf wichtige Muskelgruppen haben. Fahrradfahren ist ein perfektes
Beispiel dafür. Auf einem Fahrrad kann man so gut wie endlos
fahren. Man kann stundenlang einfach nur vergnügt spazie-
renfahren, doch genauso kann man ganz plötzlich intensiv in
die Pedale treten, wobei man im Vergleich zu anderen Sportarten mit hohem körperlichen Einsatz wie Aerobic-Tanz nur ein
geringes Verletzungsrisiko eingeht. Am wenigsten Gefahr
besteht bei Fahrradgeräten im Fitneßzentrum und bei Heim-
trainern! Treppensteiggeräte, Skilanglaufmaschinen und Lauf-
bänder sind die Beruhigungsmittel des einundzwanzigsten
Jahrhunderts. Sie stehen nahezu immer zur Verfügung, helfen
beim Streßabbau tagsüber und sind ein wunderbares Mittel,
spätnachmittags neue Energie zu tanken.

Intensität

Ich finde, daß kräftige Bewegung Spannungen bei mir weit effizienter abbaut und mich für den Rest des Tages besser fühlen läßt als gemäßigte Bewegung. Desgleichen ist ausgiebige Bewegung das beste Mittel zur Gewichtskontrolle, da die Phase der Fettverbrennung noch mehrere Stunden nach der körperlichen Betätigung anhält. Beraten Sie sich jedoch auf alle Fälle mit Ihrem Arzt, ehe Sie damit beginnen, intensiv Sport zu treiben.

Wieviel?

Der Nutzeffekt steigt mit der Länge und Intensität des Trainings. Einige Experten sind der Meinung, um die gesundheitsfördernde Wirkung von Bewegung voll auszuschöpfen, müsse man jede Woche vier Stunden nachhaltig Sport treiben. Nun denken viele Männer, so auch mein Herausgeber, das sei eine ganze Menge. Doch lassen Sie sich einen Moment Jack Lalannes Philosophie von zwei Stunden hartem Training täglich durch den Kopf gehen – er hat inzwischen die Achtzig weit überschritten und ist der lebende Beweis für sein Konzept.

Fitneßgrade

Fitneß ist eine fließende Variable – sie kann hoch, sehr hoch, extrem hoch und so weiter sein, doch lassen sich folgende Unterscheidungen zwischen gemäßigter und hoher Fitneß treffen:

Gemäßigte Fitneß: Wenn Sie mehrere Kilometer pro Woche laufen, sind Sie gemäßigt fit. Auch dreißig Minuten flotten Gehens bringen Sie aus dem Bereich niedriger in den Bereich gemäßigter Fitneß. Flott gehen bedeutet, daß man in fünfzehn bis zwanzig Minuten gut eineinhalb Kilometer schafft. Ein ausgewogenes, gemäßigtes Fitneßprogramm beinhaltet mindestens a) dreißig Minuten flotten Gehens täglich – Sie können dies auf dreimal zehn Minuten aufteilen – und b) zwei- bis dreimal in der Woche etwas Gewichtheben oder Stretching oder andere Aktivitäten, die die Muskeln in Form bringen.

Hohe Fitneß: Dazu müssen Sie mehr als dreißig Minuten täglich trainieren – entweder länger als dreißig Minuten laufen oder joggen oder gemäßigtes Training in anderen Sportarten. Steven Blair vom Cooper-Institut ist der Meinung, daß das Laufen von dreißig bis achtzig Kilometern pro Woche einen in den Hochfitneßbereich versetzt. Selbst bei fünfundsechzig bis achtzig Kilometern pro Woche steigt das Frühsterblichkeitsrisiko nicht, obwohl Personen, die derart viel laufen, sich mit größerer Wahrscheinlichkeit Knochen- und Bänderverletzungen zuziehen und möglicherweise auch die Wahrscheinlichkeit einer Beeinträchtigung des Immunsystems höher ist. Wenn Sie lieber Fahrrad fahren oder skaten, langlaufen, schwimmen, wandern oder kräftig marschieren, müßten Sie dies eine Stunde lang täglich nachhaltig tun.

Wenn Sie mehr als nur gemäßigt fit werden wollen, sollten Sie sich auf jeden Fall von einem orthopädischen Chirurgen, der auf Sportmedizin spezialisiert ist, untersuchen und beraten lassen, damit Sie nicht Gefahr laufen, Ihre Bänder, Gelenke und Sehnen zu schädigen, indem Sie sich zu schnell oder zu intensiv bewegen. Und falls bei Ihnen Risikofaktoren für Herzkrankheiten vorliegen oder Sie über fünfzig sind, sollten Sie unbedingt einen Kardiologen aufsuchen, ehe Sie sich rigorosen Bewegungsprogrammen aussetzen.

Umgebung

Sie haben sich schon immer gefragt, weshalb es schwerer fällt, drinnen Sport zu betreiben? Jane Harte und George Eifert fanden in einer Studie heraus, daß die Gruppe, die sich im Freien bewegte, während und nach dem Training in der positivsten Stimmung war, während diejenigen, die in Räumen Sport trieben und keine Reize von außen hatten, am wenigsten positiv beeinflußt wurden und nach der Trainingsphase negativ gestimmt waren.[9] Die Umgebung wirkt sich auch auf die Biologie des Läufers aus: Bei Läufern, die im Freien aktiv waren, zeigten sich im Urin andere Muster von Adrenalin-, Noradrenalin- und Kortisolsekretion als bei Läufern in geschlossenen Räumen. In ihrer Studie über Schwimmen und Yoga fanden Bonnie Berger und David Owen ebenfalls heraus, daß eine unangenehme Umgebung tatsächlich negative Auswirkungen auf die Stimmung haben kann: Wenn Schwimmer sich in zu warmem Wasser betätigten (40° Celsius), kippte ihre Laune ins Negative. Falls Sie sich, wie das bei vielen von uns der Fall ist, drinnen sportlich betätigen müssen, können Sie Ihre Stimmung jedoch immer noch verbessern, indem Sie zusammen mit einer Gruppe trainieren, Musik dabei spielen lassen oder sich ein Fitneßzentrum suchen, in dem es viele Fenster mit Ausblick ins Grüne gibt.

Stimmung

Letztendlich steigt der Hormonspiegel an Adrenalin, Noradrenalin und Kortisol bei regelmäßiger körperlicher Aktivität. Während einer Depression sinkt deren Spiegel ab, was Wissenschaftler zu der Schlußfolgerung führte, daß diese Hormone zur positiven Wirkung von körperlicher Aktivität auf die Stimmung beitragen. Desgleichen erhöht körperliche Aktivität den Blutfluß im Gehirn, so daß es mehr Sauerstoff aufnehmen kann, was wiederum ein Schlüsselfaktor für die Steigerung der mentalen Energie ist, besonders nach dem morgendlichen Aufwachen oder nach einem Nachmittagsschlaf.

Was Sie jetzt tun können

Als erstes sollten Sie von einem Arzt Ihr Herz und Ihren allgemeinen Gesundheitszustand überprüfen lassen, danach ein Aktivitätsprogramm aufstellen – und sich daran halten. Peilen

Sie drei Stunden aerobisches Bewegungstraining pro Woche an. Wählen Sie Aktivitäten, die Ihnen Spaß machen: Tennis, Skaten und Mountainbiking eignen sich großartig dazu, sich fit zu halten.

Allerdings sollten Sie Ihre sportlichen Übungen, besonders Fahrradfahren (dieses stimuliert die Prostata) mindestens drei Tage vor einer Prostatauntersuchung einstellen, da Sport Ihr PSA (prostataspezifisches Antigen) künstlich erhöhen könnte. PSA ist der Prostatakrebsmarker, den ich anschließend in Teil Vier dieses Buchs besprechen werde.

Teil Vier
Schutz

Dieses Buch möchte aufzeigen, daß eine Umstellung der Ernährung und Lebensweise das beste, sicherste und leichteste Mittel ist, wie man sich vor Prostatakrebs schützen kann … doch das ist nicht alles! Sehen wir uns auch die anderen Schutzmethoden an:

- Erstens, durch Untersuchungen. Ein einfacher Bluttest kann Sie lange, bevor es ernst wird, vor einem Problem warnen, sofern Sie mit den Untersuchungen beginnen, wenn Sie noch ziemlich jung sind. Es handelt sich hier um den PSA-Test (PSA = prostataspezifisches Antigen).
- Zweitens, durch PSA-Verfolgung. Wenn Sie regelmäßig Ihr PSA bestimmen lassen, können Sie einen möglichen Hinweis frühzeitig entdecken. Größere Forschungsgruppen bedienen sich der PSA-Kontrolle zur Verfolgung der Wirksamkeit bestimmter Nahrungsmittel, Diäten und Ergänzungsmittel.
- Drittens, durch chemischen Schutz. Man sucht angestrengt nach einer Pille zur Verhütung von Prostatakrebs. Da die Funktionäre im öffentlichen Gesundheitswesen wissen, daß viele Amerikaner ihre Ernährung nie umstellen werden, suchen Sie nach einem Medikament, das man einmal täglich einnimmt, um der Krankheit vorzubeugen. Wir werden später einen Blick auf mehrere Beispiele werfen, die gerade in der Entwicklung sind.
- Viertens, durch Operation. Chirurgen suchen ständig nach innovativen chirurgischen Ansätzen mit weniger Nebenwirkungen. Wir werden einen Blick darauf werfen, wie man die bestmöglichen Resultate erzielen kann.

Früherkennung: Der PSA-Test

In den USA hörten wir als Kinder in der Schule begeistert vom DEW-System reden. Das war ein höchst ausgeklügeltes Radarsystem, das sich durch die Arktis spannte und das amerikanische Militär warnen sollte, falls die Sowjetunion plante, Flugzeuge oder Raketen zum Angriff auf die Vereinigten Staaten auszusenden. Mit heranreifender Technologie war uns eine Satellitenüberwachung von Raketenabschußrampen in der Sowjetunion möglich, und wir konnten eine bevorstehende Attacke sogar noch früher erkennen. Inzwischen kann das Pentagon selbst dem Transfer von Plutonium in Länder auf die Spur kommen, in denen Terroristen es zur Herstellung von Bomben verwenden könnten. Militäranalysten möchten Warnungen so früh wie möglich erhalten – sie wissen, je eher diese erfolgen, desto besser können sie Amerika schützen. Dasselbe gilt für Prostatakrebs. Früherkennung kann Sie davor schützen, daß ein Krebs je die Größe erreicht, die Ihnen Schaden zufügen kann. Der Früherkennungstest für Prostatakrebs ist ein Bluttest namens PSA-Test, und er *kann* Sie warnen, *bevor* Sie tatsächlich Probleme bekommen – sofern Sie ihn früh genug machen. Selbst wenn Sie nur die Spur eines Hinweises entdecken, haben Sie die Möglichkeit, dagegen anzugehen und die Schutzmaßnahmen zu treffen, über die Sie in diesem Buch gelesen haben. Aus diesem Grund ist PSA auch ein wichtiger Teil dieses Buchs. Im anschließenden Kapitel sehen wir uns zunächst den Test selbst an, wann er zu machen ist und welchen Zweck er hat. Im darauffolgenden Kapitel geht es um eine neue Einsatzmethode für diesen Test, die als »PSA-Verfolgung« bezeichnet wird. Sie könnte das beste Frühwarnsystem überhaupt sein und ist das ideale Mittel, wie Sie sich die PSA-Auswertung in Kombination mit den in diesem Buch angesprochenen Maßnahmen zunutze machen können.

Was ist der PSA-Test?

Das prostataspezifische Antigen (PSA) ist ein völlig normales, gesundes Körpereiweiß, das von der Prostata erzeugt wird. Welche Rolle dieses PSA spielt, war immer ein wenig rätselhaft. Inzwischen weiß man, daß es ein Bestandteil des Spermas ist und dessen Verflüssigung nach der Ejakulation bewirkt. Die neuere Forschung zeigt, daß es auch natürliche krebsbekämpfende Eigenschaften haben könnte. Sowohl normale als auch krebsbefallene Prostatazellen produzieren PSA. Der Unterschied besteht darin, daß Krebs zu einer massenhaften Erzeugung von PSA führen kann, während dies bei einer normalen Prostata nicht der Fall ist. Das bedeutet, daß PSA als ein Signal für Prostatakrebs dienen könnte. Natürlich kann man nicht in die Prostata gelangen und nachmessen, wieviel PSA dort vorhanden ist. Glücklicherweise strömt das PSA in den Blutkreislauf. Sein Vorhandensein im Blut ist ein Spiegel dessen, was innerhalb der Prostata geschieht. Gewöhnlich sickert nur eine kleine Menge PSA ins Blut, doch wenn die Prostata aus irgendeinem Grund ihre PSA-Produktion erhöht, tauchen auch größere Mengen davon im Blut auf, was das PSA zu einem recht guten Störungsanzeiger macht. Ich sage absichtlich »recht gut«, denn Krebs ist nicht der einzige Grund für einen PSA-Anstieg. So können beispielsweise eine Biopsie oder eine Ejakulation den PSA-Spiegel im Blut vorübergehend erhöhen. Auch das Alter und ein Leiden mit der Bezeichnung benigne Prostatahyperplasie (BPH) bedingen eine Zunahme des Prostatagewebes, was wiederum zu einem Anstieg des PSA-Spiegels führt. Doch Prostatakrebs läßt die PSA-Werte am dramatischsten steigen.

Beim PSA-Test wird das PSA im Blutkreislauf in Nanogramm pro Milliliter Serum (ng/ml) gemessen. Ein Nanogramm ist ein milliardstel Gramm, eine ganz winzige Menge also. Der PSA-Test wird normalerweise zusammen mit einer digitalen rektalen Untersuchung (DRU) durchgeführt. Bei der DRU führt der Urologe seinen Finger in das Rektum ein und tastet die Prostata nach Anomalien ab. Diese Untersuchung wird deswegen gemeinsam mit dem PSA-Test vorgenommen, weil die Kombination der beiden eine genauere Diagnose erlaubt als jede für sich allein. Wie treffsicher ist nun diese Diagnose? Der PSA-Test allein ist heutzutage der aussagekräftigste Krebstest. Die Kombination von PSA- und DRU-Untersuchung ist ein noch weit wirksameres Vorhersageinstrument für Prostatakrebs als die Mammographie für Brustkrebs, und das bedeutet eine ganze Menge. Wenn sowohl der PSA- als auch der DRU-Test positiv ausfallen, besteht eine sehr hohe Wahrscheinlichkeit, daß Krebs vorliegt.

Wann man den Test erstmals machen sollte

Es gibt mehr und mehr Berichte von Männern, die den PSA-Test im Zuge einer ärztlichen Routineuntersuchung durchführen ließen und dann zu ihrem Entsetzen vernahmen, sie hätten Prostatakrebs im fortgeschrittenen Stadium. »Hätte man mich nur früher getestet«, klagen sie. Peter Albertsen vom Gesundheitszentrum der Universität Connecticut in Farmington berichtet, daß manche dieser Männer ihre Ärzte gerichtlich belangen. Sie erklären, daß sie, wären sie früher überprüft worden, hätten gerettet werden können! Machen Sie es anders! Nachstehend finden Sie die von Spezialisten erstellten momentan gültigen Richtlinien, wann Sie sich erstmals testen lassen sollten. Das entsprechende Alter hängt davon ab, ob bei Ihnen ein hohes oder ein niedriges Risiko vorliegt. Falls Sie das nicht wissen, ziehen Sie Anhang Eins zu Rate: **Wie man sein Prostatakrebsrisiko bestimmt** (S. 307).

Denken Sie daran, daß die Krankenkasse *nicht* für einen frühen Test eintritt, da dies das öffentliche Gesundheitssystem enorm belasten würde (siehe Anhang Fünf). Doch dieser ist billig; er kostet in Deutschland etwa zwanzig Euro. Wenn Sie gewillt sind, ihn selbst zu bezahlen, haben die meisten Urologen keine Einwände. Ich bin dafür, den Test früh zu machen, da dann die Wahrscheinlichkeit eines PSA-Werts im normalen Bereich sehr hoch ist. Sollte dieser bei späteren Tests steigen oder sich in die Nähe der Gefahrenzone bewegen, haben Sie weit mehr Möglichkeiten, sich zu schützen. Über den PSA-Test ist viel Kontroverses zu hören; dies wird in Anhang Drei ausführlich besprochen. Größtenteils geht es dabei jedoch um die Kosten. Wenn Sie die Kosten selbst tragen, liegt die Entscheidung bei Ihnen. Gegner des Tests führen auch an, es lägen keine ausreichenden Beweise dafür vor, daß dieser Test Leben retten würde, da es ihn noch nicht lange genug gibt, um Schlüssiges daraus abzuleiten. Doch wir werden sehen, daß Krebs, seit es diesen Test gibt, in einem viel früheren Stadium entdeckt werden kann, als es zuvor möglich war.

Mit fünfunddreißig bei sehr hoher Risikogefährdung

Lassen Sie sich erstmals im Alter von fünfunddreißig testen, sofern in Ihrer Familie *sehr viel* Prostatakrebs aufgetreten ist. »Männer, in deren Familie Prostatakrebs vorkommt, sowie Afroamerikaner sollten sich mit fünfunddreißig erstmals testen lassen«, empfiehlt E. David Crawford, Professor für Urologie und Röntgenonkologie an der Universität Colorado. In Anhang Eins wird detailliert beschrieben, bei welchen Männern ein höheres Risiko besteht und weshalb. Glücklicherweise erkrankt nur eine sehr geringe Anzahl von Männern in diesem Alter an Prostatakrebs. Robert Krane, Leiter der Neurologie am Massachusetts General Hospital, meint dazu: »Ich habe erst einen Mann zwischen dreißig und vierzig mit Prostatakrebs erlebt, und der war neununddreißig.« Wie Frauen, bei denen ein hohes Brustkrebsrisiko besteht und die ihre erste grundlegende Mammographie im Alter von fünfunddreißig machen sollten, sollten stark risikogefährdete Männer mit fünfunddreißig erstmals einen Test durchführen lassen – um eine Grundlage zu erhalten, an der sich die Ergebnisse späterer Tests bemessen.

Mit vierzig bei hoher Risikogefährdung

Vierzig ist das Alter, für das die meisten Experten Männern, bei denen ein hohes Risiko besteht, einen erstmaligen Test empfehlen. Sie sollten einen solchen Grundlagentest als Teil einer persönlichen Schutzstrategie betrachten, da die Chancen, daß das Ergebnis innerhalb des normalen Bereichs liegt, ausgezeichnet stehen.

Mit fünfundvierzig bei nicht Risikogefährdeten

Crawford empfiehlt Männern, bei denen kein hohes Risiko besteht, sich mit fünfundvierzig erstmals untersuchen zu lassen. In diesem Alter haben die meisten nicht risikogefährdeten Männer mit großer Wahrscheinlichkeit immer noch einen PSA-Wert, der im Normalbereich liegt, so daß dies für den Großteil der Männer das richtige Alter für die Bestimmung des Grundlagenwertes ist.

Mit fünfzig: Empfehlung regelmäßiger Tests

Befürworter des PSA-Tests empfehlen, daß alle Männer über fünfzig untersucht werden sollten. Fünfzig ist das Alter, in dem der Großteil der Männer sich erstmals testen und danach in jährlichem Abstand überprüfen lassen sollte.

Was der PSA-Wert aussagt

PSA über zehn

Falls Ihr PSA-Wert über zehn liegt, ist die Krebswahrscheinlichkeit extrem hoch. Forscher schätzen, daß siebzig bis achtzig Prozent der Männer mit abnormen Ergebnissen bei der Abtastuntersuchung des Rektums und einem PSA-Wert über zehn Prostatakrebs haben. Bei einem solchen Ergebnis wird Ihr Arzt höchstwahrscheinlich anschließend mit Hilfe einer Ultraschalluntersuchung und einer Biopsie feststellen, ob Sie Krebs haben.

PSA zwischen vier und zehn

Wenn Ihr PSA-Wert zwischen vier und zehn liegt und die rektale Tastuntersuchung nichts Verdächtiges ergeben hat, liegt die Möglichkeit, daß Sie Krebs haben, bei fünfundzwanzig bis dreißig Prozent. Das ist der »graue Bereich« beim Prostatakrebstest. Zu unterscheiden, welche Männer im Bereich zwischen vier und zehn Krebs haben und welche nicht, ist für den Arzt ziemlich mühsam. Sollte Ihr PSA-Wert über vier liegen und bei der rektalen Untersuchung eine Vergrößerung der Prostata ertastet worden sein, oder sollte Ihr PSA-Wert gestiegen sein, wird der Arzt Ihnen eine Biopsie empfehlen. Dabei entnimmt der Urologe mit einer feinen Nadel kleine Stückchen Gewebe aus der Prostata. Diese werden mikroskopisch auf Anzeichen für Krebs untersucht. Eine Alternative zur Feinnadel-Biopsie besteht darin, häufiger PSA-Tests durchzuführen oder eine neue Technologie im urologischen Bereich einzusetzen, den transrektalen Ultraschall (TRUS), oder ein anderes innovatives, qualitativ hochwertiges bildgebendes Untersuchungsverfahren, die Farbdoppler-Sonographie. Doch ein erhöhter PSA-Wert muß nicht automatisch Prostatakrebs bedeuten. Es gibt auch andere Erklärungen dafür, so beispielsweise das Alter, eine benigne Prostatahyperplasie oder gar eine Infektion. Es gibt heute eine Reihe von Bestätigungstests, um die diagnostische Treffsicherheit des PSA-Tests zu verbessern und damit auch die Angst des Patienten zu mindern und die Kosten für unnötige Biopsien zu reduzieren, denn diese Untersuchungen können Ihnen eine Biopsie ersparen. In Anhang Drei (S. 331) finden Sie eine vollständige Beschreibung.

PSA zwischen zwei und vier

Ein PSA-Wert zwischen zwei und vier wurde lange als im Rahmen des Normalbereichs liegend betrachtet, doch das heißt nicht automatisch, daß Ihr PSA auch lange normal bleiben wird. Wenn Sie sich, wie empfohlen, jährlich untersuchen lassen, können Sie sehen, was mit Ihrem PSA-Wert geschieht. Crawford fand im Zuge einer Studie heraus, daß bei fünfunddreißig Prozent der Männer mit einem PSA-Wert zwischen zwei und vier dieser nach drei Jahren auf über vier gestiegen war. Daher sollten Sie, auch wenn Sie innerhalb dieses Bereichs liegen, Ihren PSA-Wert unbedingt im Auge behalten. Manche Ärzte sind der Meinung, vier sei als Grenzwert bereits zu hoch. Fred Lee vom Crittenton-Krankenhaus in Rochester, Michigan, einer der Wegbereiter der PSA-Kontrolle, erklärt dazu: »Wenn Sie Ihren PSA-Wert auf vier steigen lassen ... haben Sie es dem Krebs ermöglicht zu wachsen.« Und er fügt hinzu: »Viele von uns haben den ›Einstiegs‹-PSA-Wert auf zwei heruntergesetzt; das gilt auch für unser Institut, wo ein Normalwert von zwei angesetzt wird.« Bei Lee werden Männer mit einem PSA-Wert über zwei einer Ultraschalluntersuchung unterzogen, um nach Anzeichen für Krebs zu suchen. Doch natürlich stellte sich die Frage, ob ein Herabsetzen der Obergrenze von vier auf zwei womöglich unnötige Operationen nach sich ziehen würde. William J. Catalona, Professor für Urologie an der Fakultät für Medizin der Universität Washington, führte eine Studie durch, in der er den PSA-Grenzwert bei 2,5 ansetzte. Zunächst fürchtete auch er, daß dies möglicherweise viele unnötige Operationen zur Folge haben würde, doch war dies nicht der Fall. Catalona entdeckte, daß fünfundachtzig Prozent der radikalen Prostatektomien okkulte Tumoren zu Tage brachten, deren Grad oder Volumen eine Operation sehr wohl rechtfertigten. Wie merkt man nun, ob der PSA-Wert sich auf vier zubewegt? Lee meint dazu: »Wir sagen unseren Patienten, sie sollen ihr PSA *verfolgen*.« Im nächsten Kapitel erfahren Sie, wie Sie das machen.

PSA zwischen eins und zwei

Bei einem Wert in diesem Bereich liegt die Wahrscheinlichkeit, daß das PSA in den nächsten drei Jahren auf über vier steigt, bei lediglich vier Prozent. Das ist eine gute Nachricht und sollte Sie beruhigen. Doch was ist mit diesen vier Prozent? Mehr über diese seltenen Fälle lesen Sie im Anhang.

PSA unter eins

Bei einem solchen Wert liegt die Möglichkeit eines PSA-Anstiegs auf über vier in den nächsten drei Jahren bei nur einem Prozent. Ein PSA unter eins ist genau der Wert, den man haben sollte. Trifft das zu und ist man zudem unter fünfzig und nur wenig risikogefährdet, so braucht man sich nach Ansicht mancher Ärzte nicht mehr so oft testen zu lassen, bis man fünfzig ist.

Wie oft Sie Ihren PSA-Wert überprüfen lassen sollten

Gewöhnlich wird ein jährlicher Test empfohlen. Falls Ihr PSA rasch steigt oder im Bereich normal bis hoch liegt oder eine familiäre Belastung vorliegt, sollten Sie sich jedoch überlegen, es alle sechs Monate überprüfen zu lassen. Einige stark belastete Führungskräfte in meinem Bekanntenkreis mit hohem oder abnormalem PSA lassen dieses alle drei Monate messen. Zwar halten Urologen dies für übertrieben, doch die Männer bezahlen ihre Tests selbst und sind der Ansicht, daß sie so schneller ein Muster erkennen können. Sollte Ihr Wert sehr niedrig sein, ist es nach Ansicht einiger Experten ausreichend, wenn Sie sich in zweijährigem Abstand testen lassen.

Der Erfolg des PSA-Tests

Selten hat in der Geschichte der Medizin ein einfacher Labortest das Bild einer Krankheit so verändert, wie es beim PSA-Test der Fall ist. Früher betrachtete man Prostatakrebs nur als Alterskrankheit. Heute weiß man, daß er oft auch junge, gesunde, kräftige Männer befallen kann, die nie im Leben auf die Idee gekommen wären, sie hätten Prostatakrebs – jedenfalls so lange nicht, bis die Ergebnisse ihrer jährlichen ärztlichen Untersuchung einen abnorm hohen PSA-Spiegel aufwiesen. Die Anzahl neuer Prostatakrebsfälle, die in den Jahren 1988 bis 1995 diagnostiziert wurde, war so hoch wie nie zuvor in der neueren Geschichte des Krebses in den Vereinigten Staaten.[1] Dafür können wir dem PSA-Test danken, durch den man Krebs bei Hunderttausenden von Männern fand. Deren Krebs wurde Jahrzehnte früher entdeckt und entfernt, als es anderenfalls möglich gewesen wäre. Das hat zur Folge, daß Chirurgen inzwischen recht selten bei einer Operation auf Krebs im fortgeschrittenen Stadium stoßen. Als man 1989 ernsthaft mit PSA-Screening-Untersuchungen begann (Screening kann als frühzeitige Erkennung einer bis dahin unentdeckten Krankheit durch einfach anzuwendende diagnostische Verfahren definiert werden, wobei die diagnostische Untersuchung nicht ersetzt, sondern im Gegenteil bei Personen mit einer bestimmten Krankheitswahrscheinlichkeit erst in Gang gesetzt werden soll), waren sechzig Prozent der operativ entfernten Krebse solche im fortgeschrittenen Stadium. Nach nur einem Jahr PSA-Screening lag deren Zahl bei weniger als fünf Prozent.

Heutzutage sind die meisten diagnostizierten Prostatakrebsfälle solche im Frühstadium und von weit weniger gefährlichem Grad. Crawford behauptet: »Der Test hat Krebs im fortgeschrittenen Stadium nahezu ausgerottet.« Crawford rief auch die »Nationale Prostatakrebswoche« ins Leben. Patrick Walsh von der Johns-Hopkins-Universität, einer der führenden Prostatakrebschirurgen weltweit, meint: »Man kann es dem PSA-Test zuschreiben, daß Prostatakrebs heutzutage nicht tödlich verlaufen muß – er ist zu siebzig bis achtzig Prozent heilbar.« Befürworter des PSA-Tests argumentieren, er sei einer der erfolgreichsten Screening-Tests in der Geschichte der Medizin.

Was Sie jetzt tun können

Lassen Sie, Ihrem Alter und Risikograd entsprechend, regelmäßig Ihren PSA-Wert überprüfen und Ihr Rektum abtasten.

Tips für den PSA-Test

- Benutzen Sie bei Ihren Tests immer wieder das Testset derselben Firma, damit die Ergebnisse, die Sie im Lauf der Zeit erhalten, miteinander verglichen werden können. Der Unterschied zwischen den einzelnen Marken reicht sonst aus, um große Abweichungen zu ergeben.
- Wenn Sie über fünfzig sind, seien Sie zwei Tage vor dem Test sexuell enthaltsam. Eine Stunde nach der Ejakulation ist der PSA-Spiegel bis zu vierzig Prozent erhöht, sinkt aber innerhalb von achtundvierzig Stunden wieder auf den Normalwert. Halten Sie sich sorgfältig an die Anweisungen Ihres Arztes, damit die Testergebnisse so aussagekräftig wie möglich sind.

Verfolgung des PSA-Verlaufs

Erinnern Sie sich an Ihre Kindheit? War es nicht ein wunderbares Gefühl, wenn man ein gutes Zeugnis bekam? So ist es nun mal – wir freuen uns über ein positives Feedback, sei es in Form einer guten Beurteilung für unsere Leistungen am Arbeitsplatz, sei es, daß wir am Zeiger der Waage sehen, wie unser Gewicht sinkt. Dieselbe Art Feedback können wir erzielen, wenn wir bei unserem Schutzprogramm gegen Prostatakrebs unsere PSA-Werte verfolgen.

Diese Verfolgung des PSA-Werts von Jahr zu Jahr ist eine Strategie, die es Ihnen ermöglicht, die Entwicklung eines Krebses bereits zu einem extrem frühen Zeitpunkt wahrzunehmen. Damit besteht die Möglichkeit, daß Sie mit Hilfe eines aggressiven Schutzprogramms einen Krebs im mikroskopischen Stadium aufspüren und praktisch stoppen können, bevor er zu einem zügellos wachsenden Geschwür wird. Natürlich kann nicht jeder Krebs ohne Operation gestoppt werden, doch selbst in diesem Fall macht die Verfolgung Ihres PSA-Verlaufs Sie im frühestmöglichen Stadium auf eine Malignität (Bösartigkeit) aufmerksam. Stellen Sie sich des weiteren vor, Sie beginnen mit den Tests, wenn Ihr PSA bei 0,4 bis 1,3 liegt, und können diesen Wert halten, so daß Sie nie in die Gefahrenzone geraten. Genau das macht die Verfolgung des PSA-Verlaufs so interessant.

Wie man den PSA-Verlauf verfolgt

Ganz klar – wenn Sie warten, bis Ihr PSA-Spiegel deutlich abnorm ist, haben Sie zu lange gewartet. Statt dessen sollte man sehen, ob sich bei den PSA-Werten im Lauf der Zeit ein Trend abzeichnet. Wenn Sie je Aktienkurse oder Barometerwechsel beobachtet haben, so haben Sie sicher bemerkt, daß die Verfolgung eines Trends hilfreich für die Vorhersage künftiger Geschehnisse sein kann. Bei Ihrem PSA-Wert tun die Ärzte dies, indem Sie den Grad der Veränderung beobachten. Dafür gibt es eine Bezeichnung: PSA-Anstiegsgeschwindigkeit. Wenn Sie Ihr PSA regelmäßig messen lassen und es über die Zeit aufmerksam beobachten, kann es Ihnen einen Hinweis darauf geben, daß etwas nicht stimmt. Die Baltimore-Alters-Längsstudie ergab, daß bei Männern, deren PSA um mehr als 0,75 Nanogramm pro Jahr stieg, die Ursache hierfür mit größter Wahrscheinlichkeit auf Krebs zurückzuführen war. Sehen wir uns die konkreten Zahlen eines Patienten an. Sein Wert lag anfangs auf einem erstaunlich niedrigen Niveau, gerade bei 0,6 – weit davon entfernt, daß irgendein Arzt etwas auf seinem Radarschirm hätte orten können. Doch betrachten wir nun die Ergebnisse sieben weiterer Tests, die anschließend in sechsmonatigen Abständen durchgeführt wurden. Schwer zu glauben, denn bei diesem Mann handelte es sich nicht um einen hochrisikogefährdeten Patienten, doch sehen Sie nur, wie der PSA-Wert steigt:

0,6; 0,7; 0,8; 1,1; 1,8; 2,2; 2,4

Die Werte liegen alle absolut im normalen Bereich. Doch es erfolgte ein Anstieg von 1,1 über 1,8 auf 2,2 in nur *einem* Jahr, ein Sprung von 1,1 also, und das ist ein deutlicher Hinweis – erinnern Sie sich daran, daß die Baltimore-Alters-Längsstudie ergab, daß ein Anstieg des PSA-Werts um mehr als 0,75 Nanogramm pro Jahr mit großer Wahrscheinlichkeit auf Krebs zu-

rückzuführen sei. Also, zunächst der Anstieg von 0,8 auf 1,1.
Das sind siebenundzwanzig Prozent, und auch das ist bereits
ein Hinweis. Das Warnzeichen, auf das Ärzte achten, ist ein
Anstieg von zwanzig Prozent von einer Messung zur nächsten.
Bei diesem Patienten waren beide Warnzeichen gegeben. Es
war ziemlich sicher, daß er Krebs hatte. Doch der Krebs wurde
in einem sehr frühen Stadium entfernt, und der behandelnde
Arzt glaubt, daß das Leben des Patienten gerettet ist.

Peter Carroll von der Universität von Kalifornien in San
Francisco begleitet eine große Gruppe von Männern mit Prostatakrebs, die sich für kontrolliertes Abwarten entschieden
haben, statt sich gleich einer Operation oder Strahlentherapie
zu unterziehen. In einer neuen Studie zeigte er auf, daß regelmäßige PSA-Messungen tatsächlich sehr starke Indikatoren
dafür sind, bei wem die Krankheit zu einem ernsteren Stadium
fortschreiten wird.

Wenn man also verfolgen kann, ob der PSA-Wert steigt,
könnte man dann auch beobachten, daß er *sinkt*? Wenn Sie
sich an die schützenden Maßnahmen in diesem Buch halten,
könnten Sie dann einen Erfolg konstatieren und sehen, daß
Ihr PSA tatsächlich zurückgeht, es sich also wieder vom
Grenzwert wegbewegt? Catalona meint: »Wenn man auf den
PSA-Wert einwirkt, während er noch niedrig ist, hat dies keinerlei negative Folgen. Damit kann man den Tumor theoretisch potentiell unter Kontrolle halten und am Wachsen hindern.« ›Auf den PSA-Wert einwirken‹ bedeutet einfach nur,
daß man, da man ja nichts weiter tun kann, als den PSA-Spiegel im Auge zu behalten, Maßnahmen ergreift, um diesen zu
senken, und davon ausgeht, daß durch Einwirken auf den
PSA-Spiegel auch Einfluß auf den Krebs genommen wird.

Nehmen wir Robert Yannones Fall. Bei Herrn Yannone wurde 1995 Prostatakrebs diagnostiziert, als sein PSA-Wert bei 7,5
lag, also im gefährlichen Bereich. Er beriet sich mit einem der
besten Chirurgen sowie mit einem Radiologen in einem der
Top-Krebszentren und entschied sich dann sowohl gegen eine

Operation als auch gegen eine Strahlentherapie, sondern begann statt dessen mit einer Ernährungstherapie. Er aß Soja in allen möglichen Formen, von Tofu in seinen Spaghetti über Soja-Joghurt bis hin zu Tofu-Eiskrem, alles fettfrei. Er trank grünen Tee und aß Gemüse und Kleie aus biodynamischem Anbau. Doch das tat er nicht blindlings, sondern er ließ, seit die Diagnose gestellt wurde, alle sechs Monate seinen PSA-Spiegel kontrollieren. Das Ergebnis? »Mein PSA ist inzwischen auf 3,9 zurückgegangen.« Sie werden sich aus dem letzten Kapitel daran erinnern, daß 3,9 im normalen Bereich liegt. »Immerhin bin ich fünfundsiebzig, so daß das ein niedriger Wert ist. Ich glaube fest, daß die Diät das bewirkt hat. Sowie die Tatsache, daß ich nur biodynamische Lebensmittel esse, so daß ich den Konservierungsmitteln und Hormonen aus dem Weg gehe, die in anderen Lebensmitteln enthalten sind.« Sein Gewicht sank von siebzig auf vierundsechzig Kilo (er ist 1,75 Meter groß). Wie Zehntausende anderer amerikanischer Männer überwacht er seine Fortschritte mit Hilfe des PSA-Tests.

Für viele Männer ist der PSA-Test zu so etwas geworden wie vorher der Cholesterintest. Im Lauf des letzten Jahrzehnts wurde Cholesterin zu einer fixen Idee für die ganze Nation. Der Cholesteringehalt ist in den USA auf jedem Lebensmitteletikett angegeben, steht auf Speisekarten und sogar auf den Plakaten in Fast-Food-Lokalen. Wenn unsere Cholesterinwerte gesunken sind, prahlen wir stolz damit. Das ist ein Fortschritt: Wir fühlen uns gut und haben auch ein gutes Gefühl für die Zukunft. Nun steht PSA in der Startposition, für Prostatakrebs das zu werden, was der Cholesterintest für Herzkrankheiten ist. Ich höre immer mehr Männer über ihre PSA-Werte sprechen, die sie genauso sorgfältig verfolgen wie ihre Aktienkurse.

Wie gut eignet sich die Verfolgung des PSA-Verlaufs als Krebserkennungsmethode?

Es ist eine der besten Methoden überhaupt. Der PSA-Wert ist ein ausgezeichneter Marker für die Wirksamkeit einer Behandlung. Nach einer Operation überwachen Ärzte den PSA-Spiegel nach Hinweisen auf einen Rückfall. Nach William Catalano ist der PSA-Test ein weit sensibleres Meßinstrument für eine veränderte Tumorgröße als eine Tastuntersuchung des Rektums, eine Biopsie, ein Magnetresonanztomographie, eine Computertomographie oder was auch immer. Er betont nachdrücklich, daß ein Absinken des PSA-Werts nach der Behandlung darauf zurückzuführen sei, daß weniger Tumormasse bestehe, die PSA produziert. Im Anschluß an eine Tumorbehandlung, sei es durch Operation, Bestrahlung oder eine Hormontherapie, bedeutet ein gesunkener PSA-Wert, daß weniger von dem Tumor vorhanden ist. Robert Krane vom Allgemeinen Krankenhaus in Massachusetts meint dazu: »Nach einer Operation, Hormonbehandlung oder Bestrahlung ist die Verfolgung des PSA-Werts ein exzellentes Mittel zur Beobachtung der Patienten, da sich klinische Auffälligkeiten (beispielsweise Veränderungen auf einem Knochenszintigramm oder bei der Computertomographie) häufig erst zeigen, *nachdem* sich die PSA-Werte verändert haben. Mit anderen Worten, der PSA-Wert verändert sich bereits, *bevor* klinisch irgendein Wachstum festzustellen ist; das ist allgemein anerkannt.« Selbst Ärzte, die der PSA-Verfolgung skeptisch gegenüberstehen, geben zu, daß sie ein ausgezeichnetes Mittel zur Bewertung der Wirksamkeit einer Behandlung ist. In Anhang Drei (S. 331) finden Sie mehr über die Nutzung des PSA-Tests zur Ergebnismessung nach regulären Behandlungen wie Operationen oder Bestrahlungen.

Wissenschaftler werten im Moment gerade aus, inwieweit der PSA-Test sich als Mittel dazu eignet, die Wirkung von Ernährung, Lebensweise und Chemoprävention (diese wird auf den nächsten Seiten besprochen) aufzuzeigen. Laut Crawford ist »PSA ein wirklich *großartiger* Marker bei der Chemoprävention«. Catalona meint, ein Absinken des PSA-Werts bedeute eine geringere Tumormasse, selbst wenn die Behandlung nur in einer Diät besteht. Bei seinen Patienten, die bereits Krebs haben, ließ eine entsprechende Ernährung den PSA-Spiegel über die Monate und Jahre absinken. Erste Forschungen ergaben, daß Männer, die sich streng an eine Prostatakrebsdiät hielten, ihre PSA-Werte stabilisieren und sogar senken konnten.

Was Sie jetzt tun können

Verfolgen Sie aufmerksam Ihren PSA-Verlauf. Doch lesen Sie zuvor Anhang Drei über PSA-Tests. Falls Sie einen Anstieg der Werte konstatieren, sollten Sie sich überlegen, diese häufiger überprüfen zu lassen.

- Wenn Ihr PSA-Wert unter 2,0 liegt und keine abnormen Anstiegsraten aufweist, sollten Sie das Programm zur Umstellung der Lebensweise in Teil Drei dieses Buchs in Erwägung ziehen. Verfolgen Sie Ihre Fortschritte mit Hilfe von PSA-Tests. Sie sind der ideale Kandidat für ein Programm zum Schutz vor Prostatakrebs.
- Wenn Ihr PSA-Wert zwischen 2,0 und 4,0 liegt und/ oder abnorme Anstiegsraten aufweist, sollten Sie mit Ihrem Urologen über bestätigende Untersuchungen sprechen. Wenn Sie keinen Krebs haben, sind auch Sie ein idealer Kandidat für ein Prostatakrebsschutzprogramm.
- Wenn Sie bereits Prostatakrebs haben, sollten Sie das in diesem Buch vorgestellte Programm zur Umstellung der Lebensweise als Begleittherapie zu einer regulären Behandlung wie Operation oder Bestrahlung in Erwägung ziehen. Nochmals: In den USA unterziehen sich bereits dreißig Prozent der an Prostatakrebs erkrankten Män-

ner einer alternativen Behandlung zusätzlich zur regulären Therapie.

- Wenn Sie Prostatakrebs haben, Ihr PSA-Wert zwischen
  4 und 10 liegt, ein Tumor gemäßigten Grades vorliegt
  und Sie lieber Ihre Ernährung und Lebensweise umstellen möchten, als sich einer Operation zu unterziehen, so
  denken Sie bitte daran, daß es sich hier um ein experimentelles Programm handelt, dessen Resultate noch
  nicht feststehen. Wenn Sie sich lieber einem solchen
  Programm statt einer regulären Behandlung unterziehen möchten, sollten Sie versuchen, dies im Rahmen eines klinischen Versuchs zu machen, bei dem man Sie
  sorgfältig beobachten kann. Lesen Sie den Anhang, ehe
  Sie weitere Schritte unternehmen! Zwar sieht das Programm nach einer vielversprechenden Möglichkeit
  aus, doch ehe Sie eine Entscheidung treffen, sollten Sie
  auch lesen, was Kritiker dazu meinen.

Und denken Sie daran: Auch wenn Sie sich zunächst für eine
Umstellung Ihrer Ernährung und Lebensweise entscheiden –
Sie können immer noch zu jeder Zeit auf aggressivere Methoden zurückgreifen. Nehmen wir den Fall von Ivan Flowers, einem Patienten von William Catalona. Bei ihm wurde im Januar 1999 im Alter von zweiundsechzig Jahren Prostatakrebs
diagnostiziert. Sein PSA-Wert lag bei 12,8 und sein Gleason-
Score bei 7. (Auf S. 334 finden Sie alles über das Gleason-Sy-
stem.) Als Behandlungsmethode war eine Diät für Flowers die
erste Wahl. »Ich stellte mich auf eine fettarme Ernährung mit
viel Gemüse um, speziell rohen Brokkoli, Blumenkohl und Salate. Ich esse nur Fisch und Huhn und kein rotes Fleisch. Ich
esse jede Menge Obst (Äpfel, Orangen, Bananen). Ich esse
viel Tofu und trinke viel grünen Tee (fünf Tassen pro Tag).«
Bis zum Juni, also fünf Monate später, war sein PSA auf 6,5
gesunken. »Ja, ich glaube *definitiv*, daß die Diät das bewirkt
hat.« Trotz dieses Erfolgs unterzog er sich schließlich doch

noch einer Operation, um absolut sicher zu sein, den Krebs zu besiegen. Er weiß, daß PSA ein sehr guter Krebsmarker ist, doch es ist eben nur ein Marker. Seine Ärzte wußten nicht exakt, was mit seinem Tumor geschah, bis sie ihn entfernten. »Ich werde auf jeden Fall mit der Diät weitermachen und die Ergänzungsmittel einnehmen. Ich habe das Gefühl, dank dieser Ernährung einfach mehr Energie zu haben.«

In Studien zeigte sich, daß viele der in diesem Buch besprochenen Methoden tatsächlich den PSA-Spiegel senken, darunter Lycopin, Ballaststoffe, Streßabbau, eine Umstellung der Lebensweise sowie alle im folgenden Kapitel vorgestellten Medikamente. Verfolgen Sie also Ihren PSA-Spiegel, um zu sehen, ob diese Maßnahmen bei Ihnen wirken. Nehmen Sie Ihr PSA als Kontrollwert. Näheres dazu finden Sie in Anhang Drei.

Insgesamt hoffen einige der herausragendsten Prostatakrebsforscher, daß Prostatakrebs zu einer chronischen Krankheit werden könnte, die wie jede andere chronische Krankheit mit Medikamenten und Diät behandelt werden kann, wobei man einen Erfolg oder Nichterfolg der Maßnahmen über die PSA-Werte nachweisen kann, so wie ein Cholesterintest Aufschluß über die Wirksamkeit cholesterinsenkender Therapien gibt.

Chemoprotektion

Es ist leider so – in unserer Kultur schluckt man Pillen! Natürlich sind Diät und körperliche Aktivität sinnvoll. Aber wie wäre es, wenn wir einfach eine Pille nehmen könnten? Viele tun das bei Herzkrankheiten. Klar, man weiß, daß man seine Lebensweise ändern sollte, aber um wieviel einfacher ist es doch, lediglich eine Pille zu schlucken, damit der Cholesterinspiegel sinkt? Warum sollte man also nicht auch eine Pille nehmen, die den PSA-Spiegel senkt? Genau diese Idee versuchen Hunderte von Forschern gerade fieberhaft zu realisieren. Quer durch die Krebsforschung strebt man nach der Wunderpille, die Krebs vorbeugen kann. Dieses Gebiet nennt sich Chemoprävention, chemische Vorbeugung. Chemoprävention wird bereits erfolgreich bei Brustkrebs eingesetzt. Dem Medikament Tamoxifen bestätigt die US-amerikanische Lebens- und Arzneimittelbehörde senkende Wirkung auf das Brustkrebsrisiko; diese liegt bei bis zu fünfundvierzig Prozent. Ein anderes Medikament (Raloxifen) kann das Risiko um bis zu neunundsiebzig Prozent herabsetzen. Beeindruckend, nicht wahr? Was Darmkrebs betrifft, so sind gerade verschiedene vielversprechende Wirkstoffe in der Prüfphase. Und bei Prostatakrebs testen Wissenschaftler soeben eine Vielzahl von Medikamenten. Der große Traum: Es könnte eines Tages eine simple Pille für Männer geben, die sie nur einzunehmen bräuchten, um sich vor Prostatakrebs zu schützen. Einige der Medikamente im Testverfahren sind *top secret*, wie zum Beispiel eines, das zur Zeit von einem größeren Pharmaunternehmen im Mittelwe-

sten der USA entwickelt wird. (Es ist bisher nichts Näheres
darüber durchgesickert!) Dieses Kapitel gibt Ihnen einen Überblick über die wichtigsten Wirkstoffe zur Chemoprävention.
Die Medikamente sind alle noch im Forschungsstadium, doch
es besteht die Vision, daß sie Prostatakrebs in eine glimpflich
verlaufende chronische Krankheit verwandeln könnten, die
früh mit Medikamenten behandelt werden kann statt später
durch Operation und Bestrahlung. Da man bisher noch nicht
nachweisen konnte, daß diese Medikamente einen klinischen
Krebs *verhindern*, nenne ich dieses Kapitel Chemoprotektion,
chemischen Schutz. Wir werden uns drei wichtige Mittel ansehen, Finasterid, Exisulind und PC-SPES. Diese Medikamente
gibt es bereits heute; allerdings werden sie zu anderen Zwek-
ken eingesetzt. Sobald schlüssige Forschungsergebnisse vorliegen, werden sie zugelassen und sind dann in den USA für jeden
Patienten erhältlich, dessen Arzt sie ihm verschreibt.

Finasterid

Männliche Sexualhormone bewirken, daß die Prostata
wächst. Als Sie ein Kind waren, hatte Ihre Prostata lediglich
die Größe einer Erbse. Als Jugendlicher begann Ihr Körper,
mehr männliche Sexualhormone zu produzieren, was Ihre Prostata dazu anregte, schneller zu wachsen und die Form und
Größe anzunehmen, die sie im Erwachsenenalter hat – kasta-
nienähnlich und etwa 3,8 Zentimeter lang. Im mittleren Lebensalter können hormonelle Veränderungen dazu führen,
daß Ihre Prostata erneut wächst. Logischerweise könnten Sie
jetzt fragen: »Wenn Sexualhormone ein Wachsen der Prostata
bedingen, könnten sie dann nicht auch die Entstehung von
Krebs bewirken?« Viele Forscher glauben, daß das in der Tat
der Fall ist. Forscher der Duke-Universität haben erste Nach-
weise, die nahelegen, daß »das Prostatakrebsrisiko in Zusammenhang mit der Menge des männlichen Hormons Testosteron stehen könnte, das seit der Pubertät oder sogar schon seit

der Zeit im Uterus im Körper zirkuliert«. Ratten, denen man
über längere Zeiträume Testosteron verabreichte, bekamen
Prostatakrebs. Somit wäre die nächste logische Frage: Wenn
Hormone zur Entstehung von Krebs führen, gibt es dann nicht
eine Möglichkeit, diese auszuschalten und sich so dagegen zu
schützen, daß sich Prostatakrebs bildet? Viele Forscher sind
der Meinung, die Antwort laute Ja.

Versuchen wir zunächst zu verstehen, welche Rolle die beiden wesentlichen männlichen Sexualhormone, Testosteron
und Dihydrotestosteron (DHT), bei Prostatakrebs spielen.
Der Sammelbegriff für die männlichen Sexualhormone lautet
Androgene.

Testosteron

Testosteron ist das wichtigste männliche Sexualhormon, da es
von ausschlaggebender Bedeutung für die Virilität des Mannes
ist, also für seine sekundären Geschlechtsmerkmale wie eine
tiefere Stimme, Körperbehaarung oder auch die Fruchtbarkeit.
Rund fünfundneunzig Prozent des Testosterons wird von den
Hoden produziert. Ist es erst einmal in der Prostata, hat es
dort keine große Wirkung. Zur Stimulierung der Prostata
muß es zunächst in ein anderes Hormon namens DHT (Dihydrotestosteron) umgewandelt werden; das ist die aktive Form
des Testosterons in der Prostata.

DHT ist das stärkste männliche Hormon im Körper, zwei-
bis zehnmal stärker als Testosteron. DHT ist deswegen so be-
deutsam für Prostatakrebs, da es sich an einen Rezeptor tief im
Zelleninnern, der als Androgennuklearrezeptor bezeichnet
wird, hängt. Es handelt sich hier um das gleiche Schloß-Schlüssel-Prinzip, das wir uns in dem Kapitel über Fette angesehen
haben. Sobald der Schlüssel ins Schloß paßt, ist es so, als würde ein Schalter umgelegt, wie es geschieht, wenn Sie den
Schlüssel ins Zündschloß Ihres Autos stecken und damit den
Motor starten. Diese Analogie eignet sich hier sehr gut, denn

sobald DHT an einem Rezeptor tief im Innern des Zellkerns andockt, bewirkt es ein Wachstum der Prostatazellen.

Wieviel DHT befindet sich nun in Ihrer Prostata? Bestimmt denken Sie, daß das von der Testosteronmenge abhängt, die Ihr Körper erzeugt. Doch das ist nicht der Fall. Der individuelle DHT-Spiegel wird von einem Enzym namens 5-alpha-Reduktase gesteuert, das bei jedem Mann in unterschiedlichen Mengen vorhanden ist. Ein Enzym beschleunigt eine chemische Reaktion, die ohne das entsprechende Enzym langsamer ablaufen würde. Stellen Sie sich ein Enzym wie einen Katalysator vor. Das Enzym 5-alpha-Reduktase wandelt Testosteron in DHT, Dihydrotestosteron, um. Wieviel 5-alpha-Reduktase man im Körper hat, läßt sich an der Menge der Körperbehaarung feststellen, denn 5-alpha-Reduktase findet sich auch in der Haut. Bei Männern mit mehr 5-alpha-Reduktase erfolgt lokal in der Haut eine größere Stimulation durch die Sexualhormone. Dies zeigt sich durch eine stärkere Körper- und Gesichtsbehaarung und, paradoxerweise, durch eine vermehrte Glatzenbildung. Denken Sie daran, 5-alpha-Reduktase entscheidet darüber, wieviel DHT Sie in Ihrer Prostata haben. Mehr über DHT finden Sie in Anhang Zwei (S. 317).

Wenn nun männliche Sexualhormone das Krebsrisiko erhöhen können, würde dann das Risiko gesenkt werden, wenn man sie ausschaltet? Wir wissen bereits, daß ein Abblocken der Wirkung dieser Hormone bei manchen Männern mit fortgeschrittenem Prostatakrebs als Behandlungsmethode eingesetzt wird. Um zu überprüfen, inwieweit DHT an der Entstehung von Prostatakrebs beteiligt ist, setzt das Nationale Krebsinstitut der USA ein Medikament ein, das die Produktion von DHT und die daraus resultierende Wirkung auf die Prostata blockiert. Dieses Medikament, das sich gerade in der Testphase für Prostatakrebs befindet, heißt Finasterid.

Finasterid wird von dem Pharmaunternehmen Merck hergestellt. Unter dem Markennamen Proscar wird es bereits in großem Umfang bei der Behandlung von BPH, benigner Prostatahyperplasie, eingesetzt sowie unter dem Markennamen Propecia gegen Glatzenbildung bei Männern. Finasterid blockiert die Umwandlung von Testosteron in das weitaus stärkere DHT, welches wiederum das Prostatawachstum fördert. Finasterid ähnelt dem Hormon Testosteron. Wenn das Enzym 5-alpha-Reduktase nach Testosteron Ausschau hält, trifft es statt dessen auf Finasterid. Da Finasterid eine leicht höhere chemische Bindungskraft hat als Testosteron, hat es größere Chancen, sich an das Enzym 5-alpha-Reduktase zu hängen, als Testosteron. Das Enzym ist damit durch Finasterid blockiert, so daß kein Testosteron mehr andocken kann, das zu DHT umgewandelt würde. Letztendlich soll damit bezweckt werden, daß Finasterid die DHT-Menge in der Prostata kleiner werden läßt.

Weshalb Wissenschaftler nun testen, ob Finasterid Prostatakrebs vorbeugen könnte, hat eine Reihe von Gründen: Bei einer japanischen Studie mit Ratten verhinderte Finasterid Prostatakrebs tatsächlich. Desgleichen stellten Ärzte fest, daß Patienten, die zur BPH-Behandlung Finasterid einnahmen, niedrigere PSA-Werte hatten, und da der PSA-Spiegel ein Indikator für Krebs ist, wollten die Forscher der Frage nachgehen, ob ein niedrigerer PSA-Spiegel mit weniger Krebs gleichzusetzen sei.

Näheres zu Finasterid-Studien

Im November 1993 startete das Nationale Krebsinstitut den ersten Finasterid-Versuch unter der Bezeichnung »Prostatakrebsvorbeugungsversuch«. In dieser Studie beobachten Forscher achtzehntausend gesunde Männer über einen Zeitraum von sieben Jahren. Die freiwilligen Versuchsteilnehmer kommen aus zweihundertzweiundzwanzig Orten in den Vereinigten Staaten und Kanada. Es dauerte drei Jahre, bis die Wissenschaftler achtzehntausend Männer rekrutiert hatten, so daß die letzten davon im Jahr 2003 untersucht werden. Zu Beginn des Versuchs war jeder der Männer mindestens fünfundfünfzig Jahre alt; das Durchschnittsalter betrug zweiundsechzig. Die Hälfte der Männer nimmt täglich Finasterid-Pillen, die andere Hälfte Placebos. Es handelt sich hier um einen Doppelblindversuch; das bedeutet, daß bei Studienende weder die Teilnehmer noch die Ärzte wissen, wer was genommen hat. Jeder Mann wird sieben Jahre lang jedes Jahr einem PSA-Test und einer digitalen rektalen Abtastuntersuchung unterzogen. Am Schluß wird bei allen eine Biopsie gemacht. Die Studie zielt darauf ab, folgende Fragen zu beantworten: a) Senkt Finasterid das Risiko, an Prostatakrebs zu erkranken? b) Senkt Finasterid das Risiko einer benignen Prostatahyperplasie? c) Verbessert eine Beobachtung der PSA-Anstiegsgeschwindigkeit, also des PSA-Verlaufs von Jahr zu Jahr, die Genauigkeit von Prostatakrebsdiagnosen?

Obwohl noch kein abschließendes Urteil über Finasterid vorliegt, hegen einige Wissenschaftler Zweifel an dem Medikament, doch Forscher des Nationalen Krebsinstituts halten viele davon für unbegründet. Der Anhang gibt einen Überblick über beide Standpunkte.

Sonstige Anwendungsgebiete von Finasterid

BPH: BPH, benigne Prostatahyperplasie, ist ein verbreitetes Leiden, das im mittleren Lebensalter eintreten kann und bei dem es durch eine Vergrößerung der Prostata zu Störungen bei der Blasenentleerung kommt. Finasterid verlangsamt durch einen Abbau der DHT-Menge das Prostatawachstum. Im Lauf der Zeit bringt Finasterid die vergrößerte Prostata sogar wieder zum Schrumpfen.

Männliche Glatzenbildung: Finasterid wird ebenfalls verschrieben, wenn es bei Männern zu Glatzenbildung kommt, da es die androgenbedingte Stimulation in der Haut verringert,

so daß die Haare auf den Köpfen der Männer wieder wachsen,
während gleichzeitig die Körperbehaarung ein wenig zurückgeht. Sollte sich erweisen, daß Finasterid Prostatakrebs verhü-
tet, könnte es zu einem Universalmedikament werden, das gegen nahezu alle Beschwerden von Männern in der Lebensmitte
einsetzbar wäre: zur Verhinderung von Glatzenbildung sowie
gegen BPH und Prostatakrebs. Wenn Sie im Moment Finasterid nehmen, sollten Sie auf S. 325 nachlesen, was Sie bei der
Verfolgung Ihrer PSA-Werte beachten müssen, da das Medikament den PSA-Spiegel verändert.

Senkung des Testosteronspiegels

Informationen zu diesem Thema finden Sie in Anhang Zwei,
der sich mit Medikamenten und Ergänzungsmitteln beschäftigt, die den Testosteronspiegel beeinflussen. Die meisten
Männer stellen sich in diesem Zusammenhang die Frage:
»Wirkt sich eine Senkung des Testosteronspiegels nicht auf
meine *Männlichkeit* aus?« Ronald Ross von der Universität
Südkalifornien meint dazu: »Es geht hier um Veränderungen
innerhalb des Normalbereichs, die keinen Einfluß auf die Virilität haben. Doch eine kleine Veränderung, die sich überhaupt
nicht auf die Potenz auswirkt, kann über einen längeren Zeitraum hinweg eine enorme Veränderung bezüglich des Prostatakrebsrisikos bedeuten.«

Exisulind

Exisulind ist ein Medikament, das Sie eines Tages vielleicht
täglich einnehmen könnten, wie eine Vitaminpille, um damit
Prostatakrebs vorzubeugen. Bei allerersten Tests hat sich be-
reits gezeigt, daß es die PSA-Werte stabilisiert oder gar senkt.
   Exisulind bringt Prostatakrebszellen zum Absterben. Als
Wissenschaftler Prostatakrebszellen in eine Schale legten und
Exisulind zugaben, stellten sie fest, daß weit mehr Zellen star-

ben als ohne die Zugabe von Exisulind. Erik Goluboff von der Universität Columbia zeigte im Tierversuch, daß Exisulind bei lebenden Tieren die Bildung von Prostatakrebs verhindert. Dazu injizierte Goluboff Mäusen, deren Immunsystem ausgeschaltet worden war, menschliche Prostatakrebszellen. Die Mäuse wurden in drei Gruppen eingeteilt: Die erste Gruppe erhielt normales Futter. Nach vier Wochen hatten sich deren Tumoren vervierfacht! Die zweite Gruppe bekam mit Exisulind angereichertes Futter, und deren Tumoren wuchsen in vier Wochen um fünfundzwanzig Prozent. Der dritten Gruppe gab man Futter, dem eine weit höhere Dosis Exisulind zugesetzt worden war – deren Tumoren vergrößerten sich in vier Wochen um achtzehn Prozent.

Goluboff schloß vor kurzem einen Versuch mit menschlichen Probanden ab, in dem er die Behandlung von Prostatakrebsrezidiven mit Exisulind testete. Auf der Grundlage seiner eigenen Arbeiten sowie des Sicherheitsprofils aus Studien zu Darmkrebs, die ergeben hatten, daß Exisulind gut verträglich ist, führte er einen randomisierten, placebokontrollierten klinischen Phase-III-Versuch mit mehreren Schwerpunkten durch, das ist sozusagen der Goldstandard für klinische Versuche. An dem Versuch, der an der Universität von Kalifornien in Los Angeles und der Universität Columbia sowie in Pittsburgh und Florida durchgeführt wurde, waren neunzig Patienten beteiligt. In jedem der Versuchszentren nahm die eine Hälfte der Patienten Medikamente, die andere Placebos, wobei die Patienten nicht wußten, welches von beiden sie bekamen. Eine Zwischenauswertung nach sechs Monaten, der Hälfte der Versuchsdauer, ergab, daß bei den Männern, die Exisulind nahmen, das PSA auf demselben Niveau geblieben war, während es bei den anderen weiterhin exponentiell gestiegen war. Die Studie wurde vor kurzem abgeschlossen, und eine erste Analyse deutet darauf hin, daß die Endergebnisse die nach sechs Monaten gemachten Beobachtungen bestätigten. Alle Patienten hatten sich zuvor einer Prostatektomie unterzogen, das heißt einer operativen Entfernung der Prostata. Nach der Operation beobachteten die Ärzte einen raschen Anstieg der PSA-Werte. Dies bedeutete, daß sich immer noch Krebs in den Körpern der Patienten befand und daß dieser schnell wuchs; aus diesem Grund nahm man besagte Männer in die Studie auf. Goluboff: »Steigende PSA-Werte lassen darauf schließen, daß sich die Krankheit weiter ausbreitet. Alle Patienten waren aus dem Grund für die Studie ausgewählt worden, weil ihre PSA-Werte nach der Prostataentfernung nach oben geschnellt waren. Wir behandelten sie mit dem Ziel, den PSA-Anstieg zu bremsen und Metastasenbildung zu verhindern. Wenn die Prostata entfernt wurde, weil sie krebsbefallen war, und der PSA-Wert trotzdem steigt, dann ist das ein Hinweis darauf, daß immer noch Krebs vorhanden ist. Wenn man auf die PSA-Werte einwirkt und diese daraufhin nur noch sehr langsam steigen, so bedeutet dies, daß die Krebszellen nicht schnell wachsen und sich nicht schnell teilen…im wesentlichen heißt das, daß die Person geheilt ist.«

Exisulind wird von der Firma Cell Pathways hergestellt. Im Moment befindet sich das Medikament noch im Forschungsstadium, weswegen es auch noch keine Empfehlungen seitens berufsständischer Organisationen gibt, doch Sie sollten die weitere Entwicklung verfolgen, da Exisulind die Verhütung und Behandlung von Prostatakrebs revolutionieren könnte.

PC-SPES

Nach Ansicht vieler Beobachter ist PC-SPES die neue Sensation bei der Behandlung von Prostatakrebs. Doch seien Sie gewarnt – es ist auch sehr umstritten. Im Anschluß lesen Sie eine sachliche Aufzählung dessen, was es bewirkt und wann Sie es jetzt schon nehmen beziehungsweise nicht nehmen sollten. PC-SPES steht für *Prostata Cancer Hope*, Prostatakrebs-Hoffnung – »spes« ist das lateinische Wort für Hoffnung. PC-SPES besteht aus acht verschiedenen Kräutern, einem amerikanischen und sieben chinesischen. Es hat eine Vielzahl von Wirkungen, teils ganz spezifischer und teils eher diffuser Art.

Die Geburt von PC-SPES

Sophie Chen ist gewissermaßen die Mutter von PC-SPES. Sie ist die Leiterin des Forschungslabors der Firma NovaSpes und planmäßige außerordentliche Professorin im Bereich Forschung an der Hochschule für Medizin in New York. Sie wußte um die begrenzte Effizienz beim Einsatz eines einzigen Wirkstoffs bei der Behandlung einer chronischen Krankheit. Tatsächlich kommen bei den meisten Behandlungsmitteln gegen Krebs mehrere Wirkstoffe zum Tragen, um bestmögliche Resultate zu erzielen. 1987 begann Chen mit ihren Forschungen zu einer Kombinationstherapie gegen Prostatakrebs, die aus verschiedenen Kräutern bestand. Dabei arbeitete sie mit Professor Xu-Hui Wang zusammen, einem Arzt für Kräuterheilkunde und Leiter der Medizinischen Universität Shanghai für Kräuterheilkunde. Wang kann auf fünf Generationen praktizierender Ärzte in seiner Familie zurückblicken. Sein Urgroßvater arbeitete für den Kaiser von China; von ihm stammen die geheimen Familienrezepte. Sein Vater promovierte in Deutschland, so daß Wang sowohl die westliche als auch die östliche Heiltradition kennt.

Chen nahm ein paar Änderungen an Wangs Rezepten vor und führte Experimente *in vitro,* also im Labor, und *in vivo,* also an lebenden Tieren, durch. Desgleichen untersuchte sie die chemische Zusammensetzung der einzelnen Kräuter, um ihrer Wirkweise auf die Spur zu kommen. Schließlich half ihr noch ein Zufall: Zur selben Zeit, als Chen ihre Kombinationstherapie gegen Krebs entwickelte, hatte ein Verwandter von ihr Prostatakrebs im Endstadium, und sie versuchte, die Rezepte auf ihn ganz persönlich abzustimmen. Sie und Wang machten bei dem Patienten eine Biopsie und pflanzten die Gewebeproben aus seinem Tumor Mäusen ein, an denen sie dann verschiedene Kräuterkombinationen testeten. In den Jahren 1991 und 1992 entwickelten Chen und Wang auf dieser Grundlage schließlich PC-SPES. Als sie mit der Behandlung des krebskranken Verwandten begannen, hatte dessen Krebs bereits Metastasen an Rippen und Beckenknochen gebildet. Mit anderen Worten, der Krebs war bereits im schlimmsten Spätstadium. Zur großen Verblüffung aller Beteiligten kam es durch PC-SPES nach sechs Monaten zu einer Remission, also einem Rückgang der Krankheitserscheinungen. Heute, sieben Jahre danach, ist die Remission komplett und der Patient in gutem körperlichem Zustand. Dieser Fall hat natürlich Anekdotencharakter, doch seither wurde PC-SPES, wir wir noch sehen werden, erfolgreich eingesetzt.

PC-SPES kann zweifach wirken. Als erstes nennen seine Befürworter den enormen Erfolg bei der Behandlung von Prostatakrebs im fortgeschrittenen Stadium. Zweitens wird PC-SPES als potentielles Mittel zur Präventivbehandlung untersucht und bereits in laufenden Studien zur Prostatakrebsvorbeugung eingesetzt. Im Rahmen dieses Buchs ist PC-SPES von Bedeutung, da es bei der Mehrzahl der Patienten zu besseren PSA-Werten führt. »Innerhalb von drei Monaten sinkt das PSA um über fünfzig Prozent«, so Chen.

Wie wirkt PC-SPES?

Die PC-SPES-Therapie ist ein ganzheitlicher Ansatz, bei dem versucht wird, einen Krebs auf mehreren Wegen zu bekämpfen. Die Ganzheitsmedizin vertritt den Anspruch, eine Kombination verschiedener Mittel sei besser als eines allein, wobei entweder verschiedene Kräuter oder verschiedene synthetische Präparate oder beide miteinander kombiniert werden können. »Ganzheitlich« bedeutet, daß man den gesamten Körper mit einbezieht – wenn man Krebszellen abtötet, sollte man auch berücksichtigen, was sich sonst noch im Körper abspielt. Daher ist auch eine Stärkung des Immunsystems ein so wichtiger

Puffer zur Abwehr von Problemen an anderen Stellen im Körper. Chen meint dazu: »Speziell bei der Behandlung von Krebs ist ein ganzheitlicher Ansatz wesentlich. Ich sehe nur eine Lösung, Krebs zu behandeln, nämlich mit einem kombinierten Ansatz. Es ist äußerst unwahrscheinlich, daß es eine Zauberformel [beispielsweise ein einzelnes Medikament] gibt, da Krebszellen sehr heterogen sind und der Krebs den Körper auf verschiedenen Wegen erneut befallen kann. In den letzten dreißig Jahren haben wir für Patienten mit Krebs im fortgeschrittenen Stadium keine großen Verbesserungen erzielt, weil wir immer nur nach der einen Zauberformel gesucht haben.«

Ganzheitliche Medikamente enthalten normalerweise aktive Verbindungen zum Abtöten von Krebszellen und solche zur Stärkung des Immunsystems sowie speziell entwickelte Trägersubstanzen, die bewirken, daß die Präparate nur auf Krebszellen abzielen.

Die Kräuter in PC-SPES enthalten vier verschiedene Arten von Wirkstoffen:

- gegen Krebs
- gegen Entzündungen
- gegen Viren
- zur Stärkung des Immunsystems

»Es ist eine sehr synergetische, sehr ganzheitliche Zusammenstellung«, so Chen. »In dieser Kombination bringen die Kräuter Krebszellen zum Absterben, dezimieren die Krebsgene, mildern Entzündungen, schwächen den Androgenrezeptor und stärken das Immunsystem. Eine vollständige Liste der Bestandteile finden Sie in Anhang Zwei (S. 322 f.).

Eric Small von der Universität von Kalifornien in San Francisco meint, einige der Antikrebseffekte von PC-SPES wirkten in der Art von Östrogen. Mit anderen Worten, einer der Wege, auf denen PC-SPES den Krebs zähmt, ist seine östrogenartige Wirkungsweise. Man weiß, daß Östrogen aktiv gegen Prostatakrebs im fortgeschrittenen Stadium wirkt, weil dieser nach wie vor auf Hormone reagiert. Eine Hormontherapie basiert auf dem Prinzip, daß dabei die Androgene, die männlichen Sexualhormone also, in den Krebszellen eliminiert werden. Da Androgene das Krebswachstum antreiben, führt deren Vernichtung dazu, daß das Krebswachstum verlangsamt, gestoppt oder sogar reversiert wird... über Monate und Jahre. Ist diese hormonartige Wirkung nun die einzige wirklich bedeutende medikamentenähnliche Eigenschaft von PC-SPES? Small berichtete vor kurzem, daß PC-SPES auch bei Patienten wirkt, die nicht auf Hormone reagieren, was ein Hinweis dafür sein könnte, daß PC-SPES nicht einfach nur ein pflanzliches Östrogen ist.

Nebenwirkungen

Die Nebenwirkungen von PC-SPES rühren hauptsächlich von seiner östrogenartigen Wirkung her: erhöhte Empfindlichkeit der Brustwarzen, Vergrößerung der Brust (bei manchen Männern sehr deutlich) und Abnahme der Libido. In einer Studie klagten 0,5 Prozent der Patienten über Durchfall, doch dieser sowie die erhöhte Empfindlichkeit der Brustwarzen hängen, wie Chen glaubt, mit der Dosierung zusammen; diese betrug bei der Studie neun Kapseln pro Tag, auf dreimal drei Kapseln verteilt. Jede Kapsel enthält dreihundertzwanzig Milligramm. Es gab auch vereinzelte Herzinfarkte.

Bei etwa zwei Prozent der Patienten kam es zu Blutgerinnseln. Von den zweitausend Patienten, die PC-SPES nahmen, starb einer an einem Schlaganfall. Doch Chen weist darauf hin, daß beide Elternteile des Patienten ebenfalls infolge eines Schlaganfalls verstorben waren und der Patient Bluthochdruck- und Blutgerinnungsprobleme gehabt habe.

Standardisierung

Chen führt mittels chemischer Analysen und biologischer Untersuchungen Qualitätskontrollen durch. Der Tierversuch zur Überprüfung der Toxizität ergab, daß PC-SPES fünfundzwanzigmal weniger giftig ist als Aspirin. Dem kommt große Bedeutung zu, da nach einer Toxizitätsrichtlinie der Weltgesundheitsbehörde WHO Ergänzungsmittel fünfmal sicherer als Aspirin sein müssen.

Studien am Menschen

Die Nachrichten über PC-SPES hören sich vielversprechend an, doch woher wissen wir, daß es tatsächlich wirkt? Nun, es liefen erfolgreich drei Studien mit PC-SPES, eine in Deutschland und zwei an der Universität von Kalifornien in San Francisco, alle mit Patienten, die bereits Prostatakrebs hatten. Es gibt mehrere Veröffentlichungen zu diesen Studien. Die Probanden waren Patienten mit Prostatakrebs vom Früh- bis zum Endstadium. Die Patienten aller Gruppen scheinen auf PC-SPES mit einem PSA-Rückgang um mehr als fünfzig Prozent, einer Abnahme der Tumorgröße um ebenfalls mehr als fünfzig Prozent und einer Verbesserung der Lebensqualität zu reagieren. Im Anhang finden Sie Einzelheiten zu allen drei Studien.

Vorteile von PC-SPES gegenüber einer herkömmlichen Therapie

PC-SPES-Befürworter glauben, es sei einer Chemotherapie oder Hormontherapie überlegen, da die Lebensqualität während der Behandlung weitaus besser ist:

- Es kommt nicht wie bei einer Chemotherapie zu Haarausfall und weiteren Nebenwirkungen, welche die Lebensqualität beeinträchtigen.

- Im Unterschied zu einer Hormontherapie kommt es auch nicht zu Muskelschwund, Osteoporose oder Gedächtnisverlust.

Was Experten dazu meinen

Da die vorbeugende Wirkung von PC-SPES noch nicht bewiesen ist, legen viele der Top-Spezialisten keine allzu große Begeisterung an den Tag. Sollten Sie die Einnahme von PC-SPES ernsthaft in Erwägung ziehen, so lesen Sie bitte unbedingt die Warnhinweise im Anhang.

Grundsätzlich scheinen die meisten der befragten Fachleute darin übereinzustimmen, daß PC-SPES wie ein Östrogen wirkt, also wie eine Hormonbehandlung. Die Frage, ob es besser – oder schlechter – als eine konventionelle Behandlung ist oder ob es weitere wichtige Wirkungen hat, ist noch offen.

Wer sollte eine PC-SPES-Einnahme in Erwägung ziehen?

PC-SPES wird in klinischen Versuchen zur Behandlung von Patienten mit fortgeschrittenem Prostatakrebs eingesetzt. Zusätzlich arbeitet Chen an einem PC-SPES-Ergänzungsmittel mit geringerer Wirkkraft zu vorbeugenden Zwecken. Ein solches Ergänzungsmittel könnte man einnehmen wie eine Vitaminpille; die Zielgruppe sind hochrisikogefährdete jüngere Männer (beispielsweise solche mit Prostatakrebs in der Familie) oder Männer über fünfzig. Im Moment würden es wegen der östrogenartigen Wirkung nur wenige Männer nehmen, bei denen das PSA im Normalbereich liegt. Falls Ihr PSA-Wert hoch ist und Sie PC-SPES nehmen möchten, sollten Sie dies im Rahmen eines klinischen Versuchs tun, bei dem sie unter Beobachtung stehen. Und Sie sollten weiterhin argwöhnisch bleiben: Auch ein Zurückgehen des PSA-Werts heißt noch nicht, daß Sie den Tumor besiegt haben.

Sehen wir uns eine reale Fallgeschichte an: Bei Harry Pinchot wurde Prostatakrebs mit Metastasenbildung diagnostiziert. Androgenentzug und das Medikament Thalidomid zeigten nach elf oder zwölf Monaten noch immer keine Wirkung. Dann nahm er PC-SPES:

> Ich bin derjenige, der nach einer fehlgeschlagenen Hormontherapie durch PC-SPES am längsten überlebt hat. Normalerweise bedeutet ein Versagen der Hormontherapie, daß es abwärts geht und man nicht mehr lange zu leben hat. In einem solchen Fall wird noch ein bißchen Chemotherapie gemacht, und das war's dann. Aber mit PC-SPES haben wir großartige Erfolge erzielt. Nach der Hormon- und Chemotherapie bin ich jetzt seit sechsunddreißig Monaten auf PC-SPES. Mein momentaner PSA-Wert liegt bei 0,031. Als er bei 0,06 war, erhöhten mein Arzt und ich die PC-SPES-Dosis, damit der Wert sank, und er sank tatsächlich. Das möchte ich gern weitergeben.

Wie man PC-SPES einnehmen sollte

PC-SPES ist in Form von Kapseln erhältlich. Sie sollten es ausschließlich unter ärztlicher Überwachung nehmen. Am besten schlucken Sie es vor dem Essen, doch Sie können es auch während des Essens einnehmen. Die Dosis ist abhängig vom Ziel der Behandlung, wobei höhere Dosen bei Personen zur Anwendung kommen, die bereits Prostatakrebs haben.

Wo man PC-SPES kaufen kann

Sie müssen nicht nur bei der Einnahme von PC-SPES unter ärztlicher Aufsicht stehen, sondern benötigen auch eine ärztliche Empfehlung, wenn Sie es kaufen möchten. Sie erhalten es bei einigen Ärzten und Angehörigen von Gesundheitsberufen sowie in Apotheken, die Naturheilmittel verkaufen. Wenn Sie die ärztliche Empfehlung haben, können Sie auch direkt bei der Firma anrufen, die PC-SPES produziert, Botaniclab in Kalifornien. Die Telefonnummer lautet 001 (USA) 714 5 24 55 33 (siehe Anhang Fünf). Auf jeden Fall müssen Sie es selbst bezahlen. Da PC-SPES im Moment als Nahrungsergänzungsmittel und nicht als Medikament verkauft wird, steht es nicht unter Aufsicht der amerikanischen Nahrungs- und Arzneimittelbehörde. Und so lange PC-SPES keine FDA-Zulassung hat, wird keine Versicherungsgesellschaft dafür aufkommen. Es kostet Sie etwa 252 US-$ im Monat. Da PC-SPES kein verschreibungspflichtiges Medikament ist, wird es auch nicht von Kliniken angewandt.

Fazit

Zwischen den Befürwortern einer Diät und den Verfechtern von Medikamenten bestehen starke Rivalitäten: Die beiden Schulen liegen miteinander im Wettstreit ... Welche wird als erste beweisen können, daß sie Sie vor Prostatakrebs schützen kann? Glücklicherweise ist es ein Wettstreit, der uns Männern nur nützen kann. Der Nachteil eines Medikaments liegt darin, daß Sie zwar von Prostatakrebs verschont bleiben können, jedoch viele Ihrer falschen Ernährungs- und Lebensgewohnheiten beibehalten, die andere Krankheiten verursachen könnten, die mit dem westlichen Lebensstil zusammenhängen, wie zum Beispiel Diabetes und Fettleibigkeit. Daher bin ich ein starker Befürworter der Schule, die eine Umstellung von Ernährung und Lebensweise propagiert. Und denken Sie daran, Sie können auch beides tun: Wie Sie an den Berichten von Männern, die sich einem Prostatakrebsschutzprogramm unterziehen, sehen werden, kombinieren die meisten von ihnen Diät, körperliche Aktivität und Streßabbau mit Medikamenten und konventionellen Therapien.

Operation

Ich habe mit einer Gruppe von Prostatakrebspatienten gesprochen. Jedes Mitglied der Gruppe hatte ernsthaft eine reguläre chirurgische Behandlung in Betracht gezogen. Nach sorgfältigem Abwägen der Alternativen hatten sich dann alle dazu entschlossen, ihren Krebs unter engmaschiger Überwachung durch ihren jeweiligen Arzt mit einer strengen Diät und einer Umstellung ihrer Lebensweise zu bekämpfen. Ich fragte sie und ihre Frauen nach dem Hauptgrund, weswegen sie sich gegen eine Operation entschieden hatten. Zuerst lächelten sie ein wenig, dann sagten sie es mir: »Sex.« Was ihnen bei einer Operation am meisten Angst machte, war die Befürchtung, danach kein erfülltes Sexualleben mehr haben zu können. Ich sprach auch mit einer anderen Gruppe von Prostatakrebsüberlebenden. Jedem der Männer war im Jahr zuvor die Prostata komplett chirurgisch entfernt worden. Diese Männer wirkten verdrossen, niedergeschlagen. Viele klagten darüber, Windeln benützen zu müssen. Noch Monate nach der Operation war für viele von ihnen ihr Sexualleben völlig zum Erliegen gekommen. Und diejenigen, die noch eines hatten, berichteten von dem, was Chirurgen als »Gummibaum-Phänomen« bezeichnen: unzureichende Erektionen, weder solide noch anhaltend. Ein Patient erzählte, daß er nach fünf Jahren erfüllten Sexuallebens seit nunmehr fünfzehn Jahren impotent sei. Bekäme er eine zweite Chance, würde er die Operation nie wieder durchführen lassen.

Viele Prostatakrebsüberlebende behaupten, die tatsächli-

chen Impotenz- und Inkontinenzraten seien möglicherweise
weit höher, als von den Medien bekanntgegeben. So können
zum Beispiel im besten Fall sechsundachtzig Prozent der Männer nach der Operation potent bleiben, doch die durchschnittliche Impotenzrate liegt knapp unter *fünfzig* Prozent! Ich habe
mich mit einem Jugendfreund unterhalten, der sich an einem
renommierten Krankenhaus in Harvard einer Operation unterzogen hatte, doch ein Jahr darauf immer noch inkontinent
und impotent war. Man hatte ihm versichert, die den Penis sti-
mulierenden Nerven würden verschont bleiben und er selbst
bliebe kontinent und potent, doch das war nicht der Fall. Aus
diesem Grund finden Diät, Ernährungstherapie, körperliche
Aktivität, Streßbewältigung, Chemoprävention und Ergänzungsmittel immer stärkeren Zuspruch. Befürworter einer
Umstellung der Lebensweise betonen, daß eine Operation keine Garantie für eine Heilung sei und es auch keine Langzeitstu-
dien gäbe, die beweisen würden, daß eine Operation Leben
rette. Fachleute suchen nach einer Alternative – nach einer
Operation, die heilt *und* bei der die Potenz erhalten bleibt.

Jahrzehntelang waren viele Chirurgen der Meinung, die
Nerven, die die Potenz steuern, befänden sich *in* der Prostata
selbst, so daß es keine andere Möglichkeit gebe, als sie bei der
Entfernung der Prostata zu durchtrennen. Doch in den Hun-
derten von Jahren, in denen menschliche Leichen seziert worden waren, hatte keiner diese Nerven je dort gefunden. Patrick
Walsh, Präsident des berühmten Fachbereichs für Urologie der
Johns-Hopkins-Universität, stellte sich der Herausforderung:
Durch peinlich genaue, sorgfältige Arbeit machten er und seine Kollegen den Sitz der Nerven ausfindig. Zu seiner großen
Überraschung und Freude befanden sie sich außerhalb der Prostata. Warum also, überlegte er sich, sollte man nicht die Prostata entfernen und dabei die Nerven, die Potenz und Urinkon-
tinenz steuern, aussparen? Genau das tat er und führte eine
Operation durch, die man inzwischen als »nervenerhaltend«
bezeichnet. Er ist viel zu bescheiden, als daß er zugelassen hät-

te, daß man die Operationsmethode nach ihm benannte; dennoch ist sie allgemein unter dem Begriff »Walsh-Methode« bekannt.

Doch auch die Walsh-Methode ist nicht perfekt. Vierzehn Prozent der Männer können nach wie vor impotent werden. Als ich einmal mit Walsh darüber sprach, gab er mir keine defensive Antwort. Statt dessen sah ich ein Aufblitzen in seinen Augen. Er deutete an, daß eine nahezu perfekte Operationsmethode in Aussicht sei. Bei der peniblen Betrachtung von Videoaufzeichnungen der von ihm durchgeführten nervenerhaltenden Operationen hatte er entdeckt, daß es geringfügige Abweichungen gab. Diese winzigen Abweichungen könnten für den Potenzverlust oder die verzögerte Genesung bei manchen Patienten verantwortlich sein. So wurde beispielsweise einmal ein Schaft durchtrennt. Danach zog man die beiden Schafträder wieder zusammen, damit sie zusammenheilten. Doch die durch das Zusammenziehen entstandene Belastung könnte für die Nerven zuviel gewesen sein und so die Genesung verzögert haben. Auf jeden Fall waren die Patienten, bei denen es während der Operation zu winzigen Unregelmäßigkeiten gekommen war, auch diejenigen, die Probleme hatten. Keine großen Probleme, aber immerhin eine langsamere Genesung und unzulängliche Erektionen.

Die Operation wird von Kliniken und Ärzten angeboten, doch leider beherrschen nicht alle Chirurgen diese Technik perfekt. Wenn Sie sich also mit dem Gedanken tragen, sich einer solchen Operation zu unterziehen, sollten Sie sich vorher vergewissern, welche Resultate der entsprechende Chirurg bisher erzielt hat. Die Potenzraten sollten über achtzig Prozent liegen. Viele Chirurgen, so auch Walsh, führen Statistiken, so daß ihre Patienten die Ergebnisse objektiv vergleichen können.

Ergebnisbewertung

Woher wissen Sie, was bei einer Operation für Sie heraus-
kommen kann? Wenn Sie sich nach einem Chirurgen umsehen,
sollten Sie sich davon überzeugen, daß auch die medizinische
Einrichtung, für die er arbeitet, auf erstklassige Leistungen ver-
weisen kann. Am besten ist es, sich an eine Institution zu wenden, bei der man die Ergebnisse der Operationen einsehen kann
– so können Sie die Geschichte der Aufzeichnungen verfolgen.
Die Universität von Kalifornien in San Francisco verglich ihre
Resultate mit den Daten einer repräsentativen Gruppe von Patienten im Lande und lag dabei weit über dem Durchschnitt,
wie Chefurologe Peter Carroll berichtete. Die Ergebnisse werden im allgemeinen nach fünf Variablen bemessen:

- Stadium und Grad des Krebses
- Alter und allgemeiner gesundheitlicher Zustand des Pa-
  tienten, auch hinsichtlich seiner Potenz
- Art der Behandlung: Operation, Bestrahlung oder eine
  Kombination von beidem
- Geschick des Chirurgen
- Bewertungsmethode (Arztbericht versus Patientenbe-
  richt, qualitative versus quantitative Ergebnisse)

Anhand dieser Variablen können Fachleute die medizinischen
Einrichtungen miteinander vergleichen: Wenn also beispielsweise ein Institut sehr viele ältere Patienten in fortgeschritte-
ren Krankheitsstadien aufnimmt, erzielt es natürlich schlechte-
re Ergebnisse. Doch wenn man die unterschiedlichen
Gegebenheiten berücksichtigt, sind Vergleiche sehr gut möglich. Wobei es bereits ein gutes Zeiches ist, wenn ein Institut
überhaupt eine Ergebnisbewertung durchführt, denn bei der
Mehrzahl aller Patienten werden die Resultate gar nicht ausgewertet, so Carroll.

Achtung: Nicht bei jedem Mann kann eine nervenerhaltende Operation durchgeführt werden. Bei manchen Patienten liegen die Tumoren so nahe an den Nerven, daß es keine Alternative gibt, als diese zu durchtrennen. Doch auch für diese Männer gibt es neue Hoffnung.

Neue Hoffnung

Selbst für Männer, die nach einer Prostataentfernung impotent wurden oder die vor einer Prostataentfernung stehen, bei der die Nerven durchtrennt werden *müssen*, zeichnet sich ein Hoffnungsschimmer am Horizont ab. Ärzte am Baylor College und am M.-D.-Anderson-Krebszentrum in Houston experimentieren gerade mit einer neuen Technik, bei der Nerven aus dem Bein transplantiert werden, um bei Männern, die ansonsten nach der Prostataentfernung impotent würden, die Potenz zu erhalten. Die Transplantation muß während der Operation durchgeführt werden, nicht danach. Für andere Männer, bei denen nach der Operation die Nerven noch partiell intakt sind, ist das Medikament Viagra ein Geschenk des Himmels. Wenn Sie Viagra nicht nehmen können oder die Nebenwirkungen Sie stören, gibt es noch das Caverject-System. Caverject ist ein Medikament, das man sich in den Penis injizieren kann, um eine Erektion zu erzielen. Da die Nadel sehr dünn ist, finden die meisten Männer die Prozedur kaum schmerzhaft und das Resultat erfreulich. Tatsächlich sind manche Männer, die von Caverject auf Viagra umgestiegen sind, inzwischen wieder zu Caverject zurückgekehrt (siehe Anhang Fünf).

Wann man eine Operation erwägen sollte

Die wichtigste Frage lautet hier: Ab wann ist ein Krebs nicht mehr heilbar? – Natürlich sollten Sie nicht so lange warten, bis Ihr Krebs unheilbar wird. Doch da Ihnen keiner sagen kann, wann das der Fall ist, sollten Sie bei der Verfolgung Ihrer PSA-Werte einer Operation gegenüber offen bleiben. Fast vierzig Prozent der Männer in Beobachtungs- und Abwarteprogrammen entschieden sich am Schluß für eine Operation. Nehmen wir das Beispiel von George Salazar, einem Patienten von Catalona. Als er die Diagnose erfuhr, stellte er seine Ernährung um: Er trank träglich drei bis vier Tassen grünen Tee und nahm zweimal täglich fünfzehn Milligramm Lycopinextrakt. Er aß sehr viele Tomaten und trank zusätzlich zwei bis drei Gläser Tomatensaft am Tag. Er nahm täglich vierhundert IE Vitamin E sowie andere Antioxidantien, trank Orangensaft, aß jede Menge Obst und Gemüse und mied rotes Fleisch. Das Ergebnis? Sein PSA-Wert fiel in gut zwei Monaten von 7,6 auf 4,1 – ein verblüffendes Resultat. George Salazar: »Ich hoffe stark, daß das auf die Diät zurückzuführen ist.« Dennoch entschied er sich dafür, eine Operation durchführen zu lassen *und* weiterhin die Diät einzuhalten.

Für Männer, die Krebs im fortgeschrittenen Stadium haben und sich nicht operieren lassen können oder wollen, gibt es auch noch andere Alternativen, beispielsweise radioaktive Implantate oder eine Bestrahlung. Genauer darauf einzugehen würde jedoch den Rahmen dieses Buches sprengen. Sollten Sie sich dafür interessieren, so empfehle ich Ihnen, die Website von CaP CURE zu besuchen (www.capcure.org) und die folgenden beiden Bücher zu lesen, in denen Sie ausgezeichnete Informationen finden:

Patrick C. Walsh und Janet Farrar Worthington, *Prostatakrebs. Ein Ratgeber für Männer und Frauen, die ihre Männer lieben,* München 2000.

Joseph E. Oesterling und Mark A. Moyad, *The ABCs of Prostate Cancer: The Book That Could Save Your Life,* Lanham, Md.: Madison Books, 1997.

Um es noch einmal ganz klar zu sagen: Eine Operation nimmt bei der Behandlung von Prostatakrebs nach wie vor eine herausragende Stellung ein. Dieses Buch spricht sich keinesfalls dafür aus, daß Sie sich selbst mit einer Diät oder mit Ergänzungsmitteln behandeln, statt sich bewährten Behandlungsmethoden zu unterziehen, wenn bei Ihnen Prostatakrebs diagnostiziert wurde. Doch falls Sie und Ihr Arzt sich nach sorgfältiger Durchsicht aller Daten für ein »kontrolliertes Zuwarten« statt für eine Operation entscheiden, ist ein rigoroses Programm zur Umstellung der Lebensweise eine ausgezeichnete Ergänzung. Allerdings rate ich Ihnen nochmals eindringlich, sich, sofern Sie die Operation aufschieben möchten, mit äußerster Gewissenhaftigkeit häufig und gründlich untersuchen zu lassen. Viele Experten sind der Meinung, wenn der PSA-Wert kontinuierlich steigt oder die Ultraschalluntersuchung ergibt, daß der Krebs wächst, so sei dies ein Zeichen dafür, daß man langsam in Schwierigkeiten kommt und die Operation nun durchführen lassen sollte, ehe es zu spät ist. Doch es gibt keine Beweise dafür, daß das wirklich zutrifft. Wieder andere Experten mit ebenbürtiger Qualifikation sind hingegen der Meinung, daß die im Moment zur Verfügung stehenden Untersuchungstechniken nicht genau genug sind, um sicher aussagen zu können, daß der Krebs nicht weiter wächst oder sich nicht weiter ausbreitet. Dieses Buch ist hauptsächlich dazu gedacht, daß Sie sich selbst vor Prostatakrebs schützen, *bevor* Sie einen klinischen Krebs entwickeln. Sollte bei Ihnen Prostatakrebs diagnostiziert werden, sollten Sie ernstlich reguläre Behandlungsmethoden in Betracht ziehen, auch eine Operation. Falls Sie sich einer solchen unterziehen, so helfen Ihnen die Richtlinien in diesem Kapitel dabei, daß es zu möglichst wenig Komplikationen kommt.

Teil Fünf

Fazit

Im Moment befindet sich die Prostatakrebsforschung in einer aufregenden Phase. Viele helle Köpfe und erstklassige Labors, Stiftungen, Kliniken und medizinische Universitätzentren beteiligen sich an dem Wettlauf um eine Heilbehandlung. Desgleichen an dem Rennen um eine Vorbeugungsmethode. Sie selbst können von dem, was Sie aus diesem Buch gelernt haben, enorm profitieren und sollten die Forschung weiter im Auge behalten. CaP CURE, der Verband für die Heilung von Prostatakrebs, hat eine ausgezeichnete Website, auf der Sie die Entwicklungen verfolgen können, hier ist die Adresse nochmals: www.capcure.org. Sie können auch dort anrufen und sich die neuesten Publikationen zum Thema Prostatakrebs schicken lassen; die Nummer lautet 001 (USA) 800 757 28 73 (siehe Anhang Fünf).

Ich halte mich selbst an das Programm in diesem Buch und fühle mich so gut wie nie zuvor – und ich bin nicht der einzige. Charles Myers von der Universität Virginia ist ein erstklassiger Prostatakrebsexperte, auf dessen Arbeiten ich mich in diesem Buch immer wieder bezogen habe. Er hat selbst Prostatakrebs und bekämpft ihn mit einer fettarmen Diät, die viele der Lebensmittel enthält, die in diesem Buch besprochen wurden. »Anfänglich mag es so klingen, als würde eine solche Diät Ihre Lebensfreude beschneiden, doch in Wirklichkeit werden Sie sich so viel besser fühlen, daß Sie Ihre alten Eßgewohnheiten gar nicht wieder aufnehmen möchten. So jedenfalls haben sich meine Patienten mir gegenüber geäußert, und jetzt mache ich selbst die gleiche Erfahrung.« Für Männer, die, wie er selbst, Prostatakrebs haben, fügt er hinzu: »Wenn ein Mann die Krankheit bereits hat, sollte er alles nur mögliche unternehmen, um das Blatt zu seinen Gunsten zu wenden, und eine Diät ist *eines* der Dinge, die er selbst steuern kann.«

Dieses Buch bietet Ihnen eine Palette von Möglichkeiten, wie Sie die negativen Folgen bewältigen können, die von der westlichen Ernährung und Lebensweise herrühren: Diabetes, Herzkrankheiten, Krebs, Fettleibigkeit, Streß. Sie können sicher sein, daß Sie, wenn Sie sich allgemein um einen besseren Gesundheitszustand bemühen, damit gleichzeitig auch das beste dafür tun, sich gegen Prostatakrebs zu schützen. Dieses Programm ist einem Brustkrebsvorbeugungsplan bemerkenswert ähnlich, so daß Ihre ganze Familie von der neuen Lebensweise profitieren kann. Viel Glück!

Individuelle Programme

Vielleicht denken Sie sich jetzt: »Nun, Dr. Arnot, das sind ja ganz nette Vorschläge, aber ernährt sich irgend jemand tatsächlich so, wie es in diesem Buch nahegelegt wird, hat irgend jemand tatsächlich seine Lebensweise so umgestellt, wie es dieses Buch anregt?« Darauf können Sie wetten! Tausende von Männern tun dies. Jeder von ihnen hat sich ein individuell auf ihn zugeschnittenes Programm erstellt. Sehen wir uns an, wie die in diesem Buch angesprochenen Punkte von Männern im wirklichen Leben umgesetzt werden. Manche von ihnen haben bereits Prostatakrebs und versuchen einem Rückfall vorzubeugen oder sogar ihre Krankheit durch eine Änderung der Lebensweise zu beeinflussen. Im Anschluß finden Sie die persönlichen Krankheitsgeschichten solcher Männer und wie sie sich ernähren. Ich möchte hier jedem dieser Männer danken, daß er so mutig war, seine ganz persönliche Geschichte zu erzählen und seine Erfahrungen mit uns zu teilen, damit sie uns als Beispiel dienen mögen. Mein Buch ist in Kapitel aufgeteilt wie »Ernährung«, »Lebensweise«, »Chemoprävention«, »Operation« und so weiter, doch im wirklichen Leben vermischt sich das alles, wenn man die Krankheit bekämpfen will. Da gibt es keine Trennlinie zwischen herkömmlichen und alternativen Behandlungsmethoden – am besten ist immer die Maßnahme, die Wirkung zeigt. Manche Männer kombinieren alle in diesem Buch vorgeschlagenen Schritte – Umstellung der Ernährung, gezielte Diät, Streßabbau, Änderung der Lebensweise, Medikamente, Ergänzungsmittel, Operation, alles nur Erdenkliche! Ihre Erfolge bewerten sie häufig anhand der Messung des PSA-Werts. Sie werden sehen, daß jeder von ihnen umfangreiche Kenntnisse auf dem Gebiet von Medizin und Ernährung hat. Jeder von ihnen hat sich dem Prostatakrebs mutig und beherzt entgegengestellt. Hier ihre ganz persönlichen Geschichten, mit ihren eigenen Worten wiedergegeben:

Mike Milken, Begründer von CaP CURE

Meine Krankengeschichte

Ich war sechsundvierzig Jahre alt, als die Diagnose gestellt wurde. Das war 1993. Ich ließ eine Routineuntersuchung und eine digitale rektale Untersuchung bei einem Internisten durchführen, der mir daraufhin erklärte, es sei alles in Ordnung. Ich machte einen Bluttest, und der Arzt bestätigte mir, mein Zustand sei ausgezeichnet. Ich bat ihn: »Machen Sie einen PSA-Test«, doch er entgegnete: »Weshalb? Sie sind jung.« Doch ich bestand darauf: »Tun Sie es trotzdem.« Einer meiner besten Freunde, Steve Ross, Vorsitzender von Time Warner, war gerade an Prostatakrebs verstorben. Der Internist machte einen weiteren Bluttest, rief mich einige Wochen später an und äußerte: »Sie sind bei bester Gesundheit, aber bei der Auswertung Ihres PSA muß ein Fehler unterlaufen sein; angeblich liegt es bei vierundzwanzig.« Ich machte noch am gleichen Tag erneut einen Test, und wieder lag der Wert bei vierundzwanzig. Bei einem Urologen ließ ich nochmals das Rektum abtasten; er sagte mir, er habe einen verdächtigen Tastbefund. Meine Gleason-Werte betrugen acht und neun. [Siehe Tabelle in Anhang Drei, S. 334.] Ich hatte Krebs im fortgeschrittenen Stadium, und jede einzelne Biopsie bestätigte den positiven Befund für Krebs. Ich machte eine Kernspintomographie und Computertomographie. Der Krebs hatte auch meine Lymphknoten befallen. Einige davon waren um fünfzig bis hundert Prozent vergrößert. Ich bekam immer mehr schlechte Nachrichten zu hören, bis ich mich einer Knochenszintigraphie unterzog und erfuhr, daß meine Knochen nicht befallen waren.

Danach sprach ich mit mehreren Wissenschaftlern. Ich unterhielt mich mit allen möglichen Leuten. Ich suchte chinesische Chi-Ärzte auf. Ich ließ einen Arzt, der indianische Medizin praktiziert, zu mir ins Haus kommen.

Meine medikamentöse Behandlung bestand aus einer Hormon- (Flutamid und Leuprolid) und einer Bestrahlungstherapie. Nach vier, fünf Monaten Hormontherapie sank mein PSA-Wert auf Null. Acht Monate später begann ich mit den Bestrahlungen, die etwa drei Monate dauerten.

Gleich nachdem die Diagnose gestellt worden war, änderte ich meine Ernährung und Lebensweise. Ich machte Aromatherapie, Massagen, Yoga und Meditation und stellte meine Ernährung grundlegend um. Außer gedünstetem Gemüse und Obst aß ich so gut wie nichts mehr. Ich versuchte so oft wie möglich zum Strand zu gehen und dort zu sitzen, und ich sah mir Gärten an. Ich hörte klassische und andere Musik. Sobald es mir möglich war, begann ich mit regelmäßiger körperlicher Aktivität: Dreimal pro Woche ging ich ins Fitneßstudio, wo ich eine Stunde lang aerobische Übungen und Gewichtheben machte. Zusätzlich spielte ich ein paar Mal die Woche Tennis oder ging einem anderen Freizeitsport nach. Die Hormontherapie mache ich weiterhin und nehme nach wie vor Flutamid und Leuprolid. Die regelmäßige körperliche Aktivität habe ich beibehalten. Ich mache immer noch Yoga und Meditation, im Durchschnitt insgesamt dreißig bis fünfundvierzig Minuten pro Tag.

Meine Ernährung heute

Alles, was ich im Momente esse, habe ich aus meinen beiden Kochbüchern; wenn ich mich also auf ein Rezept beziehe, so stammt es aus einem davon. Es sind alles sehr gesunde Rezepte. Wir haben sogar eines für glasierte Donuts und Steaks mit

Philadelphia-Käse entwickelt (da aß ich dann nach fünfundzwanzig Jahren zum ersten Mal wieder ein Käsesteak!). Wir
gaben die Gerichte Jugendlichen in Großstädten zum Kosten;
sie fanden nicht, daß sie irgendwie anders schmeckten.

- Frühstück: Zwischen acht und zehn Uhr morgens trinke
  ich einen Sojashake. Er besteht aus aufgebrühtem grünem Tee, drei bis vier Grünteetabletten, Saft (Orangen-
  oder Apfelsaft), Obst (aller Art, darunter viele Beeren),
  Orangen- und Zitronenschalenstückchen und Sojapulver (drei Meßbecher). Diesen Shake trinke ich zweimal
  pro Tag, so daß ich auf über hundert Gramm Sojaeiweiß täglich komme.
- Dann esse ich Granola, Obst, Pfannkuchen oder Waffeln. (Die Rezepte für Granola, Pfannkuchen und Waffeln stammen aus meinem Kochbuch.) Am besten
  schmecken mir fettfreie Kartoffelpfannkuchen. Manchmal esse ich allerdings nichts zum Frühstück und trinke
  lediglich den Shake.
- Mittagessen: Ich esse eine der Suppen nach den Rezepten aus meinen Kochbüchern. Oder Sandwiches mit
  Tofu, Tofu-Salami und Tofu-Käse. Oder Tofu-Hot-
  Dogs. Oder einen Chefsalat, einen Salat à la Südwest
  oder Cäsar-Salat (letzteren esse ich drei- bis viermal in
  der Woche). Oder Spaghetti, Pizza, Lasagne – alles aus
  meinen Kochbüchern.
- Abendessen: Zum Abendessen wähle ich unter Gerichten, die ich unter »Mittagessen« aufgezählt habe.
- Ich esse täglich mehr als ein Dutzend Früchte und Gemüse. Die Speisen, die ich verzehre, enthalten viel
  Knoblauch, Zwiebeln und Schalotten.
- Ich nehme täglich hundert bis zweihundert Mikrogramm Selen, das ich in meinen Sojashake mische.
- Ich nehme täglich fünfhundert bis achthundert IE Vitamin E, ebenfalls in meinen Sojadrink gemischt.

Meine Ernährung ist jetzt so wie damals als Kind; allerdings besteht sie aus gesunden Dingen und enthält jede Menge Soja. Mein PSA-Wert ist heute auf Null. Das schreibe ich den Hormonen zu, die ich immer noch nehme, der Bestrahlung, der ich mich gleich nach der Diagnose unterzog, meiner inneren Einstellung, der körperlichen Aktivität, der Aromatherapie, der Massagetherapie, Yoga und der Diät.

Wir haben uns bemüht, unseren Kindern ein schuldenfreies Land zu hinterlassen, doch wir bürden ihnen massive medizinische Kosten auf, die mit der älter werdenden Bevölkerung und ständig steigenden Krebsraten in Zusammenhang stehen.

Wir haben uns bemüht, unseren Kindern eine Welt zu bieten, die das Ideal hochhält, jedes einzelne Menschenleben sei wertvoll, doch wir sind nicht gewillt, die finanziellen und moralischen Verpflichtungen einzugehen, die notwendig sind, damit die nächste Generation von der Krebslast befreit wird.

Durch Unterlassungs- und Abwälzsünden haben wir eine Welt geschaffen, in der eines von fünf Kindern sein Leben durch Krebs verlieren wird. Diese Belastung ist zu groß, als daß wir sie an unsere Kinder und Enkel weitergeben könnten.

Laßt uns für diese Kinder und die Kinder künftiger Generationen ein Mittel zur Heilung von Krebs finden. Laßt uns das jetzt tun. Laßt uns das Leben wählen.

Dr. Charles Myers

Meine Krankengeschichte

Ich hatte meine erste Röntgenuntersuchung im Februar 1999 im Alter von fünfundfünfzig. Die Urologin sagte: »Da ist ein Knötchen.« Dann machte sie eine Biopsie; der Befund war positiv, und mein PSA-Wert lag bei zwanzig. Der Gleason-Wert betrug sieben. Als erstes mußte nun festgestellt werden, ob der Krebs noch lokal begrenzt war oder bereits metastasiert hatte; die Untersuchungen ergaben, daß sich noch keine Metastasen gebildet hatten. Doch statistisch war es wahrscheinlich, daß der Krebs die Prostatakapsel bereits durchbrochen hatte. Damit schied eine Operation aus, aber mit einer Strahlentherapie kann auch der Krebs um die Prostata herum und im Gewebe außerhalb der Prostata behandelt werden. Aus diesem Grund entschied ich mich für eine solche. Zusätzlich machte ich eine Hormontherapie, da die Bestrahlung dann effizienter ist. Wenn man die Krebszellen mit Hormonen und Strahlen angreift, ist das ein doppelter Schlag gegen den Tumor.

Die Diagnose wurde am 8. Februar gestellt. Anfang April wußte ich dann, womit ich es zu tun hatte. Ich begann noch im Februar mit der Hormontherapie; ich nahm Lupron [Leuprolid], das die Testosteronproduktion in den Hoden unterbindet, und Casodex [Bicalutamid], welches verhindert, daß in den Nebennieren Testosteron erzeugt wird, sowie Proscar [Finasterid], das die Umwandlung von Testosteron in DHT blockiert. Im Mai begann ich mit den Bestrahlungen, die einen Monat dauerten. Im Juni erholte ich mich. Am achten Juli ließ ich mir radioaktive Implantate in die Prostata verpflanzen.

Meine Ernährung heute

- Gleich nach der Diagnose begann ich mich so zu ernähren, wie es in meinem Fall angebracht war – veganisch (das bedeutet keine tierischen Erzeugnisse und keine Milchprodukte) und fettarm. Der Fettanteil an meiner Ernährung beträgt zehn bis fünfzehn Prozent. Ich esse sehr viel frisches Obst und Gemüse, Körner und Bohnen sowie Sojaprodukte (fettfreie Sojamilch, Misosuppen in verschiedenen Geschmacksrichtungen, geröstete Sojanüsse, gekochte Sojabohnen in Suppen und Eintöpfen, schwarze Sojabohnen und Edamame). Tofu mag ich nicht besonders. Ich esse viel Salat und grüne Gemüse, Winterkürbis, Artischocken, Brokkoli und Spargel. Wir haben einen Gemüsegarten, in dem wir auch Tomaten anbauen, die wir dann einmachen. Zudem trinke ich Multivitaminsaft, den ich sehr gern mag.

- Nach einer Strahlenbehandlung kann man keinen Tee oder Kaffee trinken, weil dies Brennen in der Blase verursacht. Doch jetzt, wo die Nebenwirkungen der Bestrahlung abklingen, kann ich etwas grünen Tee trinken (eine Tasse am Morgen).
- Olivenöl ist das einzige sichere Fett.
- An Ergänzungsmitteln nehme ich Vitamin E (vierhundert IE pro Tag) und Selen (zweihundert Mikrogramm Selenpulver am Tag). In den ersten Monaten nach dem Einsetzen der radioaktiven Implantate in die Prostata nahm ich Saw Palmetto (Sägepalmenextrakt/Sabal), zwei Kapseln zweimal täglich, damit die Prostata nicht so stark anschwoll. Saw Palmetto wird aus den Beeren der Sägezahnpalme gewonnen, die entlang der atlantischen Küstenebene wächst. Es wirkt antientzündlich und verringert das Anschwellen der Prostata. Saw Palmetto wird regulär bei BPH verabreicht. Zur Linderung der Schmerzen nahm ich Celebrex. Andere Ergänzungsmittel nehme ich nicht.
- Ich esse ab und zu ein Stückchen dunkle Schokolade – sie bringt Sonne in mein Leben, ohne ein großes Risiko darzustellen. Dunkle Schokolade enthält Stearinsäure, die gut sein soll. Schokolade besteht aus Kakaopulver und Kakaobutter. Kakaopulver enthält die gleichen Polyphenole, die sich auch in grünem Tee finden, jedoch in höherer Konzentration. Kakaobutter ist Fett, doch dieses enthält Stearinsäure, welche nicht so gefährlich ist. (Stearinsäure ist ein Fett, das das Herzkrankheitsrisiko nicht erhöht.) In einem von Giovannucci veröffentlichten Aufsatz zu der Ärzte-Gesundheitsstudie heißt es,

daß die Ärzte mit der meisten Stearinsäure im Blut ein um siebzig Prozent verringertes Risiko für Prostatakrebs mit Metastasenbildung hatten. Als ich das las, konnte ich mir nicht vorstellen, woher die Stearinsäure kommen mochte, und dann fand ich heraus, daß sie wahrscheinlich teilweise von Schokolade herrührte. So testeten wir Stearinsäure im Labor: Im Reagenzglas tötete sie tatsächlich Prostatakrebszellen ab. Es gibt sogar milchfreie Schokolade. Ghirardelli stellt auch einen Schokoladenriegel ohne Milchfett her. Von Hershey's gibt es Kakaopulver ohne Fett (siehe Anhang Fünf).

Bob Each

Meine Krankengeschichte

Bei mir wurde die Diagnose Prostatakrebs am 15. November 1995 gestellt, um elf Uhr vormittags. Es war einer der schlimmsten Momente in meinem Leben. Die Krankheit war in einem extrem fortgeschrittenen Stadium. Meine Gleason-Werte lagen bei acht und neun. Mein PSA-Wert lag um die hundert – ich war zu betäubt, um mich an den genauen Wert zu erinnern. Ich hatte zwischen acht und zwölf Knochenmetastasen, an den Rippen, der Wirbelsäule, den Oberschenkeln und Hüften. Nach zwei Wochen ließ ich mich nochmals von einem anderen Arzt untersuchen und bekam zu hören, ich hätte noch sechs Monate bis drei Jahre zu leben. Ich fragte Gott und die Welt um Rat und Ideen.

Meine Tochter hat ein ernährungswissenschaftliches Studium abgeschlossen; sie war die erste, die mir sagte, daß ich Nahrung zu meinem Vorteil einsetzen könnte. In der Literatur, die sie mir gab, war angegeben, daß bei einer Reduzierung des Fettanteils in der Ernährung auf unter zwanzig Prozent der Krebs langsamer wächst. Ich ging zu einem Onkologen bei

Los Angeles, der einen noch rigoroseren Diätplan erstellte. Desgleichen verschrieb er mir noch mehr Medikamente.

Im Lauf der Jahre wurde meine Diät noch strenger, und ich machte verschiedene Therapien; zuerst eine Hormontherapie – das war damals das einzige, was angeboten wurde. Sie wirkte recht gut; nach einem Jahr war mein PSA-Wert auf vier gesunken. Dann begann ich PC-SPES zu nehmen. Im Lauf der Jahre ging der PSA-Wert weiter zurück und liegt jetzt bei 0,151, womit ich sehr zufrieden bin.

Inzwischen sind meine einzigen Therapieformen die Diät und PC-SPES. Ich nehme neun Kapseln täglich, verteilt auf dreimal drei Stück (jede Kapsel enthält dreihundertzwanzig Milligramm) in achtstündigem Abstand. Zudem bin ich körperlich aktiv und gehe jeden Tag spazieren oder jogge.

Für mich ist das Ganze wie ein Rennen. Ich muß so lange laufen, bis ich geheilt bin. Die Diät ist der eine Weg dorthin. Sie hilft mir dabei, mich darauf zu konzentrieren, die Krankheit zurückzudrängen. Ich bin zufrieden, weil ich mich gut fühle. Ich kann tun, was andere auch machen. Man kann nicht sagen, bei mir wäre irgend etwas nicht in Ordnung.

Für mich ist Diät wirklich eine Therapiemöglichkeit, und zwar eine sehr wesentliche. Diät verlängert das Leben. Ich erwarte nicht, daß die Diät an sich mich heilt. Daher halte ich mich auch weiterhin an Ärzte und PC-SPES und bleibe auch offen für andere Therapien.

Meine Ernährung heute

- Ich halte eine sehr fettarme Diät ein. Als einziges Fett verwende ich Olivenöl. Ich ziele auf fünf bis zehn Prozent Fettanteil in der Ernährung ab, aber das ist schwer zu verwirklichen; tatsächlich esse ich eher zwischen fünfzehn und zwanzig Prozent Fett, das ist realistischer.
- Ich bin kein reiner Veganer, aber ich esse äußerst wenig tierische Fette und gar keine Milchprodukte. Ich esse

sehr wenig Fleisch und auch nicht viel Fisch; gelegentlich etwas Huhn, Garnelen oder Tintenfisch.

- Ich nehme täglich fünfzig bis sechzig Gramm Sojaeiweiß. Ich mische es in einen Shake aus Erdbeeren, Man-
  go und Heidelbeeren (alles aus der Tiefkühltruhe) und
  Bananen. Das Sojaeiweißpulver ist übrigens fettfrei.
- Ich verzehre pro Tag mindestens vier bis fünf Früchte
  und Gemüse.
- Ich halte mich viel an die Rezepte in Mike Milkens
  Kochbüchern. Dies aus zwei Gründen: a) klärt er einen
  auf, aus welchen Gründen man bestimmte Lebensmittel
  essen sollte; b) macht er das Essen wieder interessant.
  Der Schokoladenpudding nach seinem Rezept schmeckt
  besser als der echte.
- Ich nehme jeden Tag Lycopin (zwanzig Milligramm),
  Vitamin E (achthundert IE) und zwei bis drei Gramm
  Vitamin C sowie sechshundert Mikrogramm Selen und
  etwas Magnesium. Zusätzlich nehme ich Grüner-Tee-
  Kapseln und trinke jeden Morgen ein bis zwei Tassen
  grünen Tee. Ich nehme auch Saw Palmetto. Ich halte die
  Augen offen nach allem, was mir helfen könnte.

Ich möchte die Männer mit Prostatakrebs im Frühstadium
dazu aufrufen, ihre Ernährung umzustellen, denn damit könnten sie es vielleicht schaffen, ein Voranschreiten der Krankheit
zu verhindern, ohne sich ärztlichen Eingriffen unterziehen zu
müssen. Zwar haben wir noch nicht erlebt, daß die Diät wirklich eine Heilung bewirkt, aber sie wird auch noch nicht seit
langer Zeit eingesetzt. Zwei wichtige Gründe sprechen für die
Diät: 1. verbessert sie langfristig die Lebensqualität und hilft
beim Kampf gegen Krebs und Herzkrankheiten; 2. kann man
meiner Meinung nach auch besser denken, wenn man diese
Art Nahrung ißt. Wenn ich nicht krank wäre und mich trotzdem an diese Diät hielte, so würde ich länger leben und hätte
auch eine höhere Lebensqualität.

Ich finde Mike Milkens harte Arbeit auf dem Gebiet der Prostatakrebsforschung großartig und auch, daß er den Schwerpunkt auf die Ernährung legt. Er ist der führende Kopf bei dem Versuch, die Welt auf das Problem aufmerksam zu machen.

Abgesehen davon, daß ich mich an die ernährungstechnischen Ratschläge von CaP CURE halte, arbeite ich auch unentgeltlich dort mit. An einem Tag in der Woche mache ich alles, was sie von mir wollen. Ich würde sogar die Böden wischen, aber bisher hat man mich noch nicht darum gebeten!

Robert Yannone

Meine Krankengeschichte

Bei mir wurde die Diagnose 1995 gestellt. Mein PSA-Wert lag bei 7,5 und mein Gleason-Wert bei sechs. Ich bin inzwischen fünfundsiebzig Jahre alt.

Nach der Diagnose ging ich zu Top-Spezialisten. Kein einziger von ihnen riet mir dazu, beobachtend abzuwarten. Es liegt ganz allein beim Patienten, sich dafür zu entscheiden, und ich tat es. Ich beschloß, als einzige Behandlungsmethode meine Ernährung umzustellen. Seit der Diagnose ließ ich alle sechs Monate meinen PSA-Wert feststellen, und er ist seither zurückgegangen.

Mein PSA-Wert ist jetzt auf 3,9 und hat sich stabilisiert. Wie gesagt, ich bin fünfundsiebzig, und dafür ist er niedrig, und er sinkt weiterhin. Ich bin mir sicher, daß ich das der Diät zu verdanken habe.

Ich glaube, die Diät ist untrennbar mit der ganzheitlichen Gesundheitsphilosophie bei der Krebsheilung verbunden. Ich habe zwei gute Küchenchefs, mein Frau und meine Tochter.

Ich fühle mich gut. Ich gehe jeden Tag drei Meilen, manchmal etwas mehr, manchmal etwas weniger.

Ich bin ein Kirchgänger – einmal pro Woche gehe ich hin. Wir leben in der Großfamilie zusammen, auch wenn das Haus so aufgeteilt ist, daß meine Tochter und ihre Familie für sich sein können. Ich glaube, es ist die allgemeine Einstellung zur Gesundheit, die zählt und etwas bewirkt.

Meine Ernährung heute

- Kein Zucker, kein Salz, kein Koffein. Ich trinke entkoffeinierten Tee und Kaffee.
- Ich meide alle Hormone, auch die in der Milch, weil sie das Tumorwachstum beschleunigen könnten.
- Ich esse nichts, was Konservierungsmittel enthält.
- Ich esse kein Fett beziehungsweise so wenig wie nur möglich – kein rotes Fleisch, ein bißchen weißes Fleisch wie Huhn und Truthahn aus Freilandhaltung.
- Ich trinke keinen Alkohol, höchstens vielleicht alle zwei Wochen mal ein Glas Wein.
- Ich rauche nicht und vermeide verrauchte Restaurants.
- Ich esse alle Arten von Sojaprodukten, beispielsweise Spaghetti mit Tofu, Tofueiskrem (fettfrei) und Sojajoghurt. Ich trinke täglich Sojamilch und grünen Tee.
- Ich esse nur Lebensmittel aus hundertprozentig biodynamischem Anbau (mit Zertifikat entsprechend der kalifornischen Gesetzgebung).
- Ich esse alle möglichen Sorten Obst und Gemüse. Ich esse Tomaten und Tomatensaucen und Pilze, zum Beispiel Shiitake-Pilze. Ich esse nur Kleie-Getreideflocken.
- Ich esse einmal pro Woche Lachs.
- Wenn ich auswärts esse, achte ich darauf, nichts zu bestellen, was Konservierungsmittel enthält.
- Ich nehme jeden Tag zwölfhundert Milligramm Vitamin C, zwölfhundert Milligramm Kalzium und Vitamin D gemischt, achthundert IE Vitamin E und zweihundert Mikrogramm Selen.

- Ob die Diät mir hilft? Ja, ich glaube, das tut sie. Wie lange das anhalten wird? Das weiß ich nicht. Ich lasse weiterhin mein PSA kontrollieren und digitale Tastuntersuchungen des Rektums machen. Bisher sind die Ergebnisse gut.

Harry Pinchot

Meine Krankengeschichte

Ich war fünfundfünfzig, als bei mir Krebs mit Metastasenbildung diagnostiziert wurde, wodurch eine Reihe von Möglichkeiten ausschied, nämlich jede lokal begrenzte Behandlung wie beispielsweise eine Operation oder eine Brachytherapie [Einbringung kleinster radioaktiver Implantate in die Prostata]. Es ist unwahrscheinlich, daß man die Krankheit heilen kann, wenn sich bereits Metastasen gebildet haben. Das Ganze war im März 1995. Bei der Diagnose lag mein Gleason-Wert bei acht und das PSA bei zweiunddreißig. Das PSA verdoppelte sich alle einundzwanzig bis achtundzwanzig Tage; die Krankheit war also sehr aggressiv. Ich arbeitete mit meinem Onkologen einen Aktionsplan aus, der ebenfalls so aggressiv wie nur möglich sein sollte. Er umfaßte gleichzeitig eine Androgenentzugstherapie, also eine Hormonbehandlung, eine Chemotherapie und eine Bestrahlung des gesamten Beckens. Letztere setzt die Lebensqualität stark herab, da sie Blase und Rektum schädigt. Sieben Monate später kam es zu einem Rückfall. Ich machte erneut eine Androgenentzugstherapie und nahm zusätzlich ein in den USA umstrittenes Medikament, Thalidomid. Thalidomid wird bei bestimmten Krebsarten und bei Lepra eingesetzt. Nach elf oder zwölf Monaten ließ dessen Wirkung bei mir nach, und ich nahm PC-SPES. Das wirkte. Wir steigerten langsam die Dosis. Im Moment nehme ich täglich zwölf Kapseln, aufgeteilt in viermal drei Kapseln

in sechsstündigem Abstand (jede Kapsel enthält dreihundertzwanzig Milligramm).

Meine Ernährung heute

Im Herbst 1995 stellte ich meine Ernährung um. David Heber
riet mir zu einer Diät mit viel Soja und einem Minimum an
Fett, die ich seit nunmehr vier Jahren befolge.

- Ich darf fünfzehn Gramm Fett pro Tag essen, doch normalerweise verzehre ich weniger als zehn Prozent. Ich
  achte nicht darauf, wieviele Kalorien ich zu mir nehme,
  sondern auf den Fettgehalt.
- Gemäß den Empfehlungen von Heber, die auf derselben
  Linie liegen wie Mike Milkens Diät, nehme ich jeden
  Tag vierzig Gramm Sojaeiweißpulver. Ich mische es in
  einen Shake aus Orangensaft, Früchten und sonstigen
  Zutaten, auf die ich gerade Lust habe.
- Ich versuche, Produkte zu essen, die Soja enthalten. Wir
  verwenden eine Reihe von Rezepten aus Mike Milkens
  The Taste for Living Cookbook. Die Brownies und die
  Schokoladenmousse aus dem Buch müssen einem ein-
  fach schmecken. Es gibt dort auch eine unglaubliche
  Lasagne. Und ein phantastisches Rezept für Tacos. In
  dem Kochbuch findet man kein einziges Gericht ohne
  Soja. Ich versuche, nur fettfreie Sojaprodukte zu kau-
  fen.
- Zum Frühstück esse ich Getreideflocken mit fettfreier
  Sojamilch oder Milchreis. Dazu trinke ich meinen
  Shake.
- Mittags esse ich ein vegetarisches Sandwich, einen Soja-
  Hamburger oder einen Soja-Hot-Dog.
- Abends esse ich, was meine Frau gekocht hat, oft Ge-
  richte aus Mike Milkens Kochbuch. Sie achtet auch
  darauf, daß ich viel Gemüse esse.

Die Diät gibt einem psychologisch das Gefühl, daß man zusätzlich zur herkömmlichen medizinischen Behandlung selbst etwas tun kann. Aktive Patienten überleben länger als reaktive.

Ich nahm an einer CaP-CURE-Konferenz in Tahoe teil. Ich war sehr glücklich, daß es mir möglich war, dabei zu sein. Danach fuhr ich mit sehr positiven Gefühlen gegenüber CaP CURE und Mike Milken heim. Was hier getan wird, ist wirklich großartig.

Howard Waage

Meine Krankengeschichte

Meinen ersten PSA-Test machte ich mit sechsundvierzig. Die Auswertung ergab elf, aber mein Urologe dachte, es sei Prostatitis. Er sah zu, wie mein PSA-Wert auf dreißig stieg. Die erste Biopsie ergab keinen Krebsbefund – damals war ich siebenundvierzig. Die Biopsie war nicht richtig ausgewertet werden. Als ich neunundvierzig war, wurde bei mir Prostatakrebs diagnostiziert; da lag mein PSA-Wert bei neunundvierzig. Es handelte sich um Prostatakrebs im fortgeschrittenen Stadium, der sich bereits außerhalb der Prostata verbreitet hatte. Fast unverzüglich nach der Diagnose stellte ich meine Ernährung um. Ich unterzog mich einer Brachytherapie [Einbringung kleinster radioaktiver Implantate] sowie einer Strahlentherapie. Vor der Bestrahlung machte ich sechs Monate lang eine Hormontherapie, danach vier Monate lang. Heute liegt mein PSA-Wert bei 0,2.

Meine Ernährung heute

Ich baue darauf, daß meine Diät mein PSA niedrig und mich selbst noch lange gesund hält. Wenn der Tumor erst einmal durch Bestrahlung oder Operation entfernt wurde, kann man, so glaube ich, mit noch verbliebenen Krebsrückständen durch richtige Ernährung fertig werden. Auch für die Gewichtskontrolle und den Gesundheitszustand allgemein ist die Diät gut. Ihr habe ich es zu verdanken, daß mein Cholesterin, mein Blutdruck und mein Gewicht zurückgegangen sind. Und sie hilft mir dabei, mein Gewicht auch zu halten. Ich fühle mich gesünder, seit ich kein rotes Fleisch und keinen Käse mehr esse. Männern, die keinen Prostatakrebs haben, kann die Diät helfen, diesem vorzubeugen; dafür gibt es starke Anhaltspunkte. Es ist wichtig, daß ein Mann, bei dem Prostatakrebs diagnostiziert wurde, seinen Söhnen zeigt, wie man richtig ißt, denn das Prostatakrebsrisiko ist bei familiärem Auftreten doppelt so hoch.

- Ich esse überhaupt kein Fleisch mehr, auch kein Geflügel. Ich esse Fisch. Ich esse Tofuprodukte. Meine Getreideflocken esse ich mit Sojamilch. Ich trinke viel grünen Tee (rund drei Teebeutel pro Tag), in den ich einen Schuß Sojamilch gebe. Ich esse keinerlei Milchprodukte. Statt normalem Käse esse ich Sojakäse. Ich esse viel Tomaten und anderes Gemüse, Obst und Reis. Ich meide Fett. Das einzige Fett, das ich zu mir nehme, ist Olivenöl.

- Ergänzungsmittel: Ich nehme täglich zwei Kapseln mit Sojaextrakt (einhundertfünfunddreißig Milligramm pro Kapsel), vierhundert Mikrogramm Selen, achthundert IE Vitamin E, dreitausend IE Vitamin D-3 und eine Kapsel mit tausend Milligramm Lachsöl. Dazu nehme ich noch ein Ergänzungsmittel mit Saw Palmetto.

- Ich sehe mir die Lebensmitteletiketten genau an und achte darauf, daß keine fettgehärteten Öle enthalten sind. Ich meide Safloröl, Rapsöl und alle fettgehärteten Öle.

- Von Dr. Myers haben wir erfahren, daß dunkle Schokolade hauptsächlich aus Stearinsäure besteht und Stearinsäure im Laborversuch Krebszellen abtötete. So esse ich auch ein wenig dunkle Schokolade.

Ich versuche, soviele Streßfaktoren wie nur möglich aus meinem beruflichen und privaten Leben auszuschalten. Ich versuche mich wieder mehr auf die Familie zu konzentrieren. Ich meditiere und strebe dabei eine Stunde pro Tag an.

Es ist wichtig, daß an Krebs erkrankte Männer in Unterstützungs- oder Selbsthilfegruppen gehen. Dort kann man Informationen erhalten.

Bill Donnelly

Meine Krankengeschichte

Bei mir wurde die Diagnose im Alter von achtundvierzig gestellt. Mein Vater war an Prostatakrebs gestorben, so daß ich Mitte vierzig damit begann, mich regelmäßig untersuchen zu lassen. Im vierten Testjahr war ein leichter Anstieg des PSA-Werts zu verzeichnen, so daß ich eine Biopsie machen ließ. Zu der Zeit lag mein PSA-Wert bei 5,1, und es stellte sich heraus, daß es Krebs im Frühstadium war. Meine Gleason-Werte betrugen drei und drei. Vor zweieinhalb Jahren, im Mai 1997, ließ ich mich operieren. Mein PSA-Wert steht jetzt auf Null. Die klinischen und pathologischen Befunde waren bestens. Doch selbst dann erleiden fünfzehn Prozent der Patienten innerhalb von zehn Jahren einen Rückfall. So halte ich eine Diät ein, um einen solchen zu vermeiden. Mit der Diät habe ich meine gesamte Lebensweise umgestellt.

Ich bin jetzt zweiundfünfzig, laufe, fahre Snowboard und surfe. Ich laufe vierzig Meilen pro Woche – viermal je zehn Meilen (aber ich laufe seit fünfundzwanzig Jahren). Ich habe mich von der Krankheit nicht unterkriegen lassen.

Ich mache jeden Tag zwanzig Minuten lang Visualisierungs-

und Entspannungsübungen, entweder in der Mittagszeit oder abends.

Meine Ernährung heute

- Ich habe mich auf eine fettarme, ballaststoffreiche Ernährung mit viel Genistein umgestellt. Ich achte darauf, daß der Fettanteil unter zwanzig Prozent liegt und der Anteil an Ballaststoffen bei fünfunddreißig Gramm pro Tag. Ich nehme täglich vierzig Gramm Sojapulver. Das gebe ich in einen Shake mit Fruchtsaft und kleingeschnittenen Früchten.
- Ich esse keinerlei rotes Fleisch. Ich esse nichts Gebratenes und fast keine Milchprodukte – keine Margarine, keine Eier, sehr wenig Öl, auch wenn es sich um Olivenöl handelt (so wenig, daß ich Ölspray verwenden könnte), und kein fertiges Salatdressing. Bei einer Mahlzeit täglich esse ich Hühnerbrust oder ein wenig Fisch. Ich esse viel frisches Gemüse und Obst, Salat und Getreide.
- Frühstück: Da esse ich ballaststoffreiche Getreideflokken mit etwas fettfreier Milch.
- Mittagessen: Das besteht aus Salat oder einem Sandwich.
- Morgens oder nachmittags mache ich mir einen Sojashake, oder ich teile das Sojapulver auf zweimal zwanzig Gramm auf und trinke zwei Shakes.
- Abendessen: Abends esse ich zu Hause – Salat, gedünstetes Gemüse und etwas Fisch oder Huhn.
- Ich nehme auch Ergänzungsmittel mit Selen (zweihundert Mikrogramm) und Vitamin E (zweihundert IE).
- Und wie halte ich es, wenn ich auswärts esse? Es gibt nur sehr wenige Restaurants, wo ich das bekomme, was ich möchte. Ich bestelle gegrillten Fisch, gedünstetes oder gegrilltes Gemüse und Salat ohne Dressing. Wir gehen nicht mehr in französische Restaurants, weil dort

mit viel Sahne gekocht wird. Das gleiche gilt für nord-italienisches Essen, bei dem viel Sahne und Olivenöl verwendet wird.

- Früher habe ich viel Käse und Nüsse gegessen. Aus Ge-bratenem habe ich mir noch nie etwas gemacht. Ich habe auch gern Granola gegessen, das sehr viel Fett ent-hält. Jetzt esse ich nichts mehr davon.

Es geht hier um eine Veränderung der Lebensweise insgesamt. Männer, die noch gesund und zwischen dreißig und vierzig sind, sollten jetzt damit beginnen, ihre Ernährung umzustellen. Bei der Krebsanfälligkeit gibt es einen Aspekt, den Sie selbst in der Hand haben – was Prostatakrebs betrifft, so bringt man ihn in starken Zusammenhang mit der Ernährung und tieri-schen Fetten, und wir wissen, daß man, wenn man seine Er-nährung umstellt und zusätzlich einige Ergänzungsmittel nimmt, sein Risiko verringern kann. Fangen Sie jetzt damit an, die Sache unter Kontrolle zu bekommen. Wenn man zwi-schen dreißig und vierzig ist, hat man nichts zu verlieren, son-dern alles zu gewinnen, wenn man eine Diät einhält. Man senkt damit auch sein Herzkrankheitsrisiko und kann ein län-geres, gesünderes Leben führen.

Ich rate allen Männern zu dieser Diät, besonders denen, in deren Familie Prostatakrebs vorkommt, und denen, die Afro-amerikaner sind. Wie gesagt, diese Diät beeinflußt auch Herz-krankheiten und andere Krebsarten vorteilhaft.

Männer sollten versuchen, ihre Gelüste nach Fast Food, Pommes frites, Steaks, Speck und Eiern loszuwerden – da müs-sen sie etwas ändern! Mich selbst verlangt es überhaupt nicht mehr nach diesen Gerichten.

Meine Kinder (sie sind sechzehn und dreizehn) lernen be-reits, wie eine gute, gesunde Ernährung aussieht. Sie lesen die Etiketten auf Lebensmitteln; mein jüngerer Sohn ißt kein rotes Fleisch. Zum Abendessen essen sie dasselbe wie ich. Sie gehen nicht in Fast-Food-Restaurants. Sie wissen, um was es geht.

Anhang

Anhang Eins
Wie Sie Ihr Prostatakrebsrisiko bestimmen

Alter

Die drei großen Risikofaktoren für Prostatakrebs sind Alter, ethnische Herkunft und familiäres Vorkommen. Das sind vorgegebene Risikofaktoren, an denen Sie nichts ändern können. Doch was Prostatakrebs von anderen Krebsarten unterscheidet, ist, daß das Risiko exponentiell mit zunehmendem Alter steigt und dieses damit der größte Einzelrisikofaktor für die Entwicklung der Krankheit ist. Die Rate steigt von nur 0,3 Fällen pro hunderttausend Männer im Alter zwischen dreißig und vierzig auf über tausend Fälle pro hunderttausend Männer zwischen sechzig und siebzig! Mit Hilfe der Tabelle auf S. 308 können Sie sehen, welches Risiko bei Ihrem Alter und Ihrer ethnischen Zugehörigkeit besteht.

Ethnische Herkunft

Bei den Prostatakrebsraten gibt es große Unterschiede bezüglich der ethnischen Herkunft. Die niedrigste Krankheitsrate verzeichnet man bei Chinesen, die in China leben, gefolgt von, in absteigender Reihenfolge, anderen Asiaten, Südamerikanern, Südeuropäern und Nordeuropäern. Männer afrikanischer Herkunft haben die höchste Rate der Welt.

Innerhalb der Vereinigten Staaten haben Afroamerikaner die höchste Quote an Todesfällen und Asiaten, von den Pazifischen Inseln stammende Personen und Indianer die niedrigsten. Sehen Sie sich dazu die nachstehende Tabelle an.

Das afrikanische Erbe

Schwarze Männer haben in jeder Altersgruppe höhere Prostatakrebs-Erkrankungsraten als weiße Männer. Bei den jüngeren Altersgruppen,

Altersspezifische Raten für invasiven (das heißt klinischen) Prostatakrebs, nach ethnischer Herkunft, 1992–1996

Die Angaben stammen von SEER data. Die Raten beziehen sich auf 100 000 Personen und sind altersmäßig an die US-Standardbevölkerung im Jahr 1970 angeglichen.

Alter bei Diagnosestellung	Alle Ethnien, Männer	Weiße Männer	Schwarze Männer
35–39	0,4	0,3	0,3
40–44	3,8	3,3	7,9
45–49	23,0	21,0	49,1
50–54	103,0	96,6	197,6
55–59	272,7	260,8	507,6
60–64	568,2	548,9	969,8
65–69	951,1	920,9	1397,8
70–74	1255,1	1212,1	1878,6
75–79	1277,4	1211,5	1804,2
80–84	1182,4	1123,1	1551,2
85 +	1079,0	1036,6	1380,1

in denen Prostatakrebs normalerweise wenig verbreitet ist, tritt die Krankheit bei schwarzen Männern sehr viel häufiger auf als bei weißen Männern.[1]

Doch noch alarmierender ist, daß die meisten Forschungsergebnisse zeigen, daß Prostatakrebs bei Männern afrikanischer Herkunft in aggressiverer Form auftritt. Das ist wohl nicht auf deren sozioökonomischen Status oder schlechteren Zugang zu medizinischer Versorgung zurückzuführen. Eine im Gebiet der San Francisco Bay durchgeführte Studie mit Männern, die alle gleichermaßen Zugang zu ärztlicher Behandlung hatten, ergab, daß trotzdem weniger schwarze als weiße Männer Prostatakrebs überlebten. Bei Afroamerikanern lag die Sterblichkeitsziffer um zwanzig bis dreißig Prozent höher. Diese Befunde stützen andere Forschungsergebnisse, denen zufolge die Virulenz von Prostatatumoren bei schwarzen Männern höher ist.[2] Alice

Altersspezifische Raten für invasiven (das heißt klinischen) Prostatakrebs, nach ethnischer Zugehörigkeit, 1992–1996

Die Angaben stammen von SEER data. Die Raten beziehen sich auf 100 000 Personen und sind altersmäßig an die US-Standardbevölkerung im Jahr 1970 angeglichen.

ethnische Zugehörigkeit	Rate 1990–1996
alle Ethnien	151,9
Weiße	147,3
Weiße spanischer Abstammung	107,4
Weiße nichtspanischer Abstammung	150,7
Schwarze	222,9
Asiaten/Personen von den Pazifischen Inseln	81,5
Indianer	46,5
Personen spanischer Abstammung*	102,8

* »*spanischer Abstammung*« *und* »*Weiße*«, »*Schwarze*«, »*Asiaten*«, »*Personen von den Pazifischen Inseln*« *und* »*Indianer*« *schließen sich nicht wechselseitig aus*

Whittemore von der Universität Stanford, eine der an der San-Francisco-Bay-Studie beteiligten Forscherinnen, untersuchte die Frage, ob die niedrigere Überlebensrate mit dem sozioökonomischen Status erklärt werden könnte. Gemeinsam mit ihren Kollegen schickte sie die Daten aller Männer an das Statistische Bundesamt, um zu erfahren, wieviele Ausbildungsjahre sie jeweils hatten und wie weit sie prozentual unterhalb der Armutsgrenze lagen. Es kam heraus, daß diese Faktoren sich zwar stark auf andere Todesursachen als Prostatakrebs auswirkten, jedoch rein gar nicht auf die Todesfälle, die auf Prostatakrebs zurückzuführen waren.

Nicht nur ist bei schwarzen Männern die Sterblichkeit infolge von Prostatakrebs höher; die Daten legen ebenfalls nahe, daß es auch innerhalb der schwarzen männlichen Bevölkerung selbst Unterschiede geben könnte. Eine Studie, die den Einfluß des Geburtsorts auf die Krebssterblichkeit bei schwarzen New Yorkern untersuchte, ergab, daß in der Karibik geborene Männer die höchsten Prostatakarzinom-Sterblichkeitsraten hatten.[3] Eine neuerliche Studie, die von F. E. Glover jr. und seinen Kollegen durchgeführt wurde, bestätigte diese Ergebnisse und zeigte auf, daß das höchste Vorkommen an registrierten Prostatakrebsfällen auf der Welt nicht Afroamerikaner betrifft, sondern schwarze jamaikanische Männer auf Jamaika. Zudem verlief die Krankheit bei jamaikanischen Männern schwerer und führte häufiger zum Tod.[4]

Worauf diese herkunftsspezifischen Unterschiede zurückzuführen sind, ist nach wie vor nicht bekannt, doch könnten sie möglicherweise mit hormonellen Unterschieden und der genetischen Prädisposition in Zusammenhang stehen. Eine Autopsiestudie über PIN-Läsionen bei schwarzen und weißen Männern kam zu äußerst interessanten Ergebnissen, welche nahelegten, daß die genetische Veranlagung eine Rolle spielen könnte.

PIN ist die Abkürzung für prostatische intraepitheliale Neoplasie, das bedeutet atypische Zellformationen in sonst gesundem Gewebe. PIN sind prämaligne Veränderungen und als solche Marker für das Vorhandensein von Krebs in der Prostata. Man kann sich die PIN-Läsion als präinvasiven Krebs vorstellen, also als Krebs, der noch nicht in das umgebende Bindegewebe hineingewachsen ist, auch Krebs *in situ* genannt. Es gibt PIN-Läsionen hohen und niedrigen Grades. Bei solchen höheren Grades wird ein Zusammenhang mit Prostatakrebs assoziiert. Wenn jemand sich einer Biopsie unterzieht und dabei hochgradige PIN-Läsionen in der Prostata gefunden werden, geht man davon aus, daß bei einer neuerlichen Biopsie zu vierzig bis fünfzig Prozent ein Karzinom festgestellt wird. Wael Sakr sah sich PIN-Läsionen hohen und niedrigen Grades an und untersuchte, wann die Läsionen begannen und wie sie sich in der Prostata ausbreiteten. Er fand bei Afroamerikanern mehr hochgradige Läsionen als bei weißen Amerikanern, selbst im Alter von erst dreißig Jahren.

Vorhandensein hochgradiger PIN-Läsionen

Alter	Afroamerikaner	Kaukasier
30–39	18 %	14 %
40–49	31 %	21 %
50–59	69 %	38 %
60–69	78 %	50 %
70–79	86 %	63 %

Die Afroamerikaner mit hochgradigen PIN-Läsionen hatten auch aggressivere Tumoren. Es ist möglich, daß das häufigere Auftreten von PIN-Läsionen hohen Grades bei Afroamerikanern mit den allgemein aggressiveren Formen von Prostatakrebs bei diesen in Zusammenhang stehen könnte. »Genetische und ernährungsbedingte Faktoren spielen hier eine Rolle«, so Sakr. Wegen der tödlichen Kombination von früherem Ausbruch der Krankheit, erhöhter Virulenz und hohen Sterblichkeitsraten ist es für afroamerikanische Männer besonders wichtig, schon früh damit zu beginnen, sich untersuchen zu lassen.

Auftreten in der Familie

Wenn Prostatakrebs in der Familie auftritt, erhöht sich das Krankheitsrisiko merklich. Am stärksten dann, wenn ein Verwandter ersten Grades Krebs hat, also der Vater, ein Bruder oder ein Sohn. Woher kommt das? Eine schwedische Studie ergab, daß bei Männern, deren Väter Prostatakrebs hatten, ein um das Doppelte erhöhtes Risiko für diese Krankheit bestand. Und wenn ein Bruder an Prostatakrebs litt, stieg das Risiko um das Fünffache![5] Erkrankte der Verwandte bereits in jungen Jahren, ist das Risiko noch höher: Bei Verwandten ersten Grades von Patienten, die früh an Prostatakrebs erkrankt waren, stieg das Risiko, vor dem siebzigsten Lebensjahr Prostatakrebs zu bekommen, um mehr als das Dreifache, wie eine schwedische Studie mit dem Titel »Das Risiko bösartiger Tumoren bei Verwandten ersten Grades von Männern mit frühzeitigem Prostatakrebsbefall« ergab.[6]

Das Risiko steigt wohl auch mit der Anzahl der an Prostatakrebs erkrankten Verwandten ersten Grades. Alice Whittemore zeigte auf, daß bei Männern mit einem an Prostatakrebs leidenden Verwandten ersten Grades ein um das Zwei- bis Zweieinhalbfache erhöhtes Erkrankungsrisiko bestand, doch bei Männern mit zwei oder mehr Verwandten ersten Grades mit Prostatakrebs war das Risiko vier- bis viereinhalbmal so hoch, wenn es sich um Asiaten oder Weiße handelte, bei schwarzen Männern sogar neunmal so hoch!

Genetische Veranlagung

Ihr Risiko ist nicht nur dann höher, wenn Sie männliche krebskranke Verwandte haben. Isländische Forscher fanden vor kurzem heraus, daß zwischen dem Brustkrebsgen BRCA2 und Prostatakrebs ein bemerkenswertes Verwandtschaftsverhältnis besteht. Wenn Sie eine Verwandte ersten Grades haben, die das BRCA2-Gen in sich trägt, ist Ihr

Prostatakrebsrisiko 4,6 Mal höher.[7] Eine weitere aktuelle Studie ergab, daß bei Familien, in denen bislang kein Prostatakrebs aufgetreten war, wohl aber Brustkrebs, ein leichter Anstieg des Risikos für tödlich verlaufenden Prostatakrebs zu verzeichnen war. Dieser Zusammenhang zeigte sich stärker bei aschkenasischen Juden und bei Männern unter fünfundsechzig Jahren, die Verwandte hatten, die vor dem fünfzigsten Lebensjahr an Brustkrebs erkrankt waren.[8]

Zum tatsächlichen Problem wird die genetische Veranlagung bei Männern unter fünfundfünfzig: Hier haben die erblich bedingten Faktoren eine weitaus größere Bedeutung und tragen bis zu dreiundvierzig Prozent zu dem Risiko einer Krebserkrankung bei.[9]

Doch weshalb ist Ihr Risiko höher, wenn Sie einen Verwandten ersten Grades mit Prostatakrebs haben? Forscher überprüfen das gesamte menschliche Genom bei großen, weitläufigen Familien, um ein Bindeglied zwischen Vererbung und Prostatakrebs zu finden. Die Forschungsarbeiten sind immer noch in Gange, doch es konnten bereits drei Gene benannt werden.

Die schlechte Nachricht: Ein Auftreten der Krankheit in der Familie stellt ein bedeutsames Risiko dar. Die gute Nachricht: Nur etwa neun Prozent der Prostatakrebsfälle insgesamt können direkt einem familiären Vorkommen der Krankheit zugeschrieben werden, obwohl ein solches für jüngere Männer ein wesentliches Risiko darstellt.

Untergeordnete Risikofaktoren

Es gibt einige Anhaltspunkte dafür, daß die nachstehend aufgeführten Punkte Risikofaktoren darstellen könnten, doch ist ihre Bedeutung nicht so deutlich erwiesen wie bei den Faktoren Alter, ethnische Herkunft und familiäres Auftreten der Krankheit. Dabei handelt es sich um folgende Fragenkomplexe:

Haben Sie im frühen Erwachsenenalter wesentlich zugenommen?

»Fettleibigkeit und Gewichtszunahme bei Erwachsenen, auch im frühen Erwachsenenalter, könnten Indikatoren für einen aggressiven Tumor sein«, so Sarah Strom vom M.-D.-Anderson-Krebszentrum. In ihrer Studie untersuchte Strom die Gewichtszunahme im Alter zwischen fünfundzwanzig und vierzig Jahren: Bei Männern mit auffälligeren Tumoren war auch eine stärkere Gewichtszunahme ab dem Alter von fünfundzwanzig zu verzeichnen, die mit vierzig steil anstieg. Zwar betont Strom selbst, ihrer Meinung nach ließen sich auf der

Grundlage ihrer Ergebnisse keine Vorhersagen für das individuelle Risiko treffen, doch sollten Sie trotzdem sorgfältig auf Ihr Gewicht achten, nicht nur, um sich vor Prostatakrebs zu schützen, sondern auch zum Schutz vor anderen Krankheiten wie beispielsweise Diabetes und Herzerkrankungen.

Haben Sie beträchtliches Übergewicht?

Bisher gibt es noch keine überwältigenden Beweise für einen Zusammenhang zwischen Übergewicht und Prostatakrebsrisiko, doch in einer neueren Studie zeigte Strom, daß ein höherer Körpermasseindex (das ist der höfliche wissenschaftliche Ausdruck für Übergewicht!) das Risiko steigen läßt. Sie verglich den Körpermasseindex von Männern mit kleinen Prostatakrebstumoren mit denen von Männern, die größere, auffälligere Tumoren hatten. Dabei zeigte sich, daß die schwerer erkrankten Männer bereits einen höheren Körpermasseindex gehabt hatten, ehe bei ihnen Prostatakrebs diagnostiziert worden war: Die Männer mit kleineren Tumoren hatten einen Körpermasseindex von 26 kg/m^2, während dieser bei Männern mit größeren Tumoren bei 28 kg/m^2 lag. Letztere hatten einen wesentlich größeren Bauchumfang – man glaubt, daß dies mit einer Fettsucht am Bauch verbunden ist. Bei Männern mit größeren Tumoren war auch der prozentuale Körperfettanteil höher, nämlich vierunddreißig Prozent, während dieser bei Männern mit kleineren Tumoren einunddreißig Prozent betrug.

Falls Sie übergewichtig sind, kann Teil Drei dieses Buchs mit seinen Programmen für körperliche Aktivität, Diät und Streßabbau sehr hilfreich für Sie sein.

Haben Sie muskelaufbauende Hormone genommen?

Falls Sie Testosteron, Anabolika oder andere Hormone zum Muskelaufbau nehmen, sollten Sie zumindest in Erwägung ziehen, früh einen PSA-Ersttest zu machen. Viele Wissenschaftler befürchten, daß der erhöhte Hormonspiegel einen Risikofaktor für Prostatakrebs darstellt. Die Prostatazellen werden von dem männlichen Hormon Testosteron gesteuert. Es wurde viel darüber diskutiert, ob bei Männern, die von Natur aus einen höheren Testosteronspiegel haben, ein Risiko gegeben ist. Männer, die kastriert wurden und nur sehr wenig Testosteron produzieren, haben praktisch keinen Prostatakrebs.

IGF-1

Es gibt noch andere Hormone, die ein Risiko darstellen; eines der bedeutsamsten könnte IGF-1 sein. (IGF steht für *insulin-like growth factor*, das heißt insulinähnlicher Wachstumsfaktor). Da sich auf Prostatakrebszellen Rezeptoren für IGF-1 befinden, ist es schlüssig, daß IGF-1, welches das Zellwachstum fördert, sich an diese Rezeptoren hängen und die Krebszellen zum Wachsen veranlassen könnte. Laborforschungen ergaben, daß IGF-1 das Wachstum sowohl von normalen als auch von krebsbefallenen Prostatazellen stark anregt. Und inzwischen geht aus einigen Studien hervor, daß ein starker Zusammenhang zwischen Prostatakrebs und einem höheren IGF-1-Spiegel besteht, selbst bei Männern mit einem »normalen« PSA-Wert von weniger als vier. Wird IGF-1 damit zu einem Prüfkriterium bei der Vorsorgeuntersuchung? June Chan von der Fakultät für Öffentliches Gesundheitswesen in Harvard hat viel Pionierarbeit auf dem Gebiet der IGF-1-Forschung geleistet. Sie meint: »Man kann IGF-1 in einer Blutprobe messen, doch wir sind noch weit von einem Konsens darüber entfernt, ob man es wie PSA als Prüfinstrument einsetzen sollte oder nicht. Wir müssen noch so viel mehr über die Biologie von IGF und Prostatakrebs verstehen. Wir müssen auch ernsthaft erwägen, welche Auswirkungen es hätte, wenn wir damit begännen, die IGF-Werte zur Risikoüberprüfung zu messen. Was wir in unserer Studie aufgezeigt haben, ist, daß bei einem Vergleich von Männern an den Endpolen der IGF-1-Verteilung – mit anderen Worten, die höchsten fünfundzwanzig Prozent gegenüber den niedrigsten fünfundzwanzig Prozent – ein zwei- bis vierfach höheres Risiko bei den Männern mit den höheren IGF-1-Werten festzustellen ist.« (Weitere Informationen zu IGF-1 finden Sie auf S. 324.)

Gehen Sie einer Tätigkeit nach, die ein Risiko für Sie darstellt?

Studien legen nahe, daß bestimmte Tätigkeiten ein höheres Risiko darstellen könnten. So deckte eine neuere Studie unerwartet auf, daß die Prostatakrebs-Sterblichkeitsrate bei Männern, die im Holzfällergewerbe oder in der Holzproduktion tätig und Holzerzeugnissen oder –abfällen, speziell Sägemehl, ausgesetzt waren, wesentlich höher lag.[10] Vorläufige Ergebnisse aus Kanada deuten an, daß bei Landwirten und Lehrern ein erhöhtes Prostatakrebsrisiko vorliegen könnte, wobei nicht bekannt ist, worin genau die Risikoerhöhung begründet sein könnte, obwohl einige Studien behaupten, daß die wahrscheinlichste Erklärung für einen Zusammenhang zwischen Prostatakrebs und landwirtschaftlicher Tätigkeit die hormonell aktiven landwirtschaftlichen Chemikalien sind, denen in der Landwirtschaft Tätige ausgesetzt sind.[11] Womit das Risiko bei der Lehrtätigkeit zusammenhängen könnte, ist nicht bekannt. Doch weitere Studien zeigen, daß das Risiko geringfügig stieg, wenn Männer den folgenden Substanzen ausgesetzt waren: Kadmium, Metallstaub, flüssigen Brennstoffprodukten, Schmierölen und -fetten sowie polyaromatischen Kohlenwasserstoffen.[12] Da es sich hier jedoch erst um vorläufige Ergebnisse handelt, bei denen Ursache und Wirkung noch nicht eindeutig geklärt sind, sollten Sie Ihren Arzt fragen, ob es neue, definitive Erkenntnisse gibt und ob die Tätigkeit, der Sie nachgehen, Ihr Risiko erhöht und Sie daher früher eine Vorsorgeuntersuchung machen sollten.

Hatten Sie Blasenkrebs?

Bei Männern mit Blasenkrebs liegt die Prostatakrebsrate um ein Vielfaches höher als bei denjenigen, die keinen Blasenkrebs hatten.

Hatten Sie eine Geschlechtskrankheit?

Es gibt eine Geschlechtskrankheit, die das Prostatakrebsrisiko erhöhen könnte. Sie wird von dem onkogenen, das heißt geschwulsterzeugenden menschlichen Papillomavirus verursacht. Möglicherweise zeigen sich gar keine Symptome, so daß Sie sich, sofern die Möglichkeit besteht, Sie könnten sich infiziert haben, von Ihrem Urologen daraufhin untersuchen lassen sollten.

Hatten Sie eine Herzkrankheit?

Eine Studie der Universität Columbia ergab, daß bei Patienten mit koronaren Herzkrankheiten die Wahrscheinlichkeit einer Prostatakrebsentwicklung doppelt so hoch war wie bei Patienten, bei denen keine solche vorlag. Diese Patienten könnten eine hochrisikogefährdete Gruppe für Prostatakrebs sein und eine potentielle künftige Zielgruppe für Vorsorgeuntersuchungen auf Prostatakrebs.[13] Die beiden Krankheiten gemeinsamen Risikofaktoren könnten der westliche Ernährungsstil sowie Übergewicht sein.

Sind Sie größer als 1,88 Meter?

Bei der laufenden Gesundheitsstudie mit US-Ärzten, die 1986 in Boston begann, ergab sich ein direkter Zusammenhang zwischen Größe und Prostatakrebsrisiko.[14] Die Anschlußstudie mit Angehörigen der Gesundheitsberufe ist eine Prospektivstudie, bei der untersucht wird, ob Ernährung und Lebensweise Aufschluß über spätere Herz- und Krebserkrankungen geben können. Bei der Untersuchung der Probanden entdeckten Edward Giovannucci und seine Kollegen, daß Männer, die als Erwachsene größer als 1,88 Meter waren, ein um achtundsechzig Prozent höheres Risiko für Prostatakrebs im fortgeschrittenen Stadium hatten als Männer, die 1,72 Meter oder weniger maßen.

Anhang Zwei
Ergänzende medizinische Informationen

Die Prostatakrebsforschung hat große technische Fortschritte gemacht, und viele der wissenschaftlichen Abhandlungen zum Thema enthalten dichtgedrängte Informationen, deren detaillierte Ausführung das Verständnis eines Grundlagenbuchs wie dem vorliegenden erheblich erschweren würde. Doch für diejenigen unter Ihnen, die mehr über bestimmte Forschungsaspekte wissen möchten, habe ich zusätzliche Informationen in diesen Anhang gepackt. Die in den Überschriften angegebenen Seitenzahlen beziehen sich auf die Besprechung des jeweiligen Themas in diesem Buch.

Über die Nutzwirkung von Lycopin (S. 118 bis 124)

Edward Giovannucci ist nicht der einzige, der Lycopin eine Nutzwirkung zuspricht. Eine Reihe weiterer Forscher hat Giovannuccis Ergebnisse bestätigt und höhere Lycopinwerte im Blutserum mit einem niedrigeren Prostatakrebsrisiko assoziiert, niedrigere Lycopinwerte im Serum dagegen mit einem höheren Risiko.[1] Bei ihren Studien am M.-D.-Anderson-Zentrum fanden Steven Hursting und seine Kollegen heraus, daß eine höhere Lycopinaufnahme eine Schutzwirkung in bezug auf das Prostatakrebsrisiko hatte. Und Neil Fleshner von der Universität Toronto untersuchte benignes, also gutartiges Prostatagewebe von an Prostatakrebs erkrankten Patienten und fand heraus, daß der Lycopinspiegel bei diesen niedrig war.

Andere Meinungen

Obwohl eine vermehrte Lycopinaufnahme über Lebensmittel sicherlich nicht schadet, sind manche Forscher dennoch nicht davon überzeugt, daß die Nutzwirkung von Lycopin definitiv erwiesen sei.

Bei Studien, die von Laurence Kolonel und Abraham Nomura aus

Hawaii durchgeführt wurden, zeigte sich keine Schutzwirkung gegen Prostatakrebs durch Lycopin.

Auch das Resümee eines finnischen Versuchs ergab keinen Zusammenhang zwischen Lycopin und Prostatakrebsrisiko.

Manche Experten vertreten nach wie vor die Meinung, Studien würden sich zwar auf Lycopin konzentrieren, doch seien es vielleicht andere Bestandteile von Tomaten, die mit einer Senkung des Prostatakrebsrisikos zusammenhängen. Sie warnen vor verfrühten Behauptungen, das Lycopin in den Tomaten sei ursächlich mit dem Schutz vor Prostatakrebs verbunden – mit anderen Worten, Lycopin würde der Krankheit tatsächlich vorbeugen. Alan Kristal vom Fred-Hutchinson-Krebszentrum in Seattle vertritt die Meinung, der entscheidende Faktor sei wahrscheinlich der antioxidative Effekt allgemein und nicht Lycopin speziell. »Warum Lycopin und nicht Vitamin C? Das ist genauso der falsche Weg wie bei Betakarotin. Sehen Sie sich die Literatur über Betakarotin und Lungenkrebs an: Dort waren die Beweise weitaus stärker als bei Lycopin und Prostatakrebs, und wir haben wirklich daran geglaubt. Und dann gingen wir hinaus ins Feld und machten klinische Versuche und fanden heraus, daß es nicht stimmte – nicht nur, daß Betakarotin das Krebsrisiko nicht senkte, sondern es zeigte sich, daß es selbiges sogar erhöhte. Es stellte sich heraus, daß Betakarotin lediglich ein Marker für Obst und Gemüse war.« Die Lungenkrebsstudie, auf die Kristal sich bezieht, fand in Finnland statt und zeigte, daß das Risiko, an Lungenkrebs zu sterben, bei der Gruppe, die Placebos einnahm, vier Promille im Jahr, und bei der Gruppe, die Betakarotin bekam, sechs Promille im Jahr betrug – eine statistisch signifikante Zunahme der Krankheit durch Betakarotin!

Schließlich warnen Experten, es sei trotz der Ergebnisse von Kucuk und Wood (siehe S. 118 f.) zu früh zu behaupten, Lycopin habe bei bestehendem Prostatakrebs eine therapeutische Wirkung. Zudem wurde Kucuks und Woods Studie noch nicht veröffentlicht und auch noch nicht begutachtet.

Was bei dieser Kontroverse für Sie selbst wichtig ist: Sie sollten nicht auf Lycopin-Ergänzungsmittel bauen. Doch Sie *sollten* im Zuge einer Ernährung, die viel Obst und Gemüse enthält, Tomaten und Tomatenprodukte essen.

Feldmans Vitamin-D-Studie (S. 139 bis 142)

Hier einige Details zu Feldmans Studie über Vitamin D. Der Forscher verabreichte Prostatakrebspatienten Vitamin 1,25-D. Er hatte Patienten ausgesucht, die sich entweder einer Operation oder einer Bestrahlung unterzogen hatten und von denen man annahm, sie seien geheilt. Während der Studie bekamen die Patienten keine anderen Medikamente. Monate oder Jahre nach der Behandlung begann ihr PSA zu steigen. Die Anstiegsrate war bei allen Patienten konstant und über die Zeit hinweg linear: Der PSA-Wert verdoppelte sich. Ziel der Studie war es herauszufinden, ob eine Behandlung mit 1,25-D die PSA-Kurve von einer steilen zu einer flachen Steigung oder gar zu einem Abfallen bringen konnte. Feldman hatte sieben Patienten, die er alle mit Calcitriol behandelt, das ist Vitamin 1,25-D. Er variierte die Dosis je nach Patient, damit jeder so viel bekam, wie er vertragen konnte, ohne daß es zu einer Hyperkalzämie (erhöhter Kalziumgehalt im Blut) oder einer Hyperkalzurie (vermehrte Kalziumausscheidung im Harn) kam. Zwar waren die Dosen unterschiedlich, doch im Durchschnitt konnte Feldman, wie er berichtete, den Patienten 1,5 Mikrogramm täglich geben; er beobachtete sie zunächst über einen Zeitraum von einem Jahr, dann noch länger. Die Ergebnisse zeigten, daß bei allen Patienten das PSA zurückging. Dies wurde an dem Zeitabschnitt gemessen, in dem sich der PSA-Wert verdoppelte, genauer gesagt, in wievielen Monaten. Bei allen Patienten dauerte es wesentlich länger, bis sich der Wert verdoppelte, statt zwei waren es vier, fünf oder sechs Monate. In einigen Fällen stieg das PSA fünfmal langsamer und brauchte beispielsweise zwanzig statt vier Monate, bis der doppelte Wert erreicht war. Wie gesagt, der PSA-Anstieg wurde bei bei allen Patienten gebremst. Das klingt erstaunlich, doch wie steht es mit den Nebenwirkungen?

1,25-D reguliert die Kalziumabsorption, und Feldman machte sich Sorgen, es könne zu Komplikationen kommen, beispielsweise zur Bildung von Nierensteinen infolge des gestiegenen Kalziumspiegels. Auf jeden Fall hatten alle Patienten auch nach einer Anpassung der Dosis zur Vermeidung eines zu hohen Kalziumspiegels immer noch einen erhöhten Kalziumgehalt im Urin. Bei zwei Patienten bildeten sich Nierensteine. Bei diesen beiden wurde die Behandlung eingestellt, obwohl die Steine klein und asymptomatisch waren, also keine Krankheitserscheinungen zeigten. Feldman: »Trotzdem waren wir sehr zufrieden mit den Resultaten. Wir konnten den PSA-Anstieg um viele Monate verzögern. Bei allen sieben Patienten wirkte sich die Behandlung vorteilhaft aus, und ein Nierenstein ist kein Krebs.« Feldman beschäftigt sich jetzt mit Vitamin-D-Medikamenten mit höherer Wirkkraft gegen Krebs und einem niedrigeren Risiko für Nierensteine.

Vitamin-D-Analoga

Pharmazeutische Firmen haben die Struktur von 1,25-D modifiziert.
Diese neuen Medikamente heißen Vitamin-D-Analoga. Sie lassen das
Kalzium im Blut nicht so steigen und hemmen aktiver das Wachstum
der Prostatakrebszellen. Man hofft, daß diese Analoga ein größeres
Therapiespektrum haben. Rocaltrol, so der Markenname des Medikaments, das Feldman in seiner Studie verwendete, ist seit mehreren
Jahren auf dem Markt und wird eingesetzt, um das Fortschreiten von
Osteoporose zu verlangsamen, sowie zur Behandlung von Patienten
mit Nierenversagen. Letztere werden mit Rocaltrol behandelt, weil
ihre Nieren nicht mehr genügend Vitamin D produzieren. Rocaltrol
kann jedoch Hyperkalzämie verursachen. Donald Trump von der
Medizinischen Fakultät der Universität Pittsburgh erforscht gerade,
wie die maximale Dosis für Prostatakrebspatienten bemessen sein
sollte.

Genetische Risiken, an Prostatakrebs zu erkranken (S. 311 bis 312)

William Isaacs von der Johns-Hopkins-Universität und Jeffrey Trent
von den Nationalen Gesundheitsinstituten haben zwei verschiedene
Gene beschrieben, die das Risiko, an Prostatakrebs zu erkranken, erhöhen können. »Wir glauben, daß diese beiden Gene zusammen für
dreißig bis vierzig Prozent des erblich bedingten Prostatakrebses verantwortlich sind, wobei jedes Gen etwa fünfzehn bis zwanzig Prozent
Risikoanteil trägt«, so Isaacs.

Sehr interessant war ein Bereich am langen Arm von Chromosom
1, wo Isaacs und seine Kollegen an Position 1q24–25 einen Locus,
das ist der Genort, für erblichen Prostatakrebs 1 (= HPC 1) ausfindig
machten. Als er Familien untersuchte, in denen erblich bedingter Prostatakrebs auftrat, entdeckte Isaacs, daß in den Familien, in denen die
Männer wahrscheinlich Träger eines veränderten HPC 1-Gens waren,
das Durchschnittsalter, in dem Prostatakrebs diagnostiziert wurde,
niedriger und der Krebs hochgradiger und in einem fortgeschrittene-
ren Stadium war.[2]

Der zweite Bereich, in dem »gesteigerte Anfälligkeit« für ein höheres Prostatakrebsrisiko besteht, befindet sich auf dem vierten Locus
des X-Chromosoms: HPCX.

»Zum gegenwärtigen Zeitpunkt haben wir nachweislich zwei Orte
von zwei verschiedenen Genen ausgemacht. Doch wir wissen nicht,
wozu diese speziellen Gene auf dem Chromosom 1 beziehungsweise

auf dem X-Chromosom da sind. Wir müssen sie jetzt identifizieren«, so Isaacs.

Eine weitere Forschungsgruppe in Seattle unter der Leitung von Elaine Ostrander beschrieb im Zusammenhang mit erhöhtem Risiko für erblichen Prostatakrebs ein drittes Gen an einem Locus am langen Arm von Chromosom 1 an der Position 1q42–43.

Inwiefern hat ein Gen mit der Steigerung des Risikos zu tun? Hormone steuern das Wachstum von Prostatakrebs, desgleichen von Brustkrebs; man bezeichnet diese beiden Krebsarten daher als hormongesteuerte Tumoren. Der Ort, an dem Hormone einen Krebs aktiv ankurbeln, ist der sogenannte Rezeptor. Der Rezeptor verhält sich wie ein elektrischer Schalter: Er »signalisiert« der Zelle zu handeln – beispielsweise könnte er der Zelle bedeuten, die Zellteilung und das Zellwachstum zu beschleunigen. Von besonderem Interesse für Prostatakrebsforscher sind Gene, die in den Signalweg der Androgene, also der männlichen Sexualhormone, eingebunden sind, zum Beispiel das Androgenrezeptorgen. Als Philip Kantoff vom Dana-Farber-Krebsinstitut in Boston und Ronald Ross von der Universität von Südkalifornien das Androgenrezeptorgen untersuchten, fanden sie heraus, daß das Prostatakrebsrisiko für den Mann höher lag, wenn Abschnitte der DNA fehlerhafte »Wiederholungssequenzen« hatten. Kantoff und Ross prüften die Wiederholungssequenzen in zwei Bereichen des Androgenrezeptorgens: die CAG-Wiederholung und die GGN-Wiederholung. Sie entdeckten, daß bei Männern, in deren Familie Prostatakrebs auftrat, ein erhöhtes Risiko bestand, sofern die CAG-Wiederholungen kürzer waren. Auch andere Studien bestätigten das Ergebnis, weniger CAG-Wiederholungen stünden mit einem erhöhten Prostatakrebsrisiko in Zusammenhang. Bei Betrachtung der DNA-Sequenz sieht man, daß sich der genetische CAG-Code im Androgenrezeptor bei gesunden Männern zwischen sieben und fünfunddreißig Mal wiederholt (also zum Beispiel CAG CAG CAG CAG CAG CAG CAG). Bei weniger Wiederholungen steigt das Risiko im Vergleich zu Männern mit höheren Wiederholungsraten. Was bedeuten diese Wiederholungen? Am interessantesten ist die Theorie, daß sie den Aktivitätspegel des Androgenrezeptors verändern. Das hieße zum Beispiel, weniger Wiederholungen würden sich auf den Androgenrezeptor so auswirken wie eine höhere Oktanzahl im Benzin. Möglicherweise beeinflussen sie auch die Anziehungskraft der Rezeptoren für die Hormone, indem sie sie beispielsweise klebriger oder weniger klebrig machen. Derartige Veränderungen können daher die Wirkung der Androgene verstärken oder abschwächen.

Exisulind *(S. 262 bis 264)*

Wissenschaftler verabreichten Exisulind zunächst Patienten mit adenomatöser Kolon-Polypose. Besagte Patienten erkranken in einem frühen Lebensalter an Darmkrebs, da in ihrem Darm viele kleine Polypen wachsen, die leicht krebsartig werden können. Nach der Einnahme von Exisulind ging die Anzahl der Polypen zurück – mit anderen Worten, das Krebswachstum verlangsamte sich. Aufgrund dieser Ergebnisse beschlossen Forscher, Exisulind auch bei anderen Krebsarten zu testen, darunter Prostatakrebs.

Die Diskussion um PC-SPES *(S. 262 bis 274)*

PC-SPES besteht aus acht verschiedenen Kräutern, einem amerikanischen und sieben chinesischen. Hier eine kurze Beschreibung jedes einzelnen:

Saw Palmetto (Sägezahnpalme): Das ist das amerikanische Kraut. Saw Palmetto blockiert die 5-alpha-Reduktase, jenes Enzym, das für die Umwandlung von Testosteron in Dihydrotestosteron (DHT) verantwortlich ist.[3] Studien aus Europa vermelden eine positive Wirkung von Saw Palmetto auf den Urinfluß bei Männern mit benigner Prostatahyperplasie (BPH). Es gibt jedoch keine Beweise, daß Saw Palmetto Einfluß auf Prostatakrebs hat.

Chrysantheme: In der chinesischen Medizintradition wird der Chrysantheme entgiftende und antivirale Wirkung zugesprochen.

Süßholzwurzel: Süßholzwurzel entfaltet Aktivitäten, die denen des weiblichen Hormons Östrogen ähneln, wie in einem Versuch über die Östrogenrezeptorbindung demonstriert wurde, wo sich zeigte, daß Süßholzwurzel sich mit Östradiol messen kann, dem stärksten Östrogen.[4] Darüber hinaus enthält Süßholzwurzel Saponine, die im Laborversuch Antitumorwirkung gezeigt haben. Des weiteren besitzt Süßholzwurzel eine antientzündliche und schmerzstillende Wirkung.

Isatis indigonica: Isatis enthält das Phytosterin Betasitosterol, welches bei Tieren nachweislich das Tumorwachstum hemmt.

Ganoderma lucidum: Dieses Kraut ist wegen seiner antientzündlichen und schmerzstillenden Wirkung bekannt. Desgleichen enthält es Polysaccharidverbindungen, die Krebszellen hemmen sollen.

Panax pseudo-ginseng (aus der Ginseng-Familie): Forscher mutmaßen, dieses Kraut habe eine östrogenartige Wirkung. Desgleichen ist Panax pseudo-ginseng bekannt für seine antientzündlichen und schmerzstillenden Eigenschaften.

Rabdosia rubescens: Auch dieses Kraut hat eine antientzündliche und schmerzstillende Wirkung.

Scutellaria baicalensis: Scutellaria fördert die Apoptose, also den programmierten Zelltod, so daß der Krebs nicht weiterwächst; desgleichen wirkt es nachweislich antibakteriell und stärkt das Immunsystem.

Ergebnisse klinischer Versuche mit PC-SPES

Prostatakrebs im Frühstadium: Laut Hank Portfield ist die positive Wirkung von PC-SPES bei Patienten im Frühstadium unabhängig von vorangegangenen Therapien.[5]

Prostatakrebs im Spätstadium (hormonreaktiv): Eric Small untersuchte dreiunddreißig Patienten im Spätstadium, die jedoch auf eine hormonelle Therapie reagierten. Er fand heraus, daß bei hundert Prozent der Patienten das PSA um mehr als fünfzig Prozent sank und bei vierundsiebzig Prozent das Tumorvolumen um mehr als fünfzig Prozent schrumpfte.

Fortschreitender Prostatakrebs nach hormoneller Behandlung (hormonresistent): Siebenunddreißig Patienten in Smalls Studie hatten hormonresistenten Prostatakrebs, das heißt, die Hormone wirkten nicht mehr. Doch obwohl viele PC-SPES in erster Linie als hormonelle Therapie sehen, konstatierte Small auch bei dieser Gruppe einen PSA-Rückgang um fünfzig bis sechzig Prozent. Dies läßt darauf schließen, daß PC-SPES auch nichthormonelle Wirkungen hat. B. L. Pfeifer berichtete von einem PSA-Rückgang um siebzig Prozent bei den Patienten in seiner Studie und erzielte damit ein vergleichbares Ergebnis wie Small. Sowohl Small als auch Pfeifer berichteten, daß PC-SPES von der Mehrheit der Patienten gut vertragen wurde. Potentiell ernsthafte Nebenwirkungen waren selten. Darunter fielen allergische Reaktionen bei vier Prozent der Patienten und Blutgerinnsel bei 4,3 Prozent (Thromboembolie-Episoden).

Andere Meinungen

Hier die Aussagen anderer Wissenschaftler zu PC-SPES:

Erik Goluboff, Lehrbeauftragter an der Universität Columbia und Leiter der Urologie im presbyterianischen Krankenhaus Allen Pavilion in Columbia, meint:»PC-SPES gefällt mir nicht. Es ist ein zusammengemischtes Präparat. Es wurde nicht gut genug klinisch getestet. Einige Patienten bekamen davon Herzanfälle. Das Medikament wurde noch nicht gründlich untersucht.«

Ralph Buttyan, Professor an der Universität Columbia und Leiter der urologischen Forschung, meint:»Es gibt auf jeden Fall Beweise, daß dieses Präparat eine östrogenartige Wirkung hat, die bei Männern Herzanfälle auslösen kann.« Trotz des Risikos ist er jedoch der Meinung:»Wir haben es *in vitro* getestet und dabei festgestellt, daß dieses Medikament irgendetwas enthält, das Prostatakrebszellen tötet. Wir wissen nur nicht genau, was es ist.«

Patrick Walsh, Professor für Urologie an der Johns-Hopkins-Universität:»Die Wirkung von PC-SPES ist hormoneller Art – die Hauptwirkungen sind hormoneller Art und der Wirkmechanismus an sich ist hormoneller Art. Es entwickelt hormonelle Aktivität.«

Philip Kantoff, Lehrbeauftragter für Medizin in Harvard und Leiter der Abteilung für urogenitale Onkologie am Dana-Farber-Krebszentrum in Boston:»Wir wissen noch nicht genug über PC-SPES, um es empfehlen zu können, aber es hat eine Wirkung. PC-SPES verhält sich eher wie ein Östrogen denn wie ein testosteronsenkendes Mittel.«

Eric Small, Professor für Medizin und Urologie an der Universität von Kalifornien in San Francisco:»Man sollte PC-SPES nicht gleich deshalb für gut befinden, weil es etwas Natürliches ist. Mit anderen Worten, man sollte da nicht zu blindgläubig sein. Genauso wenig sollten Ärzte aber einfach sagen: ›PC-SPES wirkt nicht.‹ Sie sollten an PC-SPES dieselben strengen Standards anlegen wie an andere Medikamente.«

IGF-1

Edward Giovannucci, June M. Chan und ihre Kollegen aus Harvard beziehungsweise von der Mc-Gill-Universität entdeckten bei einer Auswertung der laufenden Ärzte-Gesundheitsstudie, daß ein höherer vordiagnostischer Spiegel des Hormons IGF-1 mit einem erhöhten Prostatakrebsrisiko in Zusammenhang stand. Im Vergleich zu anderen bekannten Risikofaktoren für Prostatakrebs war dieser Zusammenhang relativ stark: Männer mit den höchsten IGF-1-Spiegeln er-

krankten etwa viermal wahrscheinlicher an Krebs als Männer mit den
niedrigsten IGF-1-Spiegeln.[6] In Studien, bei denen der IGF-1-Spiegel
zur Zeit der Diagnostizierung gemessen wurde, beobachtete man, daß
Patienten mit Prostatakrebs einen wesentlich höheren IGF-1-Spiegel
hatten als nicht daran erkrankte Männer. In einer von der Abteilung
für Medizinische Epidemiologie des Karolinska-Instituts in Stock-
holm veröffentlichten Studie kommen deren Urheber zu dem Schluß:
»Ein erhöhter IGF-1-Spiegel im Serum kann ein wichtiger Anhaltspunkt dafür sein, daß ein Risiko für Prostatakrebs besteht.«

Wissenschaftler untersuchen nun die Möglichkeit, IGF-1 als Bio-
marker für ein späteres Prostatakrebsrisiko einzusetzen, ähnlich wie
hohe Cholesterinspiegel als Warnung vor einem Herzkrankheitsrisiko
dienen.

Finasterid und männliche Sexualhormone (S. 259 bis 262)

Laut David Crawford, Professor für Urologie und Strahlenonkologie
am Zentrum für Gesundheitswissenschaften der Universität von Colorado, der sich mit PSA-Untersuchungen beschäftigt, liegt der PSA-
Wert bei Männern, die Finasterid nehmen, um fünfzig Prozent niedriger. Wenn auch Sie Finasterid (es wird unter dem Markennamen Proscar verkauft) im Zuge einer Behandlung gegen BPH (benigne Prostatahyperplasie) nehmen, sollten Sie bei der Verfolgung Ihrer PSA-
Werte die Werte, die während der Finasterid-Einnahme auftauchen,
doppelt zählen, um zu verhindern, daß Finasterid den PSA-Wert als
Früherkennungszeichen verfälscht. Der Hersteller des Medikaments
betont, Finasterid würde das PSA-Verfolgungsprogramm nicht beeinträchtigen. Wenn Sie Finasterid zur BPH-Therapie nehmen, profitieren Sie möglicherweise noch zusätzlich, indem Sie Ihr Herzkrankheitsrisiko senken. Doch die Forschung zu diesem Punkt befindet
sich noch im Frühstadium.

Ergänzungsmittel, die den Sexualhormonspiegel in der Prostata
senken können

Saw Palmetto: Saw Palmetto (Sabal, siehe auch S. 291) ist ein äußerst
beliebtes Ergänzungsmittel. Interessanterweise ist es wie Finasterid
ein 5-alpha-Reduktase-Enzymhemmer und wird in manchen Fällen
auch bei BPH eingesetzt. Allerdings ist die enzymhemmende Aktivität
schwach, und es liegen noch keine Beweise vor, daß es bei der Behandlung von Prostatakrebs wirksam ist.

Medikamente, die den Sexualhormonspiegel in der Prostata erhöhen können

Solche Medikamente haben den gegenteiligen Effekt von Finasterid, das heißt, sie können die Wirkung männlicher Hormone auf die Prostata *verstärken*. Es ist nicht bekannt, ob damit auch das Prostatakrebsrisiko steigt, doch manche Urologen warnen ihre hochrisikogefährdeten Patienten davor.

DHEA (Dehydroepiandrosteron): DHEA ist ein sehr beliebtes Ergänzungsmittel. Es ist ein männliches Sexualhormon, genauer gesagt, eine Vorstufe davon, das in den Nebennieren produziert wird und seit kurzem große Popularität als Ergänzungsmittel zum Aufbau von Muskelmasse und Energie sowie gegen Alterungserscheinungen gewonnen hat. Wenn in Ihrer Familie Prostatakrebs auftritt oder Sie hochrisikogefährdet sind, sollten Sie äußerst vorsichtig bei der Einnahme von DHEA sein, da Sie Ihrem Körper damit ein weiteres männliches Hormon zuführen. Es liegen zwar noch keine Daten vor, daß DHEA-Ergänzungsmittel das Risiko erhöhen, doch ehe Sie sie verwenden, sollten Sie mit Ihrem Arzt darüber sprechen. Und falls Sie sie nehmen, sollten Sie auf jeden Fall Ihr PSA-Beobachtungsprogramm intensivieren.

Testosteron: Das grundlegendste männliche Sexualhormon ist in Pflasterform oder als Injektion erhältlich. Viele Männer nehmen es, um ihre Libido und ihre Muskelmasse zu steigern und um jugendlicher zu bleiben. Hier gilt dieselbe Warnung wie bei DHEA: Wenn Sie Testosteron nehmen möchten, beraten Sie sich zuerst mit Ihrem Arzt und beobachten Sie auf jeden Fall Ihre PSA-Werte nachdrücklicher.

Anabolika: Bodybuilder haben diese jahrzehntelang eingenommen. Wie Testosteron und DHEA sollten Sie auch Anabolika skeptisch gegenüberstehen, vor allem, wenn in Ihrer Familie Prostatakrebs vorkommt.

Männliche Sexualhormone und Prostatakrebs

Schon von Anfang an schien festzustehen, daß männliche Sexualhormone eine Rolle bei Prostatakrebs spielen. Sexualhormone können das Fortschreiten von einem latenten zu einem klinischen Prostatakrebs beeinflussen. Bei vielen Krebserkrankungen im Frühstadium scheint das Wachstum von den männlichen Sexualhormonen abhängig zu sein. Um zu überprüfen, wie fundiert diese Vorstellung war, wurden in Amerika und in Japan Studien durchgeführt, bei denen Ratten und Hunden Androgene injiziert wurden. Dabei stellte sich heraus, daß diese Injektionen Prostatakrebs verursachten.

Um festzustellen, ob dies auch auf Menschen zutrifft, untersuchte man zuerst, ob ein hoher Testosteronspiegel mit einem Krebsrisiko in Zusammenhang gebracht werden konnte. Ronald Ross von der Universität von Südkalifornien verglich in Los Angeles junge, gesunde afroamerikanische Männer mit jungen, gesunden weißen Männern. Man wußte, daß tägliche Schwankungen des Testosteronspiegels normal sind, bedingt durch bestimmte Faktoren in der Lebensweise. So erhöht beispielsweise das Zigarettenrauchen den Testosteronspiegel, während Alkohol die Leberzellen schädigen und den Testosteronspiegel sinken lassen kann. Auch unter Berücksichtigung solcher geringfügiger Variationen kamen er und seine Kollegen zu dem Resultat, daß der Testosteronspiegel bei den Afroamerikanern um etwa fünfzehn Prozent höher war als bei den weißen Probanden. Dies legte nahe, daß Ross sich in die richtige Richtung bewegte und daß die Annahme, Afroamerikaner, die ja stärker risikogefährdet sind, hätten höhere Testosteronspiegel, und in Asien lebende Asiaten, bei denen das Risiko niedriger liegt, hätten auch niedrigere Testosteronspiegel, zutreffend sein könnte. Doch als Ross seine Studie auf japanische Männer, die in ländlichen Gebieten lebten, ausdehnte, stellte er zu seiner Überraschung fest, daß die Ergebnisse seine Hypothese nicht bestätigten: Tatsächlich war der Testosteronspiegel der japanischen Männer dem der weißen Männer vergleichbar.

Da, wie bereits erklärt, DHT das stärkste Androgen ist, wandte Ross sein Augenmerk dem Risiko zu, das DHT darstellen könnte. Da er das DHT nicht direkt in der Prostata messen konnte, dachte er über andere Wege nach. Dies brachte ihn auf ein Surrogat namens Androstanediol, ein Glukuronid, das durch einen einfachen Bluttest gemessen werden kann und darüber Aufschluß gibt, wieviel DHT produziert wird. Ross fand heraus, daß die Japaner einen niedrigen Androstanediolspiegel hatten, was bedeutete, daß sie nicht soviel DHT produzierten wie weiße oder schwarze Männer. Ross' Ergebnisse konnten bei weiteren Studien mit japanischen und chinesischen Männern in Asien nachvollzogen werden. Anna Wu, Alice Whittemore und Laurence Kolonel maßen den Androgenspiegel im Serum älterer Männer verschiedener Ethnien und entdeckten, daß die von der Testosteronmenge abhängige DHT-Menge bei Afroamerikanern am höchsten war, bei Weißen mittelhoch und bei Asiaten am niedrigsten. Dies ist ein weiterer Anhaltspunkt dafür, daß die 5-alpha-Reduktase-

Aktivität je nach Ethnie unterschiedlich sein könnte, wobei Afroamerikaner den höchsten Aktivitätsgrad bei der Umwandlung von Testosteron in DHT aufweisen.[7] Dies könnte auch die unterschiedlichen Prostatakrebsraten bei den diversen Ethnien teilweise erklären. Vereinfacht ausgedrückt: Die stärksten Anhaltspunkte bezüglich eines Zusammenhangs zwischen Prostatakrebs und Androgenen beziehen sich auf das Hormon DHT.

Wirkt Finasterid?

Bisher liegen noch keine endgültigen Resultate vor. Einiges spricht für, einiges gegen die Theorie, Finasterid könne Prostatakrebs wirksam vorbeugen.

Was dafür spricht:
- Im Reagenzglas hemmte Finasterid das Wachstum von Prostatakrebszellen. Je höher die Dosis, desto größer die hemmende Wirkung.
- Die Merck-Forschungslaboratorien vermelden, daß nach einer Entfernung der Prostata wegen Prostatakrebses bei der Gruppe, die Finasterid nahm, weniger Rückfälle auftraten, doch der Unterschied war statistisch nicht signifikant. Die Daten müssen erst durch längere und umfassendere Studien bestätigt werden.

Was dagegen spricht:
- Das Strang-Krebsvorbeugungszentrum kam zu dem Ergebnis, daß der Schutz durch Finasterid bei Männern mit einem PSA-Wert über zehn nicht griff – dreißig Prozent von ihnen erkrankten trotz der Einnahme des Medikaments an Krebs.
- Eine kurzfristige Studie am Norris-Gesamtkrebszentrum der Universität von Südkalifornien führte zu dem Schluß, es gäbe »wenige Anhaltspunkte dafür, daß Finasterid bei Männern mit erhöhtem PSA ein wirksames chemopräventives Mittel gegen Prostatakrebs ist«.

Und hier die Pro- und Kontra-Argumente der Experten:

Argument: Einige Studien haben gezeigt, daß die krebsbefallene Prostata weniger 5-alpha-Reduktase aufweist, was bedeuten könnte, daß DHT bei Prostatakrebs keine so große Rolle spielt wie bei BPH, der benignen Prostatahyperplasie.

Gegenargument: Otis Brawley, einer der bei dem Finasterid-Versuch am Nationalen Krebsinstitut beteiligten Forscher, ist der Meinung, DHT könnte eine wichtige Rolle bei Prostatakrebs spielen, selbst wenn die 5-alpha-Reduktase sich nicht in den Prostatakrebszellen findet: »5-alpha-Reduktase findet sich mehr in den Strukturzellen der Prostata. Diese Strukturzellen sind überall in der Prostata. Sobald 5-alpha-Reduktase Testosteron in DHT umwandelt, kann DHT in den Blutstrom dringen und von den Strukturzellen in andere Prostatazellen gelangen, wobei dies sowohl Prostatakrebszellen als auch normale Prostatazellen sein können. Dort kann DHT das Zellwachstum fördern und die Krebswahrscheinlichkeit erhöhen.«

Argument: Wenn nicht DHT, sondern Testosteron eine wichtige Rolle bei der Entstehung von Prostatakrebs spielt, dann hilft Finasterid allein nicht weiter und könnte aus folgendem Grund sogar schaden: Da es die DHT-Produktion blockiert, könnte als Ausgleich dazu mehr Testosteron in der Prostata erzeugt werden. Dieser Bumerangeffekt könnte das Risiko steigen lassen.

Gegenargument: Brawley meint dazu: »Wenn wir davon ausgehen, daß es in der Prostata nur eine Sorte von Androgenrezeptoren gibt, dann stimuliert DHT diese zehnmal stärker als Testosteron. Manchmal verursacht der Krebs eine Mutation am Rezeptor, woraufhin dieser stärker auf Testosteron als auf DHT reagiert – es handelt sich hier um mehr testosterongesteuerte Krebsformen. Wenn das zutrifft, würde ein höherer Testosteronspiegel den Krebs ankurbeln. Aber wir kaufen die Theorie, Prostatakrebs sei mehr testosteron- als DHT-gesteuert, nicht ab. Wir haben noch nie einen Prostatakrebs entdeckt, der eindeutig mehr testosteron- als DHT-gesteuert ist. Wir haben nur Tumoren gefunden, bei denen DHT das Prostatakrebswachstum mehr beschleunigt hat als Testosteron.«

Argument: Manche Wissenschaftler befürchten, Finasterid könne, weil es die PSA-Ergebnisse verfälscht, die Krebsdiagnose erschweren. Finasterid läßt die PSA-Werte *tatsächlich* niedriger aussehen.

Gegenargument: Brawley erläutert, daß in dem Prostatakrebsvorbeugungsversuch ebenfalls geprüft wird, ob Finasterid auch die Sensitivität und Präzision des PSA-Tests verbessern könne. Eine Studie von Mike Lieber an der Mayo-Klinik in Rochester, Minnesota, kam zu dem Ergebnis, daß Finasterid die PSA-Sekretion aus BPH-Gewebe wie auch aus normalem Prostatagewebe weit mehr reduziert als die aus Prostatakrebsgewebe. So könnte Ihr PSA ohne Finasterid bei vier liegen und mit Finasterid bei zwei. Da vier der Grenzwert ist, würde man dies bei Einnahme von Finasterid gar nicht bemerken und das Warnzeichen nicht erkennen. Doch Brawley meint: »Wenn wir durch Finasterid einen neuen Grenzwert haben, dann können wir die Sensitivität und Spezifität von PSA-Tests verbessern.« Wenn man zuerst einen PSA-Test ohne Finasterid macht, dann dem Mann zwei Wochen lang Finasterid gibt und anschließend den Test wiederholt, könnte dies diagnostische Aussagekraft haben. Beispielsweise könnte man, wenn der Wert nicht sinkt, daraus auf eine größere Wahrscheinlichkeit schließen, daß der Mann Krebs hat. Der Versuch zielt auf die Frage ab, bei welchem PSA-Spiegel beziehungsweise -grenzwert eine Biopsie gemacht werden sollte, wenn jemand Finasterid nimmt beziehungsweise es nicht nimmt.

Argument: Manche Wissenschaftler vertreten die Meinung, einige Prostatakrebsformen seien Androgenen gegenüber unempfindlich, und falls das stimme, würde Finasterid überhaupt nicht bei der Verhütung der Krankheit helfen.

Gegenargument: Es ist ein Faktum, daß bei der Behandlung von Prostatakrebs Hormone eingesetzt werden. Erst in einem sehr späten Stadium reagiert Prostatakrebs nicht mehr auf Hormone.

Anhang Drei
Die Diskussion um den PSA-Test

Wie gut ist der PSA-Test?

Die gute Nachricht: Durch den Test werden siebzig bis achtzig Prozent der Krebserkrankungen entdeckt. Klinisch signifikanter Prostatakrebs im Frühstadium, der sich auf die Prostata beschränkt, kann mit Hilfe des PSA-Tests eher entdeckt werden als durch den älteren Standardtest, die rektale Tastuntersuchung mit dem Finger. Wo liegt also das Problem? – In den verbleibenden zwanzig bis dreißig Prozent der Fälle führt der Test zu einem falsch-negativen Ergebnis und damit zu der Annahme, es lägen keine Tumoren vor, während in Wirklichkeit welche vorhanden sind. Ein weiteres Problem ist die hohe Zahl der falsch-positiven Tests. Bei siebzig Prozent der positiven Ergebnisse liegt in Wirklichkeit gar kein Krebs vor. Dies zieht weitere Tests nach sich, unnötige Biopsien und natürlich große Angst bei den Betroffenen. Sobald ein positives Ergebnis vorliegt, muß der Arzt eine Reihe weiterer Untersuchungen durchführen, um festzustellen, ob wirklich eine Krebserkrankung besteht oder es sich nur um falschen Alarm handelt. Das beginnt mit verfeinerten PSA-Tests (sie sind weiter unten beschrieben), gefolgt von einer Ultraschalluntersuchung bis hin zu einer Biopsie der Prostata.

Da es bisher noch keinen schlüssigen Beweis gibt, daß eine frühe Diagnose tatsächlich Leben *rettet* und *verlängert,* und da der PSA-Test eine Menge kostspieliger Untersuchungen und sogar Operationen nach sich ziehen kann, die alle zu einer dramatischen Kostensteigerung im öffentlichen Gesundheitswesen führen, sträuben sich einige Organisationen dagegen, ihn als Prostatakrebsvorsorgeuntersuchung zu empfehlen.

Unter den Organisationen, die sich nicht für Routine- oder Reihenvorsorgeuntersuchungen aussprechen, sind das Nationale Krebsinstitut, das Amerikanische Ärztekollegium, die Zentren für Krankheitskontrolle und -vorbeugung, die Amerikanische Gesellschaft für

Interne Medizin, das US-Dezernat für vorbeugende Leistungen, das
Amerikanische Kollegium für Vorbeugungsmedizin und der Amerikanische Verband praktischer Ärzte für Familienmedizin. Hingegen sind
die Amerikanische Krebsgesellschaft, das Nationale Gesamtkrebs-
netzwerk und der Amerikanische Urologenverband der Ansicht, trotz
noch nicht endgültiger Beweise spräche genügend für die Empfehlung,
die Träger des öffentlichen Gesundheitswesens sollten den PSA-Test
zumindest für alle Männer über fünfzig anbieten. Ich möchte hier keine Stellungnahme zu dieser Diskussion abgeben, jedoch anmerken,
daß die Kenntnis des PSA-Werts es einem ermöglicht, Schutzmaßnahmen zu treffen, und man daher darüber Bescheid wissen sollte. Sehen
wir uns noch ein wenig genauer an, weshalb die PSA-Vorsorgeuntersuchung nach wie vor stark umstritten ist.

Sterblichkeitsraten

Man könnte sich natürlich auf den einfachen Standpunkt stellen,
wenn man durch eine Vorsorgeuntersuchung Krebs aufspüren kann,
ist das doch eine feine Sache. Doch damit ein solcher Test wirklich effizient ist, reicht es nicht aus, daß er einfach nur die Krankheit evident
macht – er muß dem Patienten weiteren Nutzen bringen, wobei der
Nutzen den Schaden überwiegen muß. Im Fall von Krebs müssen Forscher beweisen, daß ein Test Tod und Leiden verringert. Studien haben
gezeigt, daß Mammographien die Sterblichkeitsraten bei Frauen mit
Brustkrebs im Frühstadium senken. Doch für den PSA-Test liegt
noch kein solcher definitiver Befund vor. Natürlich wird durch den
PSA-Test Krebs früher entdeckt, und man findet daher immer weniger
Krankheiten erst im Spätstadium, wenn sie tödlich verlaufen. Doch
wenn Sie das den Experten im öffentlichen Gesundheitswesen erzählen, werden sie Ihnen sagen: Wenn man das Gesamtbild betrachtet, so
gibt es keinen überzeugenden Beweis dafür, daß der PSA-Test Leben
rettet, mit anderen Worten, daß er es Männern ermöglicht, länger zu
leben, als es der Fall wäre, wenn die Diagnose später gestellt worden
wäre. Das ist in der Medizin nicht ungewöhnlich. Man achtete schon
Jahre, bevor Beweise vorlagen, daß ein niedrigerer Cholesterinspiegel
tatsächlich die Krankheitsraten reduziert, auf eine Senkung des Cholesterinspiegels, um das Herzkrankheitsrisiko zu senken. Es könnte
lange Zeit dauern, bis absolute Beweise für die Effizienz von PSA-Vor-
sorgeuntersuchungen vorliegen, wenn Männer zwischen fünfzig und
siebzig wegen etwas operiert werden, mit dem sie noch weitere zehn
oder zwanzig Jahre hätten leben können. Christopher Logothetis
meint dazu: »Daten stützen die Auffassung, daß wir die Überlebensra-

ten bei der Krankheit nicht miteinbezogen haben. Das stimmt, aber es dauert fünfzehn bis zwanzig Jahre, bis die Überlebensraten zutage treten. Es kann zehn bis fünfzehn Jahre dauern, bis Prostatakrebs jemanden tötet.«

Die Entwicklung einer Krankheit unterliegt häufig maßgeblich dem natürlich vorgegebenen Verlauf dieser Krankheit; das gilt auch für Prostatakrebs. Es gibt eine Reihe von Anhaltspunkten, welche naheltegen, daß der naturbedingte Verlauf von Prostatakrebs und nicht die jeweilige Behandlung ein dominanter Faktor für die Folgen ist – dies bedeutet, daß man selbst bei frühem Einsetzen einer Behandlung möglicherweise trotzdem zur gleichen Zeit sterben könnte wie bei einer später erfolgten Diagnose, und in diesem Fall würde die frühe Diagnose nur den Zeitraum verlängern, in dem man »krank« ist. Barnett Kramer vom Nationalen Krebsinstitut teilt die an Prostatakrebs Erkrankten in drei Kategorien ein:

Erstens »diejenigen mit schnell wachsenden, aggressiven Tumoren. Für diese Personen ist auch der beste Vorsorgetest nicht gut genug, um den Krebs aufzuspüren, bevor er sich ausgebreitet hat.« Paradoxerweise haben, wie zu lesen war, manche dieser Männer niedrige PSA-Werte, so daß ein PSA-Test ihnen nicht helfen würde. Einige sehr aggressive Prostatakrebsformen könnten sich möglicherweise nicht dadurch offenbaren, daß das PSA steigt. Was ist der Grund dafür? – Das krebsbefallene Gewebe ist so abnormal, daß es nicht viel PSA produziert. So könnte man trotz eines PSA-Werts von 1,5 Krebs haben, der weiter wächst. Tatsächlich warnt Carl Olsson, Präsident der Urologieabteilung am Presbyterianischen Medizinzentrum in Columbia, daß die aggressivsten Tumoren eine geringere Fähigkeit haben, PSA zu produzieren: »Der Gleason-Wert ist eine Maßeinheit für die Aggressivität des Tumors, und bei Krebsformen mit hohen Gleason-Werten sind die PSA-Werte relativ niedriger.« Der Tumor könnte auch aus einer unterschiedlichen Art Gewebe bestehen, sogenanntem neuroendokrinen Gewebe, welches auch nicht viel PSA erzeugt. Das löst natürlich die Frage aus: Was wäre, wenn man früher mit den Tests begonnen hätte, viel früher, bevor der Krebs so aggressiv wurde und als das Gewebe noch normal war? Wissenschaftler gehen dieser Frage gerade nach, indem sie sich eingelagerte Blutproben ansehen. Dabei tritt zutage, daß der PSA-Anstieg selbst bei extrem niedrigen PSA-Werten unheimlich schnell vonstatten geht, sogar bei solchen unter 1,0.

Zur zweiten Kategorie gehören »diejenigen, bei denen die Diagnosestellung auch später stattfinden kann, da sie einen indolenten, also sehr langsam voranschreitenden und keine Schmerzen verursachenden Krebs haben, der möglicherweise nie gefährlich wird«. Kritiker machen geltend, ein PSA-Test würde viele dieser latenten Krebse aufdecken und damit einen ganzen Reigen unguter Ereignisse auslösen, da aufgrund der negativen psychologischen Wirkung ein »gesunder« Mann nun zu einem »kranken« würde. Ein weiterer Kritikpunkt ist, daß bei Krebsformen im Frühstadium eine aggressive Behandlungsmethode, also etwa eine Bestrahlung oder gar eine radikale Prostataentfernung, größere Komplikationen nach sich ziehen kann, darunter Inkontinenz und Impotenz, ohne daß dadurch die Sterblichkeitsrate nachweisbar sinkt.[1] Je nach Alter werden fünfzig bis hundert Prozent der Männer, die sich einer Prostatakrebsbehandlung unterziehen, impotent oder haben zumindest eine Zeitlang nach der Operation Erektionsstörungen. Bei manchen Patientengruppen werden fünf bis fünfundzwanzig Prozent der Männer nach einer Operation inkontinent und müssen zumindest vorübergehend Windeln tragen. Und Männer, die sich einer Bestrahlung unterziehen, können ihr ganzes Leben unter Darm- und Blasenirritationen leiden. Bestätigungstests können dabei helfen zu beurteilen, ob es sich um einen latenten oder um einen klinischen Tumor handelt. Doch auch Fachleute sind nicht in der Lage vorauszusagen, welcher okkulte Tumor sich zu einem klini-

Das Gleason-Wert-System

Gleason-Wert	Pathologische Auswertung: Art des Prostatakrebses	Mikroskopisches Bild: Wie die Prostatakrebszellen aussehen	Wahrscheinlichkeit einer Ausbreitung innerhalb von 10 Jahren
2−4	gut differenziert	gleichmäßige Form, eng zusammengeballt	25 %
5−7	moderat differenziert	unregelmäßige Form und Größe	50 %
8−10	schlecht differenziert	zu größeren Gruppen verklumpt, ins Bindegewebe übergreifend	75 %

Tabelle übernommen aus The ABCs of Cancer *von Joseph E. Oesterling und Mark A. Moyad, M. P. H.*

schen Krebs entwickelt und welcher nicht. Diese Gruppe von Männern mit okkulten Tumoren stellt den größten Problembereich dar. Zwar sind diese Tumoren bei der Diagnosestellung »nicht signifikant« in bezug auf die Lebenserwartung allgemein, doch keiner weiß, welcher dieser Tumoren fortschreiten wird, und in Anbetracht dessen, daß amerikanische Männer immer älter werden, steigt auch die Anzahl der Jahre, in denen Gefahr besteht, sprunghaft an. Kann man mit fünfzig vor einem Tumor gerettet werden, an dem man im Alter von fünfundachtzig gestorben wäre? Man hofft, schützende Maßnahmen zu finden, durch die die diese latenten Tumoren über Jahre in schlummerndem Zustand verbleiben. Im allgemeinen sind die indolenten Krebsformen sehr schwachgradig ausgeprägt. Die Tabelle auf S. 334 gibt Ihnen eine Vorstellung davon, mit welcher Wahrscheinlichkeit ein Krebs fortschreiten wird.

Die dritte Kategorie besteht aus »denjenigen, die von einer früheren Diagnose und Behandlung profitieren«. Diese Männer könnten sterben, wenn die Tumoren weiter wachsen, doch eine rechtzeitige Entfernung kann ihr Leben retten. Das scheint das stärkste Argument für PSA-Tests zu sein, doch vieles weist darauf hin, daß nur eine Minderheit unter den Männern, die sich dem Test unterziehen, dieser Kategorie angehört, so Kramer. Sollte das zutreffen, dann wären PSA-Tests als Vorsorgeuntersuchung für die Mehrzahl der Männer in der Tat ineffizient. Eine von Thomas Stamey von der Universität Stanford und Forschern von der Mayo-Klinik durchgeführte Studie ließ darauf schließen, daß lediglich acht Prozent aller Männer, die Prostatakrebs haben, je irgendwelche Auswirkungen der Krankheit verspüren, und daß zweiundneunzig Prozent der Männer mit Prostatakrebs ihr Leben ganz normal zu Ende leben und an anderen Todesursachen sterben. Laut Stamey sterben letztlich nur drei Prozent der von Prostatakrebs Befallenen an dieser Krankheit.

Gibt es irgendwelche Beweise dafür, daß der PSA-Test Leben rettet?

1997 starben in den USA einundvierzigtausend Männer an Prostatakrebs. Die Prognose für 1999 lautete, daß fünf- bis achtunddreißigtausend Männer daran sterben würden. Das könnte lediglich eine Datenschwankung bedeuten, es könnte aber auch ein früher Beweis für die Effizienz von PSA-Tests sein. Eine Studie aus Olmstedt County in Minnesota zeigt einen Rückgang der Sterblichkeitsrate nach der Einführung des PSA-Tests, doch viele Fachleute sind der Ansicht, es sei noch zu früh, daraus zu schließen, aufgrund des Tests würde die Sterblichkeitsrate sinken. So lassen beispielsweise das Fred-Hutchinson-Krebsforschungszentrum und das Nationale Krebsinstitut verlauten: »Der PSA-Test allein kann wahrscheinlich nicht erklären, weshalb es jüngst zu einem Rückgang der Todesfälle durch Prostatakrebs kam.«[2] Wie könnte man diesen sonst begründen? Ruth Etzioni, Biostatistikerin am Hutchinson-Zentrum, meint dazu: »Der Laie sollte nicht zuviel in den Rückgang der Todeszahlen hineininterpretieren. Was sich uns zeigt, ist vermutlich nicht alles auf den PSA-Test zurückzuführen. Höchstwahrscheinlich sind auch andere Dinge mit im Spiel. Weitere Faktoren, die dazu beigetragen haben könnten, sind die sich ändernden Behandlungsmuster und ein damit zusammenhängender späterer Eintritt des Todes oder auch eine falsche Klassifizierung der Todesursache.« Doch Etzioni bleibt nach wie vor optimistisch, daß der Test sich als effizient erweisen wird: »Da wir davon ausgehen, daß der PSA-Test für den einzelnen klinisch bedeutende Auswirkungen hat, beschäftigen wir uns nicht mit der Frage, ob er effizient ist. Wir gehen optimistisch davon aus, daß er es ist, und fragen uns statt dessen, wie lange es dauern wird, bis er sich auf die allgemeine Prostatakrebsssterberate auswirken wird. Wir warten gespannt auf die Ergebnisse aus den klinischen Versuchen, damit wir definitivere Antworten bezüglich der Effizienz von PSA-Tests bekommen.«

Das Nationale Krebsinstitut führt gerade einen randomisierten Screening-Versuch durch, den sogenannten PLCO (Prostata, Lunge, Kolon, Ovarien), bei dem festgestellt werden soll, ob der PSA-Test tatsächlich die Sterblichkeitsraten senkt. Auch Fritz Schroeder in Rotterdam macht gerade einen randomisierten Screening-Versuch. Es wird Jahre dauern, bis die endgültigen Ergebnisse dieser Versuche vorliegen. Und was wäre die Alternative? Was wäre, wenn man gar keine PSA-Tests machen würde? In Schweden, das eine der höchsten Prostatakrebssterblichkeitsziffern der Welt aufweist, werden wenig PSA-Untersuchungen durchgeführt. Wenn bei einem Mann in Schweden Prostatakrebs diagnostiziert wird, beträgt die Wahrscheinlichkeit, daß er daran sterben wird, fünfzig Prozent!

Wie gut eignet sich PSA als Krebsmarker?

Die meisten Experten sind sich darin einig, daß PSA im Moment der stärkste Tumormarker ist, auf den die Onkologie zurückgreifen kann. E. David Crawford: »Werfen wir einen Blick auf die Mammographie – wenn bei einer Frau ein abnormales Mammogramm vorliegt, besteht eine zwanzigprozentige Wahrscheinlichkeit, daß sie Krebs hat. Bei einem Mann mit einem abnormen PSA-Wert und einem verdächtigen Befund bei der rektalen Tastuntersuchung beträgt die Wahrscheinlichkeit, daß er Prostatakrebs hat, fünfzig Prozent. Der PSA-Test zusammen mit der Tastuntersuchung des Rektums ist ebensogut, wenn nicht noch besser als eine Mammographie. PSA ist der beste, wichtigste Tumormarker, der uns im Jahr 1999 zur Verfügung steht. Er ist gut für das Aufdecken von Prostatakrebs und für dessen Verfolgung. Und er wird immer besser.« William Catalona ergänzt: »Vor dem PSA-Test hatten siebzig bis achtzig Prozent der Männer unheilbaren Krebs. Jetzt, mit dem PSA-Test, ist der Krebs bei siebzig Prozent der Männer unter dem Schwellenwert von 4,0 und bei achtzig Prozent der Männer unter dem Schwellenwert von 2,5 heilbar.«

Das klingt sehr überzeugend, doch es ist immer noch kein endgültiger Beweis. Wissenschaftler erinnern oft daran, daß PSA nach wie vor nur ein Marker ist und kein wirkliches Ergebnis. Die Wahl liegt nun bei Ihnen. Die PSA-Untersuchung allein mag als Argument nicht stark genug sein, doch wenn man sie mit einem Schutzprogramm kombiniert und gleichzeitig die PSA-Werte verfolgt, dann ist, so meine ich, PSA eine großartige Möglichkeit, die eigenen Fortschritte zu überwachen.

Ergänzende Tests

Ein erhöhter PSA-Wert muß nicht gleich bedeuten, daß man Prostatakrebs hat. Es kann andere Erklärungen dafür geben, zum Beispiel das Alter, eine benigne Prostatahyperplasie (BPH) oder sogar eine Infektion. Eine gleichzeitig mit der PSA-Messung durchgeführte Tastuntersuchung des Rektums gibt Aufschluß darüber, welche Bedeutung dem PSA-Wert zukommt; zudem wurde eine Reihe von Bestätigungstests entwickelt, mit denen die diagnostische Genauigkeit des PSA-Tests verschärft wird und die einem Ängste nehmen und unnötige Biopsien verhindern können. Ziel dieser Tests ist es, bei Männern in der PSA-Grauzone zwischen vier und zehn zu klären, wo wirklich ein höheres Krebsrisiko vorliegt und wo nicht. Wie gesagt, diese Tests können einem eine Biopsie ersparen.

PSA-Dichte: Die PSA-Dichte gibt Aufschluß über die PSA-Menge je Milliliter Prostatavolumen. Die Ursache für erhöhtes PSA könnte nämlich auch eine große Prostata sein. So führt beispielsweise BPH, die benigne Prostatahyperplasie, zu einer Prostatavergrößerung und vermehrtem PSA. Die PSA-Dichte ist, wie oben gesagt, die Korrelation zwischen PSA-Spiegel und Größe der Prostata, welche wiederum mitels einer Ultraschalluntersuchung festgestellt wird. Bei einer größeren Prostata kann der PSA-Spiegel also höher liegen, ohne deshalb gleich abnorm zu sein. Insgesamt ist das Prostatakrebsrisiko höher, wenn die PSA-Dichte mehr als 0,15 beträgt. Sollte diese unter 0,15 liegen beziehungsweise so bleiben, besteht keine Indikation für eine Biopsie.

Altersspezifische PSA-Grenzwerte: Da die Prostata mit dem Alter wächst und eine größere Prostata auch mehr PSA bedeutet, wurden für jede Altersgruppe eigene Grenzwerte herausgearbeitet. Die nachstehende Tabelle zeigt die allgemein anerkannte Obergrenze für die dem jeweiligen Alter entsprechenden Normalwerte. Joseph Oesterling von der Universität Michigan hat diese Tabelle entwickelt. Wenn Sie innerhalb des entsprechenden Grenzwerts liegen, so rät er von einer Biopsie ab (siehe Anhang Fünf).

Obere PSA-Grenzwerte nach Alter und Ethnie

Alter	Weiße	Schwarze	Asiaten
40–49	2,5 ng/ml	2 ng/ml	2 ng/ml
50–59	3,5 ng/ml	4 ng/ml	3 ng/ml
60–69	4,5 ng/ml	4,5 ng/ml	4 ng/ml
70–79	6,5 ng/ml	5,5 ng/ml	5 ng/ml

Freies PSA: Laut William Catalona, der bei der Entwicklung des Tests zur Bestimmung des freien PSA mitwirkte, hat dieser die gleiche Funktion wie die Cholesterintests, die eine Unterscheidung zwischen »gutem« und »schlechtem« Cholesterin vornehmen und es Ärzten ermöglichen, das Risiko für Herzkrankheiten präziser einzuschätzen. Catalona betont jedoch, daß der Test auf freies PSA nur bei Männern weiterhilft, deren Werte zwischen 2,5 und zehn liegen: »Bei einem Wert unter 2,5 ist das Krebsrisiko sehr gering und das freie PSA äußerst schwer zu messen, und bei einem PSA-Wert über zehn sollte auf jeden Fall eine Biopsie gemacht werden.« Der Test auf freies PSA ist inzwischen von der amerikanischen Lebens- und Arzneimittelbehörde zugelassen (und auch in Deutschland verfügbar).

Freies PSA bedeutet folgendes: PSA findet sich in zweierlei Formen im Blut, zum einen frei treibend, zum anderen an einen Träger gekoppelt. Letzteres bezeichnet man als »gebundene« oder komplexe Form.

Der Standard-PSA-Test unterscheidet nicht zwischen den beiden. Es ist jedoch so, daß die gebundene Form bei Prostatakrebs häufiger zu finden ist. Der Test auf freies PSA ermöglicht eine Unterscheidung. Bei einem nur leicht erhöhten PSA-Wert könnte ein zusätzlicher Test auf freies PSA eine Biopsie vermeiden helfen. Wenn beispielsweise zwei Männer einen PSA-Wert von sechs haben, so wird bei demjenigen, dessen PSA-Anstieg auf Krebs zurückzuführen ist, nur sehr wenig freies PSA zu finden sein, während bei dem, dessen erhöhter Wert auf einer benignen, also gutartigen Prostatavergrößerung beruht, der größere Teil des PSA in freier Form vorliegt. Catalona: »Wenn der Test auf freies PSA zeigt, daß mehr als fünfundzwanzig Prozent des PSA in der freien Form auftritt, so wissen wir, daß die Wahrscheinlichkeit, bei einer Biopsie auf Krebs zu stoßen, bei acht Prozent liegt. Weist der Test weniger als zehn Prozent des PSA in der freien Form aus, können wir davon ausgehen, daß wir bei einer Biopsie mit sechzigprozentiger Wahrscheinlichkeit Krebs finden werden.«

PSA-Anstiegsgeschwindigkeit: Damit bezeichnet man die Rate, mit der sich das PSA im Lauf der Zeit verändert. Bei der Baltimore-Längsschnitt-Altersstudie stellte sich heraus, daß bei einem PSA-Anstieg um mehr als 0,75 ng/ml jährlich dieser Anstieg mit größerer Wahrscheinlichkeit auf Krebs zurückzuführen war als auf eine benigne Prostatahyperplasie. Wenn Sie Ihr PSA über die Jahre hinweg sorgfältig beobachten, kann Ihnen dies sehr gut Aufschluß darüber geben, wann die Situation problematisch wird.

Doch dazu benötigen Sie die Hilfe eines Experten, denn im Fall von sehr niedrigen PSA-Werten kann es schwierig sein, den Trend zu verfolgen. Peter Carroll von der Universität von Kalifornien in San Francisco setzt hier eine Zunahme von 0,4 ng/ml oder mehr jährlich an.

MR(= Magnetresonanz)-Spektroskopie: Dieses Verfahren wird jetzt auch zur Beobachtung von Patienten mit Prostatakrebs eingesetzt. Von einer Standard-Magnetresonanzbildgebung unterscheidet es sich dadurch, daß es auf die Tumoraktivität abzielt. Befürworter dieser Untersuchungsmethode führen ins Feld, daß sich bei den Patienten, die sich einer Ernährungstherapie unterzogen, bei der MR-Spektroskopie ein wesentlich besseres Bild zeigte als bei den Patienten in der Kontrollgruppe. Kritiker dagegen halten die MR-Spektroskopie für notorisch unzuverlässig. Walsh zeigte mir Abbildungen von den Ergebnissen zweier Männer, die auf ein großes Tumorvolumen und auf eine Ausbreitung des Krebses außerhalb der Prostata schließen ließen. Doch in beiden Fällen zeigte sich bei der Operation, daß der Tumor

sehr klein war. Mit anderen Worten, das Bild hatte eine maßlos über-
triebene Tumorgröße wiedergegeben.

Ultraschall: Auch Farbultraschall kann Ärzten dabei helfen, über die
Wahrscheinlichkeit eines Krebsbefalls zu entscheiden. Ultraschall-
Verfechter führen an, diese Technik habe seit den achtziger Jahren
sprunghafte Fortschritte gemacht: »Farb-Doppler-Sonographien haben eine enorm hohe Sensitivität«, so Fred Lee vom Crittenton-Krankenhaus in Rochester, Michigan. Man erhält wunderbare Bilder von
der Struktur der Prostata. Auf Ultraschallbildern »blitzen« einem die
kleinen Krebszellen geradezu farbig entgegen. Heutzutage arbeiten
nahezu hundert Prozent der Ultraschallgeräte mit dem Farb-Dopp-
ler-Verfahren, mit dem man neue Blutzufuhrwege für den Krebs erkennen kann. Auch kleine Krebswucherungen durchbrechen die Nor-
malstruktur der Prostata. »Wir liegen zu fünfzig Prozent richtig. Falls
neue Blutgefäße vorhanden sind und sich die Prostatastruktur verändert hat, schnellt der positive Vorhersagewert auf fünfundsiebzig Prozent hoch. Achtunddreißig Prozent der Biopsien könnten vermieden
werden, wenn man diese neuen, verblüffenden Ultraschallgeräte richtig einsetzt. Wenn man den PSA-Grenzwert bei 2,5 oder drei ansetzt,
diagnostiziert man mehr okkulte Tumoren – das bedeutet, daß womöglich mehr Patienten mit okkultem Krebs operiert werden.«
Nach Ansicht von Crawford beispielsweise werden diese Sonogra-
phien jedoch überschätzt; Sie sollten daher mit Ihrem Urologen darüber sprechen, welche Anschlußuntersuchungen in Ihrem Fall angebracht sind.

**Gibt es irgendwelche Nachteile bei der Beobachtung eines Krebses
durch die Verfolgung der PSA-Werte?**
Theoretisch gibt es einen Nachteil für diejenigen Männer, die bereits
Prostatakrebs haben und durch eine Diät, Umstellung der Lebensweise, Ergänzungsmittel oder Medikamente versuchen, diesen im Zaum
zu halten. Sehen wir uns an, was schlimmstenfalls passieren könnte:
Es bestehen Befürchtungen, der Krebs könne während des Weiter-
wachsens »widerstandsfähiger« und folglich schwerer behandelbar
und aggressiver werden. Das ist natürlich ein wichtiger Punkt. Desgleichen meinen Kritiker der PSA-Verfolgung, daß *vor* einer Operation ein sinkender PSA-Wert das Tumorwachstum verschleiern und
einen fälschlich in Sicherheit wiegen könnte. Der größte Einwand gegenüber einer Senkung des PSA durch Ernährung oder schützende
Medikamente lautet jedoch, daß PSA vielleicht gar kein *richtiger*
Marker für die Wirksamkeit von Vorbeugungsmaßnahmen sein könn-

te. Im wesentlichen stellt sich also die Frage, ob eine Behandlung, egal welche, *selektiv* das Wachstum der schlimmsten Krebszellen fördern könnte, während es die sanfteren im Zaum hält und sich der Tumor dann folglich schwerer behandeln läßt.

Beobachtendes Abwarten: Kann ein Krebs auch wachsen, ohne daß sich dies durch einen PSA-Anstieg manifestiert?

Es gibt solide erste Beweise dafür, daß ein gesunkener PSA-Wert einen Rückgang des Krebses signalisiert, doch diese Ansicht wird nicht von allen geteilt. Patrick Walsh argumentiert, ein niedrigerer PSA-Wert aufgrund einer ernährungsspezifischen oder medikamentösen Therapie könne schlicht darauf zurückzuführen sein, daß nun das normale Prostatagewebe weniger PSA produziere, und müsse somit nicht bedeuten, daß sich das Krebswachstum in irgendeiner Weise verlangsamt habe. Zusätzlich führt er an, daß in der Baltimore-Alters-Längsschnittstudie bei fünfundzwanzig Prozent der Männer der Krebs weiter wuchs, obwohl die PSA-Werte stabil blieben. Er meint, kontrolliertes Zuwarten könnte sich als eine Falle entpuppen, selbst wenn die Männer eine strikte Diät einhielten.

Natürlich möchte man unter allen Umständen verhindern, daß ein heilbarer Tumor zu einem unheilbaren wird. Jetzt sagen Sie sich vermutlich, daß ich mit gespaltener Zunge rede – erst erzähle ich Ihnen, wie wichtig es sei, die PSA-Werte zu verfolgen, und dann behaupte ich, das funktioniert womöglich doch nicht so ideal! Nun, der wesentliche Punkt ist folgender: Wenn Sie Ihre PSA-Werte verfolgen, dann bringen Sie sich nicht in eine Situation, in der Ihr Krebs weiter wächst, bis er nicht mehr geheilt werden kann. Allerdings geben auch die größten Befürworter der PSA-Beobachtung zu, daß es sich hier bisher lediglich um eine Theorie handelt, die erst noch stringent untermauert werden muß. Und es könnte tatsächlich die Möglichkeit bestehen, daß ein aggressiverer Tumor weiter wachsen könnte, ohne daß sich das in einer Veränderung der Werte spiegelt.

PSA als Mittel zur Krebsbekämpfung

Kürzlich veröffentlichten Forscher der Biotechnik-Firma EntreMed im *Journal of the National Cancer Institute* einen Artikel, in dem sie anklingen ließen, der Körper würde PSA zur Krebsbekämpfung einsetzen, da PSA die Angiogenese hemmt, also die Bildung neuer Blutgefäße, die es dem Tumor ermöglichen zu wachsen. Dieser Artikel warf die Frage auf, ob die gegenwärtig üblichen Tests und die Behandlungsversuche, die auf eine PSA-Senkung abzielen, überhaupt sinnvoll sind, wenn PSA tatsächlich krebsbekämpfend wirkt.

Hat dies Auswirkungen auf den Nutzen von PSA als Instrument der Vorsorgeuntersuchung?

Experten machen darauf aufmerksam, die Ergebnisse aus der Studie seien noch vorläufig und hätten daher keine Implikationen für PSA-Tests oder Bestrebungen, den PSA-Wert zu senken. William Catalona von der Fakultät für Medizin der Universität Washington in St. Louis meint dazu: »Diese Studie wird sich nicht auf die PSA-Vorsorgeuntersuchung auswirken, da die Ergebnisse für dieses Thema nicht wirklich relevant sind. Die Verfolgung des PSA-Werts soll einen Zusammenhang zwischen einem hohen PSA und dem Prostatakrebsrisiko sichtbar machen; das hat nach wie vor Gültigkeit. Die in der Studie festgestellte tumorbekämpfende Aktivität hat kein wirkliches Gewicht, da diese mit astronomisch hohen PSA-Mengen erzielt wurde, zehn- bis fünfzehntausendmal höher, als man sie normalerweise beim Menschen findet.« Und Crawford äußert: »Die Studie ist kein Argument gegen PSA-Tests. Wir wissen: Je höher der PSA-Wert, desto wahrscheinlicher liegt Krebs vor. Unsere Studien mit Männern mit fortgeschrittenem Prostatakrebs zeigten, daß der Mann um so kürzer leben wird, je höher sein PSA ist. In einer unserer Studien sahen wir uns die anfänglichen PSA-Werte von Männern an, bei denen Prostatakrebs mit Metastasenbildung im fortgeschrittenen Stadium diagnostiziert worden war, und fanden heraus, daß ein Mann, dessen PSA bei Diagnosestellung unter fünfzig war, im Durchschnitt noch vier Jahre überlebte, bei einem PSA zwischen fünfzig und hundert waren es 2,6 Jahre und bei einem PSA über hundert 2,3 Jahre.« »Es ist falsch zu glauben, es würde einem Vorteile bringen, das PSA steigen zu lassen, denn ein hohes PSA ist ein Indikator dafür, daß der Krebs nicht unter Kontrolle ist«, so Christopher Logothetis vom M.-D.-Anderson-Krebszentrum in Houston. Und Neil Fleshner von der Universität Toronto meint dazu: »Wir wissen beispielsweise, daß eine Hormontherapie zu PSA-Abbau führt und das Leben verlängert. Damit ist der Versuch, das PSA zu senken, ein immer noch gültiger Ansatz!«

PSA-*Beobachtung: Praktische Hinweise*

Wie kann ich PSA-Werte vergleichbar machen?

Die PSA-Werte können so stark variieren, daß man leicht Angst bekommen kann. Die Unterschiede von Test zu Test sind groß genug, um gelegentlich Ausschläge des PSA-Spiegels nach oben oder unten zu verursachen. Die Werte können zwischen fünfzehn und zwanzig Prozent differieren, wie es auch in der Frühzeit der Cholesterintests der Fall war. Die Ursache hierfür sind biologische Schwankungen. Man kann versuchen, diese zu reduzieren und den Test damit aussagefähiger zu machen. Dean Ornish gelang es, die Schwankungen bei seinen Tests auf fünf Prozent zu reduzieren, indem er sich eines Spitzenlabors an einem größeren Universitäts-Krebszentrum bediente. Die meisten größeren Krebsinstitute, die sich an der Prostatakrebsforschung beteiligen, haben sehr präzise arbeitende Labors. Sie könnten Ihren Arzt bitten, Ihr PSA an ein solches Labor zu schicken oder an ein anderes Labor, das der Arzt aufgrund stabiler, verläßlicher Ergebnisse empfehlen kann. Sie sollten möglichst immer dasselbe Fabrikat und dasselbe Labor benutzen und sich vorher immer an die von Ihrem Arzt empfohlenen Maßnahmen halten, damit die Auswertung nicht verfälscht wird (siehe Anhang Fünf).

Da Sie im Sinne dieses Buchs Ihr PSA über die Zeit hinweg verfolgen sollten, sind exakte, konsistente Ergebnisse entscheidend. Peter Carroll bestätigt, daß eine PSA-Beobachtung schwierig sein kann, da, um zuverlässige Aussagen zu bekommen, Informationen über die PSA-Werte über viele Monate hinweg benötigt werden. Doch wenn man das tatsächlich macht und möglichst viele Punkte »absteckt«, kann dieser Test von großem Nutzen für Sie sein. Wenn Sie je Aktienkurse verfolgt haben, so wissen Sie, daß die Daten weniger Wochen nicht viel sagen. Um wirkliche Trends zu sehen, muß man sie über lange Zeiträume hinweg beobachten. Dasselbe gilt für den PSA-Wert.

Noch ein letzter Ratschlag: Wenn Sie sich für ein Schutzprogramm entschließen, das eine Umstellung von Ernährung und Lebensweise sowie die Einnahme von Medikamenten oder Ergänzungsmitteln umfaßt, werden Sie wahrscheinlich in den ersten Wochen einen PSA-Rückgang feststellen. Dieser ist vermutlich nicht auf eine Abnahme der Tumoraktivität zurückzuführen, sondern darauf, daß das normale Prostatagewebe weniger PSA produziert. Nehmen Sie Ihren neuen, niedrigeren PSA-Spiegel als Ausgangspunkt und beobachten Sie auf dieser Grundlage etwaige Veränderungen der PSA-Anstiegsgeschwindigkeit. Wenn Ihr Wert innerhalb des Normalbereichs liegt, jedoch schnell steigt, oder wenn er höher als zwei ist, sollten Sie mit Ihrem Urologen darüber sprechen, ob Sie Ihr PSA häufiger auswerten lassen sollten.

Reagiert das PSA vorteilhaft auf eine Diät, eine Umstellung der Lebensweise oder eine medikamentöse Therapie?

Die Antwort lautet Ja! Wie Sie gleich sehen werden, wurde bei einigen Studien tatsächlich ein PSA-Rückgang als Reaktion auf die folgenden Faktoren gemessen:

Lycopin: Durch Lycopin ging bei einer Gruppe von Männern mit Prostatakrebs das PSA um fünfzehn Prozent zurück. Bei der Kontrollgruppe hingegen kam es zu einer fünfzehnprozentigen Krebs*zunahme*.

Ballaststoffe: In einer Studie zeigten Ballaststoffe tatsächlich ihr erstaunliches Vermögen, den PSA-Spiegel zu senken. Als Neil Fleshner, Uro-Onkologe und Lehrbeauftragter an der Universität Toronto, und seine Mitarbeiter die Wirkung von Ballaststoffen auf den PSA-Spiegel untersuchten, fanden sie heraus, daß eine direkte Reaktion erfolgte: Bei Männern, die mehr lösliche Ballaststoffe aßen, sank der PSA-Spiegel um zehn Prozent – ein bemerkenswerter Rückgang! Hier Einzelheiten zu der Studie:

Es war ein kleiner randomisierter Versuch mit zwei Gruppen von je vierzehn Männern. Dabei handelte es sich um gesunde Männer zwischen vierzig und sechzig – Männer, deren PSA-Spiegel bereits ziemlich niedrig war. Vier Wochen lang bekam die eine Gruppe achtzehn Gramm lösliche Ballaststoffe pro Tag, die andere dreiundfünfzig Gramm unlösliche. Nach einer zweiwöchigen Pause erhielt die erste Gruppe dreiundfünfzig Gramm unlösliche Ballaststoffe und die zweite achtzehn Gramm lösliche Ballaststoffe täglich. Die Ergebnisse zeigten einen zehnprozentigen PSA-Rückgang bei jeweils der Gruppe, die lösliche Ballaststoffe aß. Unlösliche Ballaststoffe wirkten sich nicht auf das PSA aus. Fleshner: »Wir wissen nicht, welche Wirkung Ballaststoffe bei Männern haben, die bereits krebskrank sind oder deren PSA-Werte hoch liegen, da wir solche Männer nicht untersucht haben. Die Studie zielte ursprünglich darauf ab herauszufinden, wie Ballaststoffe sich auf die Lipide im Blut auswirken, und da wir das Blut schon mal hatten, machten wir den PSA-Test – es handelt sich hier also nur um eine Nebenbeobachtung. Trotzdem ist es eine reale Beobachtung.« Wesentlich ist, daß es *lösliche* Ballaststoffe sein müssen.

Diese finden sich in Hafer, Reiskleie, bestimmten Gemüsesorten wie Rosenkohl und Karotten, den meisten Bohnensorten, auch Sojabohnen, einigen Früchten wie Äpfeln und Orangen sowie in Trockenobst. Lösliche Ballaststoffe interagieren mit den Verdauungssäften und saugen Wasser auf, so daß man sich voll fühlt. Unlösliche Ballaststoffe – enthalten in Lebensmitteln wie Weizenkleie, Vollwertgetreide, Obst und Gemüse – beschleunigen die Passage der Nahrung in den Darm, wodurch das Essen in kürzerer Zeit verdaut wird.

Genistein: Neuerliche Studien ergaben, daß Genistein (der wichtigste Sojabestandteil) den PSA-Spiegel beeinflussen kann. Xiao-Ya Sun vom Nationalen Krebsinstitut untersuchte Prostatakrebszellen aus Lymphknoten, um festzustellen, ob Genistein sich auf die PSA-Synthese auswirkte. Dabei entdeckte sie, daß Genistein die PSA-Produktion hemmte und weniger PSA freigesetzt wurde.

Fettarme Ernährung: Dan Nixon von der Amerikanischen Gesundheitsstiftung berichtete mir, durch eine fettarme Ernährung könne das PSA tatsächlich sinken.

Medikamente und Ergänzungsmittel: In Anhang Zwei finden Sie Erläuterungen zu Medikamenten, die den PSA-Spiegel senken können: Finasterid, Exisulind und PC-SPES.

Streßabbau: Starker Streß und geringer sozialer Rückhalt werden laut Arthur A. Stone und seinen Kollegen von der Staatlichen Universität New York in Stony Brook mit einem höheren PSA-Spiegel in Zusammenhang gebracht. In der Ausgabe vom September 1999 der Zeitschrift *Health Psychology* berichten sie über ihre Studie mit dreihundertachtzehn Männern. »Bei Männern, die unter hohem Streß standen, war die Wahrscheinlichkeit erhöhter PSA-Spiegel mehr als dreimal so hoch wie bei Männern mit wenig Streß. Ähnlich war es mit dem sozialen Rückhalt: War der gering, so war die Wahrscheinlichkeit eines hohen PSA-Spiegels fast doppelt so hoch wie bei Männern mit starkem sozialen Rückhalt.« In präklinischen Versuchen fanden die Wissenschaftler heraus, daß der PSA-Spiegel sank, wenn mit einer Diät und körperlicher Aktivität auch Streßabbau einherging. Ohne Streßabbau erfolgte jedoch kein PSA-Rückgang.

Ein Programm, das die Gesamtlebensweise umfaßt

Vorläufige Ergebnisse aus einem laufenden Programm, das die gesamte Lebensweise einschließt und aus Diät, körperlicher Aktivität und Streßabbau besteht, zeigen ein Abfallen des PSA bei Männern mit Prostatakrebs. Doch dies erfolgt nur bei den Männern, die sich zu mindestens neunzig Prozent an alle drei Maßnahmen halten. In der Kontrollgruppe hingegen stiegen die PSA-Werte weiter.

Eine Gewissensfrage

Bevor Sie mit den PSA-Tests beginnen, sollten Sie über ein wichtiges ethisches Kriterium nachdenken: Wie alle medizinischen Tests muß auch dieser Test potentielle vorteilhafte Folgen haben. Um es frei heraus zu sagen: Was haben Sie bei diesem Test zu gewinnen? Der Nutzen könnte in einer psychologischen Beruhigung darüber liegen, daß Sie keinen Krebs haben, oder in einer frühzeitigen Operation, die zur Heilung führt. Doch der Test könnte auch psychologisch negative Wirkungen haben, sofern er uneindeutige Ergebnisse zeitigt oder wenn eine womöglich unnötige Operation bleibende Nebenwirkungen nach sich zieht. Doch der PSA-Test könnte Sie auch vor einer möglichen Gefahr warnen, so lange noch Zeit dazu ist, Ihre Ernährung und Lebensweise umzustellen und Ihre Fortschritte zu verfolgen.

Anhang Vier
Hinweis für Männer
mit Altersdiabetes

Wenn ein hoher Insulinspiegel so schädlich ist, warum haben Diabetiker dann nicht ein besonders hohes Prostatakrebsrisiko? Für diejenigen unter Ihnen, die an Diabetes leiden, hier die Antwort: Während die Insulinresistenz und ihre Begleiterscheinungen – hoher Insulin-, Glukose- und Serumlipidspiegel – das Prostatakrebsrisiko steigen lassen können, sobald man die Krankheit erst einmal hat, wird das Risiko am Schluß geringer. Eine schwedische Prospektivstudie ergab, daß das Prostatakrebsrisiko im ersten Erkrankungsjahr um das Dreifache stieg, doch im Laufe der Zeit allmählich wieder sank, und zehn Jahre nach Diagnosestellung lag die Wahrscheinlichkeit bei Männern mit Diabetes, an Prostatakrebs zu erkranken, um fünfzig Prozent niedriger.[1] In einer anderen Studie untersuchte Edward Giovannucci mit seinen Kollegen aus Harvard in der Anschlußstudie über die Angehörigen von Gesundheitsberufen den Zusammenhang zwischen Diabetes und Prostatakrebs und fand heraus, daß das Prostatakrebsrisiko bei Männern, die bereits über fünf Jahre Diabetes hatten, sank. Bei den von Giovannucci und seinem Team überprüften Fällen handelte es sich größtenteils um Männer mit Altersdiabetes, das heißt Diabetes, der nach dem vierzigsten Lebensjahr aufgetreten war. Giovannucci entdeckte, daß das Prostatakrebsrisiko in den ersten fünf Jahren der Diabeteserkrankung leicht stieg, nämlich um das 1,24-fache, in den folgenden fünf Jahren auf 0,66 sank und sich bei Männern, bei denen der Ausbruch der Erkrankung mehr als zehn Jahre zurücklag, um beinahe die Hälfte reduzierte. Wie kann das sein? Man würde doch erwarten, daß Männer mit Altersdiabetes ein höheres Risiko hätten. Nun, das *haben* sie auch während der Zeit, in der ihr Insulinspiegel hoch ist, doch mit dem Fortschreiten der Krankheit sinkt dieser wieder.

Zwar wird im vordiabetischen Stadium, der sogenannten Insulinresistenz, sehr viel Insulin produziert, doch sobald ein Mann zum Diabetiker geworden ist, kann die Bauchspeicheldrüse nicht mehr soviel

Insulin erzeugen, wie der Körper benötigt, und die Insulinreaktion fällt beträchtlich ab. Und wenn Insulin das Prostatakrebsrisiko steigert, dann würde weniger Insulin ein vermindertes Risiko bedeuten. Weniger Insulin bedeutet auch weniger insulinähnliche Wachstumsfaktoren IGF-1, und da auch diese wiederum mit einem erhöhten Risiko in Zusammenhang gebracht werden, wäre ein niedrigerer IGF-1-Spiegel ein Schutzfaktor.[2] Studien haben gezeigt, daß Diabetiker auch weniger Testosteron aufweisen, und da auch Testosteron mit einem erhöhten Prostatakrebsrisiko verknüpft ist, könnte ein Absinken des Testosterons dieses ebenfalls senken. Weshalb genau bei Diabetes weniger Testosteron produziert wird, ist ungewiß; in Tierversuchen zeigte sich, daß bei Diabetes weniger Leydig-Zwischenzellen in den Hoden auftreten – in diesen Zellen wird Testosteron gebildet – und damit weniger Testosteron in den Blutkreislauf gerät.

Zwar scheint Insulin die offensichtlichste Erklärung für das verminderte Prostatakrebsrisiko bei Diabetikern zu sein, doch gibt es ebenfalls eine Hypothese, nach welcher die Umstellungen im Leben eines Diabetikers, beispielsweise in der Ernährung, oder die medikamentöse Behandlung die Ursachen für den Rückgang des Prostatakrebsrisikos sein könnten.

Anhang Fünf
Hinweise zur Situation in Deutschland

Zu S. 42: Für Patienten mit koronarer Herzkrankheit bezahlen die deutschen Krankenkassen z. B. die Teilnahme an einer Koronarsportgruppe, sofern der behandelnde Arzt die Notwendigkeit bescheinigt.

Zu S. 64 und S. 69: In Deutschland erhalten Sie in Naturkostläden und Reformhäusern ebenfalls viele Lebensmittel auf Sojabasis. Da hierzulande die Debatte um gentechnisch veränderte Erzeugnisse offensichtlich einen anderen Stellenwert hat als in den USA, wird z. B. von dem größten deutschen Tofu-Hersteller, der Firma Taifun in Freiburg/Br., ausdrücklich garantiert, daß die von ihnen verwendeten Sojabohnen aus regionalem Bio-Anbau stammen und nicht genmanipuliert sind. Nähere Informationen sind über die Homepage der Firma, www.taifun-tofu.com, erhältlich.

Zu S. 83: Als deutschsprachige Internetadresse kann empfohlen werden: www.urologenportal.de. Dies ist die Homepage der Deutschen Gesellschaft für Urologie (DGU), auf der auch der Laie gute Informationen und Links finden kann.
   Informationen sind auch über die Homepage der Deutschen Krebsgesellschaft e.V zu erhalten: www.Krebsgesellschaft.de.

Zu S. 241: Die gesetzlichen Krankenkassen in Deutschland tragen die Kosten für einen PSA-Test im Rahmen der jährlichen Krebsvorsorge ab 45 Jahren ebenfalls nicht, es sei denn, es besteht Verdacht auf Prostatakrebs.. Bezahlt wird lediglich eine rektale Untersuchung der Prostata. Die Kosten für den PSA-Test liegen nach der Gebührenordnung für Ärzte bei ca. 20 Euro. Im Rahmen der Vorsorge kann ein Patient sein PSA als Privatleistung bestimmen lassen. Bei pathologischen Befunden zahlt die Krankenkasse weitere Bestimmungen.
   Auf dem Jahreskongreß der Deutschen Gesellschaft für Urologie im September 2001 wurde im Rahmen einer Konsensuskonferenz die

jährliche Abklärung ab 45 Jahren bei familiärer Belastung (sonst ab 50 Jahren) empfohlen. Für die nahe Zukunft bestehen aufgrund leerer Kassen wohl nur geringe Chancen, daß der PSA-Test von den gesetzlichen Kassen übernommen wird.

Zu S. 272: PC-SPES scheint eine gewisse Wirksamkeit (aber auch Nebenwirkungen) beim Prostatakarzinom zu haben. Für eine endgültige Beurteilung müssen noch weitere Studien abgewartet werden.

Im Internet kann man weitere Informationen über www.pc-spes.com und www.med-pro.org erhalten. Ansonsten gilt auch in Deutschland, daß es sich um kein Medikament handelt. Die Kosten liegen bei den in den Studien getesteten Dosierungen bei ca. 500 Euro im Monat. Diese müssen vom Patienten selbst getragen werden.

Zu S. 277: Das Caverject-System wird auch in Deutschland angewandt. Die Substanz heißt Alprostadil. Diese wird in Deutschland neben Caverject auch als Viridal angeboten. Allgemein spricht man von der Schwellkörperinjektionstherapie.

Viagra ist der Markenname für den Wirkstoff Sildenafil. Seit kurzem ist in Deutschland auch Apomorphin SL in Tablettenform (Ixense und Uprima) zur Behandlung der erektilen Dysfunktion zugelassen.

Zu S. 283: Auch hier kann wieder auf die deutschen Internetadressen www.urologenportal.de und www.Krebsgesellschaft.de verwiesen werden.

Zu S. 292: In vielen Naturkostläden und Reformhäusern erhalten Sie inzwischen als Ersatz für Schokolade- und Kakaoprodukte Carob (Johannisbrotkernmehl) sowohl als Pulver als auch in gepreßter (Riegel-) Form. Vor allem für Allergiker, die keine Kakaoprodukte verzehren dürfen, stellt Carob einen guten Ersatz dar.

Zu S. 338: Nach den aktuellen Leitlinien der Deutschen Gesellschaft für Urologie wird weiterhin ein Grenzwert von 4 ng/ml angenommen; der alterskorrigierte Grenzwert wird nicht empfohlen.

Prof. Wirth, Ordinarius für Urologie an der Universität in Dresden, vertrat allerdinigs auf dem DGU-Kongreß 2001 die Meinung, einen Grenzwert von 3 ng/ml neu festzulegen, um dadurch vor allem mehr Frühkarzinome zu entdecken.

Zu S. 343: Das Problem der Schwankungen der PSA-Werte aufgrund unterschiedlicher Qualitätsstandards der Labortests trifft in Deutschland in diesem Ausmaß nicht zu. Die hier durchgeführten Tests sind sehr zuverlässig und unterliegen einer einheitlichen Qualitätssicherung. Richtig ist jedoch, daß bei der PSA-Verlaufskontrolle dasselbe PSA-Bestimmungsverfahren (nicht unbedingt dasselbe Labor) benutzt werden sollte, um eine Vergleichbarkeit der Werte zu ermöglichen.

Anmerkungen

Einleitung

1 Erkrankungs- und Sterblichkeitsziffern übernommen aus *SEER Cancer Statistics Review,* 1973–96.
2 M. Korda, *Man to Man,* New York: Vintage Books, 1997, S. 8.
3 A. I. Neugut, D. J. Rosenberg, H. Ahsan, et. al., »Association Between Coronary Heart Disease and Cancers of the Breast, Prostate and Colon«, *Cancer Epidemiology, Biomarkers and Prevention* 7, Nr. 10 (Oktober 1998): 869–73.
4 M. Sigurdsson, S. Thorlacius, J. Tomasson, et al., »BRCA2 Mutation in Icelandic Prostate Cancer Patients«, *Journal of Molecular Medicine* 75, Nr. 10 (Oktober 1997): 758–61.
5 C. Rodriguez, E. E. Calle, L. M. Tatham, et al., »Family History of Breast Cancer as Predictor for Fatal Prostate Cancer«, *Epidemiology* 9, Nr. 5 (September 1998): 525–9.
6 N. Walach, I. Novikov, I. Milievskaya, et al., »Cancer Among Spouses: Review of 1995 Couples«, *Cancer* 82 (1. Januar 1998): 180–5.

Teil Eins: Eine ernährungsbedingte Krankheit

1 M. J. Hill, »Nutrition and Human Cancer«, *Annals of the New York Academy of Science* 833 (29. Dezember 1997): 68–78.
2 Nutrition and Prostate Cancer: A Monograph from the CaP CURE Nutrition Project, 3. Auflage, Januar 1999, S. 4.
3 Ebd., S. 7.

Teil Zwei: Nahrungsmittel

Soja

1 J. R. Herbert, T. G. Hurley, B. C. Olendzki, et al., »Nutritional and Socioeconomic Factors in Relation to Prostate Cancer Mortality: A Cross-National Study«, *Journal of the National Cancer Institute* 90, Nr. 21 (4. November 1998): 1637–47.

Fette

1 R. Hayes, »Dietary Factors and Risk for Prostate Cancer Among Blacks and Whites«, *Cancer Epidemiology, Biomarkers and Prevention* (Januar 1999).
2 E. Giovannucci, E. B. Rimm, G. A. Colditz, et al., »A Prospective Study of Dietary Fat and Risk of Prostate Cancer«, *Journal of the National Cancer Institute* 85, Nr. 19 (6. Oktober 1993): 1571–9.
3 J. Ghosh, C. E. Myers, »Inhibition of Arachidonate 5-Lipoxygenase Triggers Massive Apoptosis in Human Prostate Cancer Cells«, *Proceedings of the National Academy of Sciences of the U.S.A.*, Nr. 22 (27. Oktober 1998): 13182–7.
4 P. A. Godley, M. K. Campbell, P. Gallagher, et al., »Biomarkers of Essential Fatty Acid Consumption and Risk of Prostatic Carcinoma«, *Cancer Epidemiology, Biomarkers and Prevention* 5, Nr. 11 (November 1996): 889–95.
5 S. Harvei, K. S. Bjerve, S. Tretli, et al., »Prediagnostic Level of Fatty Acids in Serum Phospholipids: Omega-3 and Omega-6 Fatty Acids and the Risk of Prostate Cancer«, *International Journal of Cancer* 71, Nr. 4 (16. Mai 1997): 545–51.

Antioxidantien

1 In einer Studie führte die Androgenstimulation in Prostatakrebszellen zu vermehrter Oxidation und zu oxidativem Streß. Siehe M. O. Ripple, W. F. Henry, R. P. Rago, et al., »Prooxidant-Antioxidant Shift Induced by Androgen Treatment of Human Prostate Carcinoma Cells«, *Journal of the National Cancer Institute* 89 (1997): 40–48.
2 T. Chisaka, et al., *Chemical and Pharmaceutical Bulletin*, Tokio, 1988.
3 C. S. Yang, Z. Y. Wang, »Tea and Cancer«, *Journal of the National Cancer Institute* 38 (1993): 1049–58.

4 J. W. Fahey, Y. Zhang, P. Talalay, »Broccoli Sprouts: An Exceptionally Rich Source of Inducers of Enzymes That Protect against Chemical Carcinogens«, *Proceedings of the National Academy of Sciences of the U.S.A.* 94 (September 1997): 10367–72.
5 *Wall Street Journal*, 10. Dezember 1999, B1, »Popping Megavitamins May Sabotage Therapy to Eradicate Cancer«.

Lycopin

1 E. Giovannucci, A. Ascherio, E. B. Rimm, et al., »Intake of Carotenoids and Retinol in Relation to Risk of Prostate Cancer«, *Journal of the National Cancer Institute* 87, Nr. 23 (6. Dezember 1995): 1767–76.
2 P. Di Mascio, S. Kaiser, H. Sies, »Lycopene as the Most Efficient Biological Carotenoid Singlet Oxygen Quencher«, *Archives of Biochemistry and Biophysics* 274 (1989): 532–8.

Stärke und Zucker

1 D. M. Peehl, T. A. Stamey, »Serum-free Growth of Adolt Human Prostatic Epithelial Cells«, *In Vitro Cellular and Developmental Biology – Animal Journal* 22 (1986): 82–90.
2 L. Chatenoud, A. Tavani, C. La Vecchia, et al., »Whole-Grain Food Intake and Cancer Risk«, *International Journal of Cancer* 77, Nr. 1 (3. Juli 1998): 24–8; J. R. Herbert, T. G. Hurley, B. C. Olendzki, et al., «Nutritional and Socioeconomic Factors in Relation to Prostate Cancer Mortality: a Cross-National Study«, *Journal of the National Cancer Institute* 90, Nr. 21 (4. November 1988): 1637–47.
3 E. A. Lew, L. Garfinkel, »Variations in Mortality by Weight among 750,000 Men and Women«, *Journal of Chronic Diseases* 32 (1979): 563–76.
4 P. K. Mills, W. L. Beeson, R. L. Phillips, et al., »Cohort Study of Diet, Lifestyle, and Prostate Cancer in Adventist Men«, *Cancer* 64 (1989): 598–604.

Ballaststoffe

1 L. Chatenoud, A. Tavani, C. La Vecchia, et al., »Whole Grain Food Intake and Cancer Risk«, *International Journal of Cancer* 77, Nr. 1 (3. Juli 1998): 24–8; D. R. Jacobs, Jr., L. Marquart, J. Slavin, et al., »Whole Grain Intake and Cancer: An Expanded Review and Meta-Analysis«, *Nutrition and Cancer* 30, Nr. 2 (1998): 85–96.

2 L. Thompson, »Antioxidants and Hormone-Mediated Health Benefits of Whole Grains«, *Critical Reviews in Food Science and Nutrition* 34, Nr. 5, 6 (1994): 473–97.

Teil Drei: Lebensweise

Streß

1 J. K. Kiecolt-Glaser, W. Garner, C. E. Speicher, et al., »Psychosocial Modifiers of Immunocompetence in Medical Students«, *Psychosomatic Medicine* 46 (1984): 7–14.
2 J. K. Kiecolt-Glaser, W. B. Malarkey, M. Chee, et al., »Negative Behavior During Marital Conflict Is Associated with Immunological Down-Regulation«, *Psychosomatic Medicine* 55 (1993): 395–409.
3 J. K. Kiecolt-Glaser, R. Glaser, J. T. Cacioppo, et al., »Marital Conflict in Older Adults: Endocrinological and Immunological Correlates«, *Psychosomatic Medicine* 59 (1997): 339–49.
4 J. K. Kiecolt-Glaser, J. R. Dura, C. E. Speicher, et al., »Spousal Caregivers of Dementia Victims: Longitudinal Changes in Immunity and Health«, *Psychosomatic Medicine* 53 (1991): 345–62.
5 J. K. Kiecolt-Glaser, P. T. Marucha, W. B. Malarkey, et al., »Slowing of Wound Healing by Psychological Stress«, *Lancet* 346 (4. November 1995): 1194–6.
6 R. Glaser, J. K. Kiecolt-Glaser, P. T. Marucha, et. al., »Stress-Related Changes in Proinflammatory Cytokine Production in Wounds«, *Archives of General Psychiatry* 56 (Mai 1999): 450–6.
7 R. Glaser, J. K. Kiecolt-Glaser, R. H. Bonneau, et al., »Stress-Induced Modulation of the Immune Response to Recombinant Hepatitis B-Vaccine«, *Psychosomatic Medicine* 54 (1992): 22–9.
8 J. K. Kiecolt-Glaser, R. Glaser, S. Gravenstein, et al., »Chronic Stress Alters the Immune Response to Influenza Virus Vaccine in Older Adults«, *Proceedings of the National Academy of Sciences of the U.S.A.* 93 (April 1996): 3043–7.
9 J. K. Kiecolt-Glaser, R. Stephens, P. Lipitz, et al., »Distress and DNA Repair in Human Lymphocytes«, *Journal of Behavioural Medicine* 8 (1985): 311–20; R. Glaser, B. E. Thorn, K. L. Tarr, et al., »Effects of Stress on Methyltransferase Synthesis: An Important DNA Repair Enzyme«, *Health Psychology* 4 (1985): 403–12; L. D. Tomei, J. K. Kiecolt-Glaser, S. Kennedy, R. Glaser, »Psychological Stress and Phorbol Etser Inhibition of Radiation-Induced Apoptosis in Human PBLs«, *Psychiatry Research* 33 (1990): 59–71.

10 R. A. Hummer, R. G. Rogers, C. B. Nam, et al., »Religious Involvement and U.S. Adult Mortality«, *Demography* 36, Nr. 2 (Mai 1999): 273−85.
11 H. G. Koenig, et al., »Does Religious Attendance Prolong Survival? A Six-Year Follow-up Study of 3,986 Older Adults«, *Journal of Gerontology* 54A (Juli 1999): 370−7.
12 Mc Clure and Loden, 1982.
13 H. G. Koenig, L. K. George, H. J. Cohen, et al., »The Relationship between Religious Activities and Blood Pressure in Older Adults«, *International Journal of Psychiatry in Medicine* 28 (Februar 1998): 189−213.
14 H. G. Koenig, D. B. Larson, »Use of Hospital Services, Religious Attendance, and Religious Affiliation«, *Southern Medical* Journal 91 (Oktober 1998): 925−32.
15 B. G. Berger, Dr. R. Owen, »Mood Alteration with Yoga and Swimming: Aerobic Exercise May Not Be Necessary«, *Perceptual and Motor Skills* 75 (1992): 1333.

Körperliche Aktivität

1 I. M. Lee, R. S. Paffenbarger, Jr., C. C. Hsieh, »Physical Activity and Risk of Prostatic Cancer Among College Alumni«, *American Journal of Epidemiology* 135 (1992): 169−75.
2 A. C. Hackney, »The Male Reproductive System and Endurance Exercise«, *Medicine and Science in Sports and Exercise* 28 (1996): 180−9.
3 T. Busso, K. Häkkinen, A. Pakarinen, et al., »Hormonal Adaptations and Modelled Responses in Elite Weightlifters during 6 Weeks of Training«, *European Journal of Applied Physiology and Occupational Physiology* 64 (1992): 381−6; K. Häkkinen, A. Pakarinen, M. Alen, et al., »Relationshiphs between Training Volume, Physical Performance Capacity, and Serum Hormone Concentrations during Prolonged Training in Elite Weight Lifters«, *International Journal of Sports Medicine* 8 (1987; Ergänzung 1): 61−5; G. D. Wheeler, M. Singh, W. D. Pierce, et al., »Endurance Training Decreases Serum Testosterone Levels in Men without Change in Luteinizing Hormone Pulsatile Release«, *Journal of Clinical Endocrinology and Metabolism* 72 (1991): 422−5.
4 M. S. Hovenanian, C. D. Deming, »The Heterologous Growth of Cancer of the Humane Prostate«, *Surgery Gynecology and Obstetrics* 86 (1948): 29−35.
5 P. H. Gann, C. H. Hennekens, J. Ma, et al., »A Prospective Study of

Sex Hormone Levels and Risk of Prostate Cancer«, *Journal of the National Cancer Institute* 88 (1996): 1118–26.

6 P. H. Gann, M. L. Daviglus, A. R. Dyer, et al., »Heart Rate and Prostate Cancer Mortality: Results of a Prospective Analysis«, *Cancer Epidemiology, Biomarkers and Prevention* 4 (1995): 611–16.

7 D. Albanes, A. Blair, P. R. Taylor, »Physical Activity and Risk of Cancer in the NHANES I Population«, *American Journal of Public Health* 79 (1989): 744; R. C. Brownson, J. C. Chang, J. R. Davis, et al., »Physical Activity on the Job and Cancer in Missouri«, *American Journal of Public Health* 81 (1991): 639; J. E. Vena, S. Graham, M. Zielezny, et al., »Occupational Exercise and Risk of Cancer«, *American Journal of Clinical Nutrition* 45 (1987): 318.

8 R. K. Severson, A. M. Nomura, J. S. Grove, et al., »A Prospective Analysis of Physical Activity and Cancer«, *American Journal of Epidemiology* 130 (1989): 522; H. Yu, R. E. Harris, E. L. Wynder, »Case-Control Study of Prostate Cancer and Socioeconomic Factors«, *Prostate* 13 (1988): 317; R. S. J. Paffenbarger, R. T. Hyde A. L. Wing, »Physical Activity and Incidence of Cancer in Diverse Populations: A Preliminary Report«, *American Journal of Clinical Nutrition* 45 (Ergänzung) (1987): 312; A. P. Polednak, »College Athletics, Body Size and Cancer Mortality«, *Cancer* 38 (1976): 38.

9 Jane L. Harte, Georg H. Eifert, »The Effect of Running, Environment, and Attentional Focus on Athletes' Catecholamine and Cortisol Levels and Moods«, *Psychophysiology* 32 (1995): 49–54.

Teil Vier: Schutz

Frühwarnung: Der PSA-Test

1 R. A. Stephenson, J. L. Stanford, »Population-Based Prostate Cancer Trends in the United States: Patterns of Change in the Era of Prostate-Specific Antigen«, *World Journal of Urology* 15, Nr. 6 (1997): 331–5.

Anhang Eins: Wie Sie Ihr Prostatakrebsrisiko bestimmen

1 R. M. Merrill, D. L. Weel, E. J. Feuer, »The Lifetime Risk of Developing Prostate Cancer in White and Black Men«, *Cancer Epidemiology, Biomarkers and Prevention* 6, Nr. 10 (Oktober 1997): 763–8.

2　A. S. Robbins, A. S. Whittemore, S. K. Van Den Eeden, »Race, Prostate Cancer Survival, and Membership in a Large Health Mainten-
ance Organization«, *Journal of the National Cancer Institute* 90,
Nr. 13 (1. Juli 1998): 986–90.

3　J. Fang, S. Madhavan, M. H. Alderman, »Influence of Nativity on
Cancer Mortality among Black New Yorkers«, *Cancer* 80, Nr. 1
(1. Juli 1997): 129–35.

4　F. E. Glover, Jr., D. S. Coffey, L. L. Douglas, et al., »The Epidemiology of Prostate Cancer in Jamaica«, *Journal of Urology* 159, Nr. 6
(Juni 1998): 1984–6.

5　S. O. Andersson, J. Baron, R. Bergstrom, et al., »Lifestyle Factors
and Prostate Cancer Risk: A Case-Control Study in Sweden«, *Cancer Epidemiology, Biomarkers and Prevention* 5, Nr. 7 (Juli 1996):
509–13.

6　O. Bratt, U. Kristofferson, R. Lundgren, et al., »The Risk of Malig-
nant Tumors in First-Degree Relatives of Men with Early Onset
Prostate Cancer: A Population-Based Cohort Study«, *European
Journal of Cancer* 33, Nr. 13 (November 1997): 2237–40.

7　S. Sigurdsson, S. Thorlacius, J. Tomasson, et al., »BRCA2 Mutation in Icelandic Prostate Cancer Patients«, *Journal of Molecular
Medicine* 75, Nr. 10 (Oktober 1997): 758–61.

8　C. Rodriguez, E. E. Calle, L. M. Tatham, et al., »Family History of
Breast Cancer as a Predictor for Fatal Prostate Cancer«, *Epidemiology* 9, Nr. 5 (September 1998): 525–9.

9　E. Giovannucci, »How Is Individual Risk for Prostate Cancer As-
sessed?« *Hematology and Oncology of North America* 10, Nr. 3
(Juni 1996): 537–48.

10　S. D. Stellman, P. A. Demers, D. Colin, et al., »Cancer Mortality
and Wood Dust Exposure among Participants in the American
Cancer Society Cancer Prevention Study-II (CPS-II)«, *American
Journal of Industrial Medicine* 34, Nr. 3 (September 1998): 229–
37.

11　J. A. Buxton, R. P. Gallagher, N. D. Le, et al., »Occupational Risk
Factors for Prostate Cancer Mortality in British Columbia, Canada«, *American Journal of Industrial Medicine* 35, Nr. 1 (Januar
1999): 82–6; J. E. Keller-Byrne, S. A. Khuder, E. A. Schaub,
»Meta-analyses of Prostate Cancer and Farming«, *American Journal of Industrial Medicine* 31, Nr. 5 (Mai 1997): 580–6.

12　K. J. Aronson, J. Siemiatycki, R. Dewar, et al., »Occupational Risk
Factors for Prostate Cancer: Results from a Case-Control Study in
Montreal, Quebec, Canada«, *American Journal of Epidemiology*
143, Nr. 4 (15. Februar 1996): 363–73.

13 A. I. Neugut, D. J. Rosenberg, H. Ahsan, et. al., »Association between Coronary Heart Disease and Cancers of the Breast, Prostate,
and Colon«, *Cancer Epidemiology, Biomarkers and Prevention* 7,
Nr. 10 (Oktober 1998): 869–73.

14 E. Giovannucci, E. B. Rimm, M. J. Stampfer, et al., »Height, Body
Weight, and Risk of Prostate Cancer«, *Cancer Epidemiology, Bio-
markers and Prevention* 6, Nr. 8 (August 1997): 557–63; P. R. He-
bert, U. Ajani, N. R. Cook, et al., »Adult Height and Incidence of
Cancer in Male Physicians«, *Cancer Causes and Control* 8, Nr. 4
(Juli 1997): 591–7.

Anhang Zwei: Ergänzende medizinische Informationen

1 S. K. Clinton, C. Emenhiser, S. J. Schwartz, et al., »Cis-trans Lycopene Isomers, Carotenoids, and Retinol in the Human Prostate«,
Cancer Epidemiology, Biomarkers and Prevention 5, Nr. 10 (Oktober 1996): 823–33.

2 H. Gronberg, S. D. Isaacs, J. R. Smith, et al., »Characteristics of
Prostate Cancer in Families Potentially Linked to the Hereditary
Prostate Cancer 1 (HPC1) Locus«, *Journal of the American Medi-
cal Association* 278 (15. Oktober 1997): 1251–5.

3 R. S. Di Paola, et al., »Clinical and Biologic Activity of an Estroge-
nic Herbal Combination (PC-SPES) in Prostate Cancer«, *New
England Journal of Medicine* 339, Nr. 12 (17. September 1998):
785–91.

4 Ebd.

5 H. Portfield, »Prostate Cancer Survivors Support Groups, Survey
of Us Too Members and Other Prostate Cancer Patients to Evaluate
the Efficacy of PC-SPES as Well as Toxicity and Side Effects, if
Any«, *Molecular Urology* 3, Nr. 3 (1999): 333–5.

6 J. M. Chan, M. J. Stampfer, E. Giovannucci, et al., »Plasma Insulin-
like Growth Factor-I and Prostate Cancer Risk: A Prospective«, *Science* 279 (23. Januar 1998): 563–5.

7 A. H. Wu, A. S. Whittemore, L. N. Kolonel, et al., »Serum Andro-
gens and Sex Hormone-Binding Globulins in Relation to Lifestyle
Factors in Older African American, White, and Asian Men in the
United States and Canada«, *Cancer Epidemiology, Biomarkers
and Prevention* 4 (Oktober-November 1995): 735–41.

Anhang Drei: Die Diskussion um den PSA-Test

1 M. L. Lefevre, »Prostate Cancer Screening: More Harm Than Good?« *American Family Physician* 58, Nr. 2 (August 1998): 432–8.
2 Pressemitteilung vom 15. Juni 1999.

Anhang Vier: Spezieller Hinweis für Männer mit Diabetes

1 H. O. Adami, J. McLaughlin, A. Ekbom, et al., »Cancer Risk in Patients with Diabetes Mellitus«, *Cancer Causes and Control* 2 (1991): 307–14.
2 L. A. Back, M. M. Rechler, »Insulin-like Growth Factors and Diabetes«, *Diabetes Metabolism Reviews* 8 (1992): 229–57.

Danksagung

Ein Buch dieses Umfangs und dieser Größenordnung ruht auf den Schultern Hunderter entschlossener Forscher, Ärzte und Patienten, die umfassende Beiträge dazu geleistet haben, den Prostatakrebs eines Tages besiegbar zu machen. Ganz besonders möchte ich den folgenden Personen meinen tiefen Dank für ihre hingebungsvolle Unterstützung und die zahllosen Stunden aussprechen, die sie um dieses Buches willen aufgewandt haben.

Dr. Peter Albertsen vom Gesundheitszentrum der Universität Connecticut

Dr. Dr. Atif Awad, außerordentlicher Professor und Rektor des Fachbereichs für Ernährung an der Staatlichen Universität New York in Buffalo

Dr. Stephen Barnes, Professor für Pharmakologie, Toxikologie, Biochemie und Molekulargenetik an der Fakultät für Medizin der Universität Alabama in Birmingham

Dr. Otis Brawley vom Nationalen Krebsinstitut

Dr. James Brooks, außerordentlicher Leiter des Bereichs für urologische Onkologie an der Universität Stanford

Dr. Ralph Buttyan, Professor und Leiter der urologischen Forschung an der Universität Columbia

Dr. William Catalona, Professor für Urologie an der Medizinischen Fakultät der Universität Washington in St. Louis

Dr. June Chan, Forschungsstipendiatin am Fachbereich für öffentliche Gesundheit der Universität Harvard

Dr. Sophie Chen, Direktorin des NovaSpes-Forschungslabors und außerordentliche Professorin für medizinische Forschung an der Medizinischen Hochschule New York

Dr. Dr. Steven K. Clinton, Professor am Zentrum für Gesundheitswissenschaften der Staatlichen Universität Ohio

Dr. John Codington vom Bostoner Institut für biomedizinische Forschung

Dr. Donald Coffey, Professor für Onkologie, Urologie, Pharmakologie und Molekularwissenschaften sowie für Pathologie an der Johns-Hopkins-Universität

Dr. George Comstock von der Johns-Hopkins-Universität

Dr. E. David Crawford, Professor für Chirurgie (Urologie) und Strahlenonkologie am Zentrum für Gesundheitswissenschaften der Universität Colorado

Bill Donnelly, Prostatakrebs-Überlebender

Bob Each, Prostatakrebs-Überlebender

Dr. Ronald Evans vom Salk-Institut in San Diego

Dr. David Feldman, Professor für Medizin an der Universität Stanford

Dr. Neil Fleshner, Uro-Onkologe an der Universität Toronto

Ivan Flowers, Prostatakrebs-Überlebender

Dr. Jeffrey Forman, Professor für Strahlenonkologie an der Staatlichen Universität Wayne in Detroit

Dr. Richard Gallagher, Epidemiologe an der Universität Vancouver

K. Dun Gifford, Präsident und Begründer der Oldways-Preservation-Stiftung

Dr. John Gohagain vom Nationalen Krebsinstitut

Dr. Erik Goluboff, Lehrbeauftragter für Urologie an der Universität Columbia und Leiter der Urologie am Allen-Pavillon des Presbyterianischen Zentrums für Medizin in Columbia

Dr. David Grignon von der Staatlichen Universität Wayne in Detroit

Dr. Richard Hayes vom Nationalen Krebsinstitut

Dr. David Heber vom Zentrum für menschliche Ernährung an der Universität von Kalifornien in Los Angeles

Dr. Warren Heston vom Sloan-Kettering-Krankenhaus

Dr. Kenneth V. Honn, Professor für Strahlenonkologie und Pathologie an der Staatlichen Universität Wayne in Detroit; Leiter des Prostatakrebsprogramms am Karmanos-Krebsinstitut

Dr. Anne Hsing, Epidemiologin am Nationalen Krebsinstitut

Dr. Dr. Steven Hursting vom M.-D.-Anderson-Krebszentrum an der Universität von Texas

Dr. William Isaacs, Professor für Urologie an der Johns-Hopkins-Universität

Dr. Philip Kantoff vom Dana-Farber-Krebsinstitut in Boston

Dr. Frank W. Kerry, Toxikologe am Nationalen Institut für Umwelt- und Gesundheitswissenschaften (NIEHS – National Institute of Environmental Health Sciences)

Dr. Dr. Laurence Kolonel, Professor an der Universität Hawaii

Dr. Dr. Barnett Kramer vom Nationalen Krebsinstitut
Dr. Robert Krane, Leiter der Neurologie des General Hospital in Massachusetts
Dr. Alan Kristal, Epidemiologe am Fred-Hutchinson-Krebszentrum in Seattle
Dr. Fred Lee vom Crittenton-Krankenhaus in Rochester, Michigan
Dr. Nancy Lightfoot, Leiterin der Epidemiologie am Regionalen Krebszentrum Nordost in Ontario
Dr. Christopher Logothetis vom M.-D.-Anderson-Krebszentrum der Universität von Texas
Dr. John McDougal vom St.-Helena-Krankenhaus in Napa Valley, Kalifornien
Dr. Bruce McEwen, Professor für Neuroendokrinologie an der Rockefeller-Universität
Dr. Gail McKeown-Eyssen, Professorin für Epidemiologie an der Universität Toronto
Dr. Curtis Mettlin, Epidemiologe am Roswell-Park-Krebsinstitut in Buffalo, New York
Dr. Dr. François Meyer, Professor an der Universität Laval
Michael Milken, Gründer und Vorsitzender von CaP CURE, dem Verband für die Heilung von Prostatakrebs (Association for the Cure of Cancer of the Prostate)
Dr. Charles Myers, Direktor des Krebszentrums der Universität von Virginia
Dr. Dr. Dr. Linda Nebeling, Ernährungswissenschaftlerin am Nationalen Krebsinstitut
Dr. Dr. William Nelson, medizinischer Onkologe an der Johns-Hopkins-Universität
Dr. Abraham Nomura, Professor an der Universität von Hawaii
Prof. Dr. Carl A. Olsson, Professor und Vorsitzender des Fachbereichs für Urologie der Universität Columbia
Dr. Dean Ornish, Wegbereiter der Präventivmedizin
Dr. Rifat Pamukcu von Cell Pathways Inc.
Dr. Dr. Gary Pasternak, Molekularpathologe an der Johns-Hopkins-Universität
Dr. Daniel Petrylak von der Universität Columbia
Dr. Kenneth J. Pienta, Professor für Innere Medizin an der Universität Michigan
Harry Pinchot, Prostatakrebs-Überlebender
Dr. Ronald K. Ross, Vorsitzender des Fachbereichs für Präventivmedizin an der Universität von Südkalifornien
Dr. Enrike Saez vom Salk-Institut in San Diego

Dr. Wael Sakr, außerordentlicher Professor für Pathologie an der Staatlichen Universität Wayne in Detroit
George Salazar, Prostatakrebs-Überlebender
Dr. Joseph Schmidt, Professor für Urologie an der Universität von Kalifornien in San Diego
Dr. Jonathan Simons, außerordentlicher Professor für Onkologie und Urologie an der Johns-Hopkins-Universität
Dr. Eric Small, Professor für Medizin und Urologie an der Universität von Kalifornien in San Francisco
Dr. Janet Stanford vom Fred-Hutchinson-Krebszentrum
Dr. Sarah Strom vom M.-D.-Anderson-Krebszentrum der Universität von Texas
Dr. Paul Talalay, Professor für Pharmakologie und Molekularwissenschaften an der Johns-Hopkins-Universität
Dr. Donald L. Trump, Leiter des Bereichs für Hämatologie/Onkologie und Professor für Medizin und Chirurgie an der Medizinischen Fakultät der Universität Pittsburgh
Dr. Milan Uskokovic, weltweit führender Experte auf dem Gebiet der 1,25-Analoga zu Vitamin D und Berater bei Hoffmann La Roche
Howard Waage, Prostatakrebs-Überlebender
Prof. Dr. Patrick Walsh, Professor und Leiter des Bereichs Urologie an der Johns-Hopkins-Universität; Leiter des James-Buchanan-Brady-Instituts für Urologie am Johns-Hopkins-Krankenhaus
Dr. Alice Whittemore, Professorin für Gesundheitsforschung und -praxis an der Universität Stanford
Dr. Walter Willett, Professor am Fachbereich für öffentliche Gesundheit der Universität Harvard
Dr. David Wood, Professor für Urologie an der Staatlichen Universität Wayne in Detroit
Robert Yannone, Prostatakrebs-Überlebender

Ich möchte auch den nachstehend genannten Mitgliedern meines Teams danken, die dieses Buch möglich gemacht haben:
Rima Canaan, meiner Recherche- und Redaktionskollegin, die auf der Suche nach der Wahrheit beharrlich Tausenden von Hinweisen nachging und Hunderte von Ärzten und Patienten befragte. Ich möchte ihr für ihre entschlossenen Bemühungen danken, dieses Buch durch ihr unermüdliches Streben nach herausragender Qualität besser zu machen;
Bill Phillips, meinem Herausgeber, der Hunderte von Stunden aufwandte, um dazu beizutragen, daß sich die zentralen Themen dieses Buchs schärfen und herauskristallisieren konnten. Er gehört zu der

seltenen Spezies phänomenaler Verleger, die mit Scharfblick und krea-
tivem Weitblick Gewöhnliches in Außergewöhnliches verwandeln;

Betty Power, meiner Lektorin, die heroische und erschöpfende Arbeit leistete, damit dieses Buch zustandekommen konnte. Ihre Leistung, ihren Eifer und ihren Enthusiasmus kann man nur in höchstem
Maße loben;

Sarah Crichton, meiner Verlegerin, die visionär voraussah, wie ungeheuer wichtig Krebsvorbeugung ist. Ihre begeisterte Unterstützung,
ihr Charme und ihre Führungsqualitäten haben wesentlich zum Erfolg
dieses Buchs beigetragen;

Larry Kirschbaum, dem Präsidenten von Time Warner Trade Pu-
blishing, der instinktiv erfaßte, wie wichtig es ist, Männer vor Prostatakrebs zu schützen, und der dieses Buch von Anfang an unterstützte.
Seine charismatischen Führungsqualitäten haben uns alle, die wir die
Ehre hatten, mit ihm zu arbeiten, inspiriert und erfreut;

Simon und Dan Green, meinen Agenten, die seit einem Jahrzehnt
an der Formung und Wandlung meiner schriftstellerischen Laufbahn
mitwirken.

Register

PIPER

Dr. Bob Arnot
Das Anti-Brustkrebs-Buch

Vorbeugung durch richtige Ernährung und Lebensweise.
Aus dem Amerikanischen von Helga Migura. 276 Seiten.
Serie Piper 3484

Die Brustkrebsforschung in aller Welt läuft auf Hochtouren.
Und endlich gibt es Hoffnung, daß Frauen durch richtige
Ernährung und Lebensweise dieser Krankheit vorbeugen
können. Dr. Bob Arnots Buch bietet das richtungsweisende
Ernährungsprogramm.
Gibt es doch Möglichkeiten, dem Brustkrebs vorzubeugen,
damit das Risiko einer Erkrankung zu senken? Jahrzehnte hindurch nahm Brustkrebs deshalb eine Sonderstellung unter den
schweren Krankheiten ein, weil es praktisch keine Präventiv
maßnahmen gab. Die intensiven Forschungen über die möglichen Zusammenhänge zwischen Brustkrebs und Ernährung
bündelt Dr. Bob Arnot, in den USA ein führender Mediziner, in
der Aussage: Die individuell richtige Ernährung kann einen
dramatischen Einfluß darauf haben, ob eine Frau an Brustkrebs
erkrankt oder nicht. Deshalb bietet sein Buch ein Ernährungs-
und Gesundheitsprogramm für alle Frauen.

PIPER

Michael Lerner
Wege zur Heilung

Das Buch der Krebstherapien aus Schul- und Alternativmedizin. Aus dem Amerikanischen von Hainer Kober. Herausgeber der deutschen Ausgabe: Prof. Dr. med. Kurt Zänker und
Dr. med. Bernd Niggemann. 704 Seiten. Geb.

Diagnose Krebs – ein Schock für die Betroffenen und ihre Angehörigen. Und dann Fragen über Fragen: An wen soll ich mich
wenden? Was soll ich tun, was nicht? Wem soll ich glauben?
Was soll ich fragen? Was ist gesichert? Wie soll ich mich entscheiden? Welche Behandlungsmethoden soll ich miteinander
verbinden? Wie reagiert meine Familie?
Michael Lerners umfassendes Buch zum Thema »Krebstherapien« setzt hier ein. Da es für viele Krebserkrankungen zur Zeit
keine einfachen Heilungen gibt, erkunden die Patienten auch
entlegene Therapieansätze. Lerner gelingt es, in den unüber-
sichtlichen Territorien der Schul- und Alternativmedizin eine
wissenschaftlich fundierte Orientierung zu geben. Damit hilft
sein Buch den Patienten bei der Suche nach dem eigenen Weg
zur Heilung, etwa bei der Kombination von Therapien.
Kurt Zänker und Bernd Niggemann, Ärzte in Witten/Herdecke,
haben Lerners Buch für deutschsprachige Leser bearbeitet und
durch Adressen und Informationen ergänzt.

PIPER

Markus Metka/Tuli P. Haromy
Der neue Mann

Das revolutionäre Anti-Aging-Programm. 475 Seiten. Geb.

Ein aktives Leben bis ins hohe Alter, Dynamik und Agilität, Erfolg im Beruf, erfüllte Partnerschaft und Lust auf Sex – das ist der neue Mann. Ist dieses Bild realistisch? Des Rätsels Lösung liegt im richtigen Lebensstil und in den Hormonen. Erst jetzt beginnt die Medizin, deren Geheimnisse zu lüften und ihren unglaublichen Einfluß zu entschlüsseln. Die Andrologie, die Männermedizin, hat seither sensationelle Ergebnisse geliefert. Der Arzt und Hormonforscher Markus Metka und der Biologe Tuli P. Haromy nutzen diese und beschreiben die besten Anti-Aging-Strategien für Männer jeden Alters. Sie zeigen, wie Männer mit sanftem Doping aus der Natur das Alter überlisten und wie sie eine sinnvolle Balance aus Hormonen, Vitaminen und Lebensstil herstellen können. Dazu geben die beiden Autoren viele Tips für die richtige Ernährung und Bewegung.

PIPER

Dr. Peter J. D'Adamo
mit Catherine Whitney
4 Blutgruppen – Richtig leben

Das individuelle Konzept für körperliches und seelisches
Wohlbefinden. Aus dem Amerikanischen von Christa
Broermann, Erica Mertens-Feldbausch, Elsbeth Ranke und
Werner Roller. 559 Seiten. Geb.

In den USA leben schon Millionen von Menschen nach dem
Blutgruppen-Konzept von Peter J. D'Adamo, im deutsch-
sprachigen Raum sind es viele Hunderttausend. Nach zwei
Bestsellern – dem Grundlagenbuch und dem Kochbuch – legt
der Naturheilmediziner hier sein drittes Buch vor. Es baut auf
den ersten beiden Büchern auf, geht aber weit darüber hinaus
und verwertet neueste Forschungsergebnisse und zahlreiche
Patientenberichte. Diese zeigen, daß es ein blutgruppen-
spezifisches Profil für beinahe jeden Aspekt unseres Lebens
gibt, und daß uns unsere Blutgruppe »sagt«, wie wir besser
leben können.

Die verständlichen Vorschläge und Empfehlungen des Autors
sind für jede Blutgruppe jeweils in fünf Gebiete unterteilt:

1. Lebensführung
2. Streß und seelische Ausgeglichenheit
3. Maximierung der Gesundheit
4. Vermeidung und Überwindung von Krankheiten
5. Strategien für das Alter

Dr. Peter J. D'Adamo
mit Catherine Whitney
4 Blutgruppen – Das Kochbuch
für ein gesundes Leben

Aus dem Amerikanischen von Erica Mertens-Feldbausch.
350 Seiten. Geb.

Dank des überaus erfolgreichen Blutgruppen-Buches von
Dr. Peter J. D'Adamo ist unzähligen Menschen endlich der
Zusammenhang zwischen der eigenen Blutgruppe, der
Ernährung und der Gesundheit verständlich geworden. Wie
wir uns sinnvoll ernähren sollten, wird von unserer Blutgruppe
bestimmt. Das neue Kochbuch baut auf dem bewährten Blut-
gruppen-Buch auf und bietet für jede der 4 Blutgruppen eine
Fülle von schmackhaften Rezepten und Ernährungsplänen,
die der Autor in Zusammenarbeit mit zahlreichen Küchenchefs
entwickelt hat. Ob Sie Vegetarier sind oder Fleisch essen –
wenn Sie etwas für Ihre Gesundheit tun wollen, wenn Sie
das richtige Gewicht und völliges körperliches Wohlbefinden
erreichen wollen, dann ist dieses leicht verständliche
Ernährungsprogramm genau das Richtige für Sie.

PIPER

Dr. Peter J. D'Adamo
mit Catherine Whitney
4 Blutgruppen – 4 Strategien
für ein gesundes Leben

Überarbeitete Ausgabe mit neuem Rezeptteil. Aus dem
Amerikanischen von Michael Benthack, Maren Klostermann,
Lexa Katrin von Nostitz und Erica Mertens-Feldbausch.
415 Seiten mit 7 Abbildungen und 84 Tabellen.
Serie Piper 2811

Sie wissen, daß es vier Blutgruppen gibt: 0, A, B, und AB.
Aber wissen Sie auch, daß Ihre Blutgruppe für die Gesundheit
entscheidend ist? Dies ist die Botschaft dieses Buches.
Warum bleiben manche Menschen ihr Leben lang schlank
und fit, während andere zeitlebens gegen Krankheiten und
Übergewicht ankämpfen? Warum brauchen manche Menschen
die regelmäßige sportliche Betätigung, andere nicht? Warum
sind Diäten so unterschiedlich erfolgreich?
In langjährigen Studien und in der medizinischen Praxis hat
Dr. D'Adamo, Arzt und einer der bedeutendsten Naturheil-
kundler der USA, für solche und andere Fragen die Antwort
gefunden: Zwischen der Blutgruppe, der Anfälligkeit für
Krankheiten, der Vitalität, der psychischen Befindlichkeit,
der Ernährung und der körperlichen Aktivität gibt es eindeutige
Zusammenhänge. Darüber klärt dieses Buch auf. Zudem bietet

PIPER

Ian Robertson
Das Universum in uns

Wie wir das ungenutze Potential des Gehirns ausschöpfen
können. 350 Seiten. Geb.

»Lauschen Sie! Hören Sie ein Flugzeug, das über Ihnen fliegt? Das
Bellen eines Hundes? Das Zwitschern von Vögeln? Während Sie
sich ganz auf das konzentrieren, was Sie hören, schicken Sie einen
elektrischen Spannungsstoß durch Millionen von Neuronen in ihrem
Gehirn. Dadurch verändern Sie es«. So beginnt Ian Robertsons
spannendes und leicht verständliches Buch. Der Autor, Psychologe
und Hirnforscher, erklärt und begründet die inzwischen vielfach belegte Theorie von der Plastizität des Gehirns. Er zeigt, wie unser
Gehirn durch unsere Alltagserfahrungen, etwa durch Liebe, Streß,
Lesen, Lernen, Gespräche, Musizieren, modelliert wird. Mit vielen
Beispielen kann er verdeutlichen, wie Menschen das Potential ihres
Gehirns besser ausschöpfen können. Duch ständiges lernen nämlich,
also durch Gehirntraining, gestalten wird das Gehirn von der Kindheit bis ins hohe Alter. Mit seinem Buch vermittelt Ian Robertson
vor allem auch Hoffnung. Denn das Potential des Gehirn ist auch im
Alter noch unerschöpflich.